骨科关键技术 （第2版）

Key Techniques in Orthopaedic Surgery

Second Edition

主编　［美］ **Steven H. Stern, MD**

Clinical Associate Professor

Department of Orthopaedic Surgery

Northwestern University Feinberg School of Medicine

Chicago, Illinois

［美］ **Christopher M. Bono, MD**

Chief of Spine Service

Associate Professor of Orthopaedic Surgery

Harvard Medical School

Brigham and Women's Hospital

Boston, Massachusetts

［美］ **Matthew D. Saltzman, MD**

Associate Professor

Department of Orthopaedic Surgery

Northwestern University Feinberg School of Medicine

Chicago, Illinois

主审　邱　勇

主译　刘　军　覃　健

山东科学技术出版社

图书在版编目（CIP）数据

骨科关键技术：第 2 版 /（美）史蒂文 H. 斯特
恩（Steven H. Stern）等著; 刘军，覃健主译. —济南:
山东科学技术出版社，2019.7

ISBN 978-7-5331-9824-4

Ⅰ.①骨… Ⅱ.①史… ②刘… ③覃… Ⅲ.①骨
疾病 – 诊疗②骨疾病 – 外科手术 Ⅳ.① R68

中国版本图书馆 CIP 数据核字 (2019) 第 110392 号

骨科关键技术（第 2 版）

GUKE GUANJIAN JISHU（DI 2 BAN）

责任编辑：孙雅臻

装帧设计：孙　佳

主管单位：山东出版传媒股份有限公司
出 版 者：山东科学技术出版社
　　　　　地址：济南市市中区英雄山路 189 号
　　　　　邮编：250002　电话：（0531）82098088
　　　　　网址：www.lkj.com.cn
　　　　　电子邮件：sdkj@sdpress.com.cn
发 行 者：山东科学技术出版社
　　　　　地址：济南市市中区英雄山路 189 号
　　　　　邮编：250002　电话：（0531）82098071
印 刷 者：山东彩峰印刷股份有限公司
　　　　　地址：潍坊市福寿西街 99 号
　　　　　邮编：261031　电话：（0536）8216157

规格：大 16 开（210mm×285mm）
印张：21.75　字数：430 千　印数：1~2500
版次：2019 年 7 月第 1 版　2019 年 7 月第 1 次印刷
定价：160.00 元

编 者

Michael S. Bednar, MD
Chief, Division of Hand Surgery
Professor, Department of Orthopaedic Surgery and
  Rehabilitation
Stritch School of Medicine
Loyola University Chicago
Maywood, Illinois

Matthew A. Bernstein, MD
Hand and Upper Extremity Specialist
Barrington Orthopedic Specialists
Schaumburg, Illinois

Christopher M. Bono, MD
Chief of Spine Service
Associate Professor of Orthopaedic Surgery
Harvard Medical School
Brigham and Women's Hospital
Boston, Massachusetts

Mark K. Bowen, MD
Chief, Division of Sports Medicine
Department of Orthopedic Surgery
Northshore University Health System
Chicago, Illinois

Daniel D. Buss, MD
Sports & Orthopaedic Specialists
Minneapolis, Minnesota

Charles Carroll IV, MD
Associate Professor of Clinical Orthopedic Surgery
Northwestern University Feinberg School of Medicine
Chicago, Illinois

Franklin Chen, MD
Hand and Upper Extremity Specialist
Edison-Metuchen Orthopaedic Group
Franklin, New Jersey

Scott D. Cordes, MD
Assistant Professor of Orthopedic Surgery
Northwestern University Medical School
Chicago, Illinois

Jacques Denker, DO
Orthopedic Surgeon
Department of Orthopedics
Sweetwater Memorial Hospital
Rock Springs, Wyoming

Allen Deutsch, MD
Assistant Professor
Department of Orthopaedic Surgery
University of Texas Health Science Center at Houston
Houston, Texas

Mark M. Dolan, MD
Orthopedic Surgeon
Hope Orthopedics of Oregon
Salem, Oregon

Mark E. Easley, MD
Associate Professor
Department of Orthopaedic Surgery
Duke University Medical Center
Durham, North Carolina

Robert K. Eastlack, MD
Fellowship Director and Clinical Instructor
Department of Orthopaedic Surgery
Scripps Clinic / University of California San Diego
San Diego, California

Sara Edwards, MD
Orthopaedic Surgeon
Anderson Knee and Shoulder Center
California Pacific Medical Center
San Francisco, California

Daniel J. Fuchs, MD
Foot and Ankle Fellow
Department of Orthopaedic Surgery
Baylor University Medical Center
Dallas, Texas

Nickolas G. Garbis, MD
Assistant Professor
Shoulder and Elbow Division
Department of Orthopaedic Surgery
Loyola University Medical Center
Maywood, Illinois

Grant E. Garrigues, MD
Section Head, Shoulder Reconstruction
Co-Director, Upper Extremity Trauma Surgery
Department of Orthopaedic Surgery
Duke University Medical Center
Durham, North Carolina

Michael S. Gart, MD
Fellow
Hand & Upper Extremity Surgery
OrthoCarolina Hand Center
Charlotte, North Carolina

Frank J. Gerold, MD
Hand Fellow
Department of Orthopaedic Surgery and Rehabilitation
Stritch School of Medicine
Loyola University Chicago
Maywood, Illinois

Paul J. Ghattas, DO
Orthopaedic Surgeon
W.B. Memorial Carrell Clinic
Dallas, Texas

Daniel B. Gibbs, MD
Resident Physician
Department of Orthopaedic Surgery
Northwestern University Feinberg School of Medicine
Chicago, Illinois

Juan Marcelo Giugale, MD
Clinical Fellow
Hand and Upper Extremity Division, Department of
    Orthopedic Surgery
University of Pittsburgh Medical Center
Pittsburgh, Pennsylvania

Michael Glotzbecker, MD
Assistant Professor
Department of Orthopaedic Surgery
Boston Children's Hospital
Harvard Medical School
Boston, Massachusetts

Brian J. Hartigan,[†] MD
Clinical Instructor
Department of Orthopaedic Surgery
Northwestern University Medical School
Chicago, Illinois

Daniel Hedequist, MD
Associate Professor
Department of Orthopaedic Surgery
Boston Children's Hospital
Harvard Medical School
Boston, Massachusetts

Serena S. Hu, MD
Professor and Vice Chair
Chief, Spine Service
Department of Orthopedic Surgery
Stanford University
Redwood City, California

[†] deceased

Anish R. Kadakia, MD
Associate Professor, Orthopedic Surgery
Program Director, Orthopedic Foot and Ankle
  Fellowship
Northwestern University
Department of Orthopedic Surgery
Northwestern Memorial Hospital
Chicago, Illinois

David M. Kalainov, MD
Clinical Professor of Orthopaedic Surgery
Northwestern University Feinberg School of Medicine
Chicago, Illinois

Daniel G. Kang, MD
Assistant Professor
Orthopedic Surgery
Madigan Army Medical Center
Tacoma, Washington

Armen S. Kelikian, MD
Professor
Department of Orthopedics
Northwestern University Medical School
NorthShore University Health Care
Chicago, Illinois

Christopher Kim, MD, FRCSC
Instructor
Orthopaedic Sports Medicine
Department of Orthopaedic Surgery
Saint Louis University
St. Louis, Missouri

Steven A. Kodros, MD
Associate Professor of Clinical Orthopaedic Surgery
Department of Orthopaedic Surgery
Northwestern University Medical School
Chicago, Illinois

Jason Koh, MD, MBA
Board of Directors Chair of Orthopaedic Surgery
Director, Orthopaedic Institute
NorthShore University HealthSystem
Clinical Professor, University of Chicago Pritzker
  School of Medicine
Adjunct Professor, Northwestern University Feinberg
  School of Medicine
Evanston, Illinois

Albert Lin, MD
Assistant Professor
Department of Orthopaedic Surgery
University of Pittsburgh Medical Center
Pittsburgh, Pennsylvania

Stephen G. Manifold, MD
Orthopedic Surgeon
Bayhealth Kent General Hospital
Dover, Delaware

Geoffrey S. Marecek, MD
Associate Chief of Orthopaedic Surgery
LAC+USC Medical Center
Assistant Professor of Clinical Orthopaedic Surgery
Keck School of Medicine
University of Southern California--Los Angeles
Los Angeles, California

Bradley R. Merk, MD
Professor of Orthopaedic Surgery
Feinberg School of Medicine
Northwestern University
Chicago, Illinois

Srdjan Mirkovic, MD
Associate Clinical Professor of
Orthopedic Surgery
Northwestern University Feinberg School of Medicine
Chicago, Illinois
Attending Spine Surgeon
NorthShore University Health Care Systems
Evanston, Illinois
Spine Consultant
Chicago Bears

Todd C. Moen, MD
WB Carrell Memorial Clinic
Dallas, Texas

Rueben Nair, MD
Fellow
Orthopaedic Surgeon
Sports Medicine
Steadman Hawkins Clinic Denver
Denver, Colorado

Mark T. Nolden, MD
Spine Surgeon
Orthopaedic Medical Director
NorthShore Spine Surgery Center
Department of Orthopaedic Surgery
NorthShore University Healthcare System
Chicago, Illinois

Gordon W. Nuber, MD
Professor of Clinical Orthopedic Surgery
Department of Orthopedic Surgery
Feinberg School of Medicine
Northwestern University
Chicago, Illinois

Douglas E. Padgett, MD
CS Ranawat Chair and Chief
Adult Reconstruction and Joint Replacement
Hospital for Special Surgery
New York, New York

Patrick Palsgrove, MD
Physician Assistant
Department of Orthopaedic Surgery
NorthShore University HealthSystem
Evanston, Illinois

Milap S. Patel, DO
Clinical Instructor
Department of Orthopedic Surgery
Northwestern Memorial Hospital Feinberg School of
    Medicine
Chicago, Illinois

Lalit Puri, MD, MBA
Chief of Adult Reconstruction
Vice-Chairman Clinical Excellence
NorthShore Orthopaedic Institute
NorthShore University HealthSystem
Evanston, Illinois

Stephen Rabuck, MD
Clinical Assistant Professor
Department of Orthopaedic Surgery
University of Pittsburgh Medical Center
Pittsburgh, Pennsylvania

K. Daniel Riew, MD
Professor
Department of Orthopaedic Surgery
Columbia University Medical Center/New York
    Presbyterian
New York, New York

Patricia M. Rose, MMSc
Physician Assistant
Orthopaedic Surgery
Northwestern Memorial Hospital
Chicago, Illinois

Shawn Sahota, MD
Physician
Department of Orthopaedic Surgery
Northwestern University
Chicago, Illinois

Matthew D. Saltzman, MD
Associate Professor
Department of Orthopaedic Surgery
Northwestern University Feinberg School of Medicine
Chicago, Illinois

Giles R. Scuderi, MD
Vice President
Orthopedic Service Line
Northwell Health
Fellowship Director
Adult Reconstruction
Lenox Hill Hospital
New York, New York
Associate Professor of Orthopedic Surgery
Hofstra - Northwell Health School of Medicine
Hempstead, New York

Anup A. Shah, MD
Orthopedic Sports Medicine and Shoulder Reconstruction
Kelsey-Seybold Clinic
Assistant Clinical Professor of Orthopedic Surgery
Baylor College of Medicine
Houston, Texas

Chirag M. Shah, MD
Clinical Instructor of Orthopaedic Surgery
Department of Orthopaedic Surgery
Northwestern University Feinberg School of Medicine
Chicago, Illinois

Roshan P. Shah, MD, JD
Assistant Professor
Department of Orthopaedic Surgery
Columbia University
New York, New York

Benjamin J. Shore, MD, MPH, FRCSC
Assistant Professor
Department of Orthopaedic Surgery
Harvard Medical School
Boston Children's Hospital
Boston, Massachusetts

Rafael J. Sierra, MD
Professor
Department of Orthopedic Surgery
Mayo Clinic
Rochester, Minnesota

Luke Spencer-Gardner, MD
Assistant Director of Clinical and Translational Research
Hip Preservation Center
Baylor University Medical Center
Dallas, Texas

Steven H. Stern, MD
Clinical Associate Professor
Department of Orthopaedic Surgery
Northwestern University Feinberg School of Medicine
Chicago, Illinois

Vineeta T. Swaroop, MD
Assistant Professor
Department of Orthopaedic Surgery
Northwestern University Feinberg School of Medicine
Ann & Robert H. Lurie Children's Hospital of Chicago
Chicago, Illinois

Rachel Mednick Thompson, MD
Assistant Professor, Department of Orthopaedic Surgery
Associate Director, UCLA/OIC Center for Cerebral
    Palsy
David Geffen School of Medicine at UCLA
Orthopaedic Institute for Children
Los Angeles, California

Caroline Tougas, MD
Orthopaedic Trauma Fellow
University of Southern California
Los Angeles, California

Seung Jin Yi, MD
Orthpaedic Surgeon
Florida Orthopaedic Institute
Tampa, Florida

Kirkham B. Wood, MD
Professor Orthopaedic Surgery
Department Orthopaedic Surgery
Stanford University
Palo Alto, California

Jay M. Zampini, MD
Instructor of Orthopaedic Surgery
Harvard Medical School
Division of Spine Surgery
Brigham and Women's Hospital
Boston, Massachusetts

主　审

邱　勇　南京鼓楼医院

主　译

刘　军　南京医科大学第二附属医院

覃　健　南京医科大学附属逸夫医院

副主译

沈忆新　苏州大学附属第二医院

庄怀铭　中山大学附属揭阳医院（揭阳市人民医院）

徐南伟　常州市第二人民医院

杨军　海军军医大学第二附属医院（上海长征医院）

王强　江苏省宜兴市人民医院

译　者（按姓氏笔画排序）

马　超　东南大学附属徐州医院（徐州市中心医院）

王大川　山东大学附属省立医院

王云华　南京医科大学第二附属医院

王北岳　东部战区总医院（原南京军区总医院）

王　刚　南京医科大学第二附属医院

王晓旭　南华大学附属第二医院

包倪荣　东部战区总医院（原南京军区总医院）

朱威鸿　中南大学湘雅二院

向湘松　怀化市第一人民医院

杨运发　广州市第一人民医院

李　沫　空军军医大学第一附属医院（西京医院）

李海俊　泰州市人民医院

吴　涛　南京医科大学第二附属医院

沈　逊　南京医科大学附属逸夫医院

张　烽　南通大学附属医院

陈建民　南京八一医院

侯之启　广州市正骨医院

袁　峰　徐州医科大学附属医院

袁堂波　南京医科大学附属逸夫医院

徐宏光　皖南医学院第一附属医院

陶　澄　中南大学湘雅二院

谢　宁　上海同济大学附属同济医院

谢　浩　南京医科大学附属逸夫医院

蔡卫华　南京医科大学第一附属医院（江苏省人民医院）

谨以本书献给我们的患者和我们的导师
Rick Matsen、Steve Garfin、Casey Lee 和 John Insall，是
他们塑造了我们的职业生涯，点燃了我们对
骨科的激情，并努力表现卓越。

前　言

当外科医师在练习和训练过程中所接触到的信息发生巨变的时候，这本书——《骨科关键技术（第二版）》重新定义了一本教科书所该拥有的价值。该书将常见骨科手术中所需要掌握的手术方法，以一种有序的、标准化的、实用的格式从权威来源汇编起来，作为教材提供给骨科医师学习。

这本书内容简洁明了，但涉及范围较广，根据骨科所常涉及的主要手术部位进行编写，包括上肢、手、髋、膝、足踝、脊柱和儿科手术，成年人的重建手术、儿童骨科手术、运动医学以及创伤手术。每章简单而优雅，包括适应证、禁忌证、术前准备、特殊器械、手术患者的体位和麻醉、建议和要点、陷阱和误区、术后护理要点，以及最重要的手术步骤。每章所概述的手术技术既是目前最先进的，也是适用于大部分外科医师进行学习参考的。

这本书的成功，部分归功于其基本概念——为外科医师提供描述常见手术的简洁、有序、实用的教材，但大部分需要归功于编者 Steven Stern 博士的专业、严谨和清晰的思路，以及其他作者的博学和丰富的经验。这本书的灵魂就是将这些常见手术过程剥丝抽茧到其本质，而这些只有伟大的编者和有能力的作者才能做到。相关章节的作者通过相关章的"建议和要点""陷阱和误区"和"手术技术"部分，分享了他们多年积累的宝贵的临床经验。

该书对不同的读者可能有不同的用处。对于那些逐页研读并努力吸收、理解的读者来说，这本书将帮助他们建立关于骨科常见手术操作的非凡基础。而对于那些需要在手术前查阅相关手术操作步骤的读者来说，这本书也能让他们轻松获得所需知识。

我并不意外本书在第一版获得成功之后推出第二版，因为我坚信许多外科医师及其患者将从这本好书中获益匪浅。

Daniel J. Berry, MD

L. Z. Gund Professor of Orthopaedic Surgery

Mayo Clinic

Rochester, Minnesota

序

越多的事情发生变化，就有越多的事情保持不变。全世界，特别是外科手术方面，在《骨科关键技术》发行之后的15年里，我们共同见证了这段时间里许多技术以令人眼花缭乱的速度进行革新，切口变得越来越小，手术器械变得越来越精致，植入物的设计得到了改进，材料变得越来越好。然而，这些进展并没有改变大部分手术的原则。如仍需要把握正确的手术适应证，预先计划所需的手术器械，重视相关的解剖结构，尽量避免掉入手术中的常见陷阱，以及了解如何摆放患者的手术体位。尤为必要的是保持外科医师对于术野的充分可视化——无论是直视还是通过关节镜或是荧光技术间接观察。所有这些都在帮助实现最佳临床效果方面至关重要。

如此一来，《骨科关键技术（第二版）》的目标是以第一版中介绍的主题为基础，随着外科手术以一种非线性步伐进化，读者们会发现，一些新的章被加入新版书中以体现这段时间的改变。一些章通过修改以体现当前的思考，其他章则基本维持不变。

这本书的目标就是为其所涉及的手术提供简洁明了的信息。由于它的速览属性，所以它并不可能包含其他综合性专业教科书的全部内容，而是作为针对医学生、住院医师、护士、内科医师和矫形外科医师的一种介绍或复习性教材。由于每章主要讲述特点手术的要点和步骤，所以它对于那些需要一些简洁的内容在术前进行复习的外科医师显得尤其适用。

同第一版一样，每章的内容结构参照食谱的模式进行排布，每个章节包含：

1. 适应证：列出该手术的一些常见适应证。

2. 禁忌证：列出该手术的一些常见禁忌证。

3. 术前准备：特殊手术器械、体位和麻醉方式；列出与这些主题相关的常见问题。

4. 建议和要点：列出了一些作者觉得需要在手术过程中牢记于心的特别实用有效的建议。

5. 陷阱和误区：手术中需要尽量避免掉入的一些常见陷阱。

6. 术后护理：相关手术的术后护理要素。

7. 手术技术：列出一些该手术中一些必要的操作步骤；许多手术存在可选择的或可替代的操作步骤，需要结合临床实践情况考虑。

需要牢记的是矫形外科是一门在不断改变和进化的手术艺术。每章所记录的操作技术代表的是针对作者写作时所做手术的一种操作方法。所以，很多读者在应用这些技术时需要根据所做手术的不同而有所变通。特定章的作者随着矫形外科的发展也对相应的技术进行了改进和精炼，所以这些手术步骤并不是需要无视临床情况而盲目跟随，而应把它们作为这些特定手术操作的概要或指南。作者和正文都没有试图将所列的手术技术定义为唯一的、最好的或标准的手术方式。同理，这本书的其他部分也不应该被解释为代表处理这些特定临床情况的唯一、最好或标准的方法。如同医学的各个方面一样，临床决策应该始终根据特定的临床情况而定。

因为这本书并不是被设计成包含所有内容的，我们鼓励读者们通过自己选择附属专业教材来填补此书。此外，这本书所记录的是一些常见骨科手术的常用手术方法，因此，所列出的技术可能不太适用于复杂的、翻修的或其他不寻常的病例。

最后，我们的高级主编（S.H.S.，第一版的唯一主编）想向我们推荐他本人觉得适用于此书中所有手术技术的金玉良言，也正是他经常告诉住院医师和医科学生的：他一直认为大多数的骨科手术是相对简单和直接的，通过适当的可视化便可完成。事实上，他所共事过的技术最熟练的外科医师都是那些最擅长进行术野显露的外科医师。因此，他总是认为，对于大部分病例，"如果你能暴露好，你就能完成手术"。所以我们希望此书中的操作技术能够加快读者学会完成必要的术野显露和可视化，进而能够做到很好的"术野显露"并"完成手术"。

Steven H. Stern

Christopher M. Bono

Matthew D. Saltzman

致　谢

同第一版一样，我们要感谢所有为本书的出版付出时间和努力的作者。同意作者将每一个章节都视为"爱的劳动"，我们非常感激大家的贡献。

作为我们的资深编辑，Steve Stern，已经不再从事临床实践工作，他得到了联合编辑 Chris Bono 和 Matt Saltzman 的协助。他希望公开感谢他们的努力，专业和愿意与他一起承担编辑教此书的任务。Matt 是西北大学的肩关节专家，主要负责关于上肢的章节。Chris 是哈佛医学院的脊柱专家，参与编辑了所有的脊柱章节。他们给予的巨大的帮助和临床经验是无价的，对此我们非常感激。Steve 之前参加临床工作时的领域让史蒂夫能够专注于下肢的章节。史蒂夫也要感谢他的妻子 Sharon 和他的孩子们——Anna、Jackie 和 Rebecca。他感激家人与他携手一生过程中给予的不断的支持与爱。我们还要特别感谢 Theime 公司，他们在本书的撰写过程中发挥了重要作用。William Lamsback（执行编辑）提供了这本第二版的骨科关键技术最初的灵感和设想。他的领导和支持是使这个项目成为可能的关键。Sarah Landis（执行编辑）在这个项目上提供的巨大帮助值得特别提及和感谢。她在此书成书的各个阶段都提供帮助，从章节的协调到编辑。虽然她经常向编辑们解释她是"非临床的"，但你永远不会知道，她在此过程中所展现出来的洞察力，帮助本书结出了硕果。简而言之，如果没有她的帮助，这本书就不会出版。我们欠她一份感激和感谢。

Chris Bono 首先想要感谢他的朋友，感谢 Steve Stern 邀请他参与这本教科书的制作。感谢 Chris 让他有机会将时间致力于像这样的学术研究，感谢他的妻子 Terri 和孩子们 Alissa、Annabella 及 Christopher。

Matt Saltzman 也要感谢 Steve Stern 让他有这次绝佳的机会参与到此书的制作过程。他要感谢所有他担任编辑的章的作者，感谢他们的辛勤而及时的工作。Matt 还想感谢他令人惊叹的妻子 Mari，她在参加繁忙神经病学临床工作的同时仍为他们女儿 Sydney 和 Ava 辛勤付出了很多。

中译序

21 世纪以来，在数字化、信息化浪潮的推动下，新方法、新技术和新材料呈现爆炸式发展，全面深刻地改变着现代骨科学的面貌。在此背景下，骨科医师的培养也出现了新的特点。骨科专业化的快速发展，使一部分年轻医师过早进入相对狭窄的专科领域。传统的"三基三严"教学模式受到很大冲击，不利于人才的全面培养。许多年轻医师一味追求高、精、尖的手术技术，而忽视了基本功的训练，结果头重脚轻，发生了许多不该发生的医疗问题。因此，合格的骨科医师必须强调基础训练，具备扎实的基本功。

《骨科关键技术》一书由 Steven H. Stern 博士编撰出版，此书涵盖了常见骨科手术的基本操作、基本理论等方面。此书的特点之一就是每章之间结构的一致性，每章都简明扼要地介绍了一种或几种特定的术式。此书使用了一种"食谱"式的格式——序号标出每一部分的具体内容，该格式利于读者快速阅读某一手术即与手术相关的突出问题，尤其是手术技巧。书中提供了大量精美的手术操作图示加以说明，真可谓图文并茂，而且每幅图示都加上了描述手术过程的关键文字，这些图示是理解文章内容的重要参考材料。

南京医科大学附属逸夫医院骨科覃健教授多次出国深造和学习，在国外期间有幸接触到《骨科关键技术》一书，当即被其精彩纷呈的内容所吸引。该书第一版于 2004 年 5 月由望京医院骨科温建民教授主译，得到广大读者的一致好评。2018 年该书第二版出版以后，覃健教授即在第一时间组织科内经验丰富的临床医师对其进行了翻译。本书的出版对于广大医学生、住院医师、护理人员甚至是高年资骨外科医生都具有极大的参考价值。

从事本书翻译和审校工作的都是临床医师，不是语言专家，尽管技术内容的理解力求准确，但语句的表述难免挂一漏万，恳请读者不吝指出，以便再版时完善。

祝贺本书的出版。

中国医师协会骨科分会副会长

目 录

第二部分：下肢

第三部分：脊柱

第四部分：小儿骨科

1

肩袖肌腱切开修复术

著者：Mark K. Bowen

摘　要

　　尽管开放手术越来越多地被现代关节镜下修复肩袖撕裂的技术取代，但在一些特殊情况下，仍然有必要行开放手术。本章概述了一个安全和成功的开放手术的手术入路。它最常用于合并肱二头肌腱撕裂、肱三头肌腱撕裂并需加强修复的肩袖撕裂中。术后康复通常由修复范围而非手术切口等其他因素决定。

　　关键词：开放手术；巨大肩袖撕裂；扩大修复；修复手术

适应证

肩袖修复

1. 患者有肩袖损伤后慢性肩关节疼痛或肩关节无力病史，经保守治疗（休息、局部敷药、非甾体药物、理疗、痛点封闭等）无效者。
2. 急性创伤性肩袖的全层撕裂。
3. 超过 50% 的肩袖撕裂。
4. 肩袖撕裂的翻修术。
5. 肩袖缺陷（异种组织移植）强化手术。

联合肩锁关节切除的手术适应证

» 在体格检查中发现肩锁关节的压痛。
» X 线片发现有肩锁关节关节炎。
» 在慢性或严重的肩袖撕裂中，有明显的冈上肌腱回缩者。

禁忌证

1. 急性软组织或盂肱关节感染。
2. 神经病变性关节。
3. 慢性腋神经损伤。
4. 一期手术失败伴三角肌肌力下降（相对禁忌证）。
5. 退行性关节炎（相对禁忌证）；考虑合并行肩袖修复术及肩关节置换术者。
6. 患者的全身情况差（相对禁忌证）。
7. 合并帕金森病或其他使肌肉活动失控的疾病（相对禁忌证）。
8. 不能配合术后康复者（相对禁忌证）。

术前准备

1. 查体应注意对肩锁关节的压痛和（或）肩关节外展时合并疼痛的检查。
2. 获得相关 X 线平片：
   （1）肩胛骨的前后位平片（真正的前后位）。
   （2）肩关节前后位平片（以检查锁骨远端有无"骨刺"）。
   （3）肩关节轴位（以检查有无肩锁关节炎及盂肱关节炎）。
   （4）冈上肌出口位［以评价肩峰的形状（Ⅰ~Ⅲ型）、冈—峰夹角］。
   （5）向尾端倾斜 25°拍片（Rckwood 位）（可选）。

3. MRI 检查：帮助评估肩袖撕裂的程度（完全或不完全）及有无肌肉萎缩或肌腱松弛，并观察肩峰、肩锁关节对冈上肌的影响（撞击综合征）。

特殊器械、体位和麻醉

1. 用于截骨的小矢状锯或摆锯。
2. 1.6 mm 的骨钻用来行三角肌止点的重建。
3. 小的半圆形的缝合针及 2 号不可吸收缝线。
4. 5 mm 的小圆钻、宽的扁平锉在肩峰成形术中用来进行"微调"。
5. 半坐位或沙滩位。在保证稳定的同时，患者尽可能靠近手术台边。小布袋状的 McConnell 头部支架（美国得克萨斯州格林维尔市 McConnell 外科器械公司生产）或 AMSCO 的"头部椅"对于将头部固定在安全的中立位是非常有效的。必须注意对所有的骨突处加衬垫保护。
6. 头部最好用有衬垫的带子通过前额将头部轻轻地固定，但应注意避免带子下滑并将眼睛覆盖。
7. 此手术采取全身麻醉或斜角肌间隙阻滞麻醉来完成。

建议和要点

1. 通过现代技术、培训、经验和使用现成设备和植入物的巨大革新，关节镜下肩袖修复在大多数情况下比开放修复更容易、更简单，效果更好。但在肩袖缺陷（异种组织移植）增强术中，开放的肩袖修复可能更有意义。
2. 术前的彻底检查，是肩袖修复术能否成功的关键。其包括：全面的查体、X 线平片、肩关节的 MRI（MRI 对手术方案的制订和术前对患者提供咨询是非常有意义的）。肌腱断裂和回缩以及肌力萎缩的强度可以估计肩袖修复术的难度以及是否需要术后使用外展支架固定肩关节。

3. 术前及麻醉下行肩关节的被动活动检查。肩部轻柔的手法对于松解关节粘连是非常有必要的。如果粘连比较严重，可以进行一个阶段的手法治疗，然后再行肩袖修复术，以最大限度地减少术后肩关节活动丧失。
4. 沿肌腱的上下表面松解肩袖的肌腱，以及松解挛缩的喙肱韧带，对于减少组织中和修复时不必要的紧张非常重要。
5. 确定肩袖撕裂口的前、后部分，首先缝合这些区域，这样既能吻合了撕裂口，又减低修复过程中的张力。
6. 将三角肌牢固地吻合在肩峰上在对于肩袖修复恢复肩关节的功能和力量上最重要的。

陷阱和误区

1. 确保患者在手术台上体位正确。保持稳定、中立的颈部位置，避免对颈丛、臂丛神经过度地牵拉。确保在所有的骨骼处加有衬垫，以尽量减少患者神经损伤的风险。
2. 在肩峰成形术或三角肌止点重建中应避免造成肩峰的骨折。
3. 不要误将滑囊组织误认为肩袖肌腱，并将其用于肩袖修复。
4. 三角肌在肩峰上应充分固定，避免修复不完全。

术后护理

1. 术后运用吊带或外展架将肩关节外展固定以利于肩袖的修复。术后固定方法的选择取决于患者损伤的类型、肌腱的质量、缝合时的紧张程度，以及肩袖和三角肌修复的完整性。
2. 康复的三个阶段——每个阶段的时间取决于肌腱的质量和修复的情况而定：
（1）第一阶段：被动的关节活动范围锻炼，包括肩关节的摆动和摩擦腹部练习。

（2）第二阶段：保护下的主动关节活动范围
　　　练习和肩袖肌肉的等容收缩练习。

（3）第三阶段：肩关节的主动活动及抗阻力
　　　训练。

手术技术

入　路

1. 让患者按上述方法躺在手术台上，摆好体位。

2. 消毒，用无菌巾覆盖上臂，并让肩关节裸露。

3. 用标记物标记以下关键的解剖标志：喙突、
   锁骨、肩锁关节、肩峰和肩胛骨。

4. 用标记笔划出设计好的皮肤切口。切口从肩
   峰的前 1/3 外侧向着喙突尖的外侧经过肩峰
   的前内侧角和前外侧角的中间延伸约 5 cm（2
   英寸），切口的长轴与肩峰的外侧边平行（见
   图 1.1）。

5. 如果考虑切除锁骨的远端，切口应从此标准
   切口内侧移约 1 cm 处（见**图 1.1**）。

6. 用 1：200 000 的肾上腺素浸润皮肤及皮下
   组织。

7. 切开皮肤及皮下组织直至三角肌筋膜，按预
   定的方向显露肩峰整个前外侧及三角肌的外
   侧部。如果计划切除肩锁关节，进一步向内
   侧延伸切口以显露约 2 cm 的锁骨远端。

8. 沿三角肌的前、中间隙分开三角肌。分离
   时从肩峰的前外侧角开始，向远端延长 2~
   3 cm，分开的方向与皮肤的切口接近垂直。
   可用丝线拉开腋神经的终支以避免损伤（见
   图 1.2a）。

9. 从此间隙开始，用电刀沿肩峰前缘骨膜下分
   离三角肌的起点。切口起自肩峰的前缘向后
   约几厘米（见**图 1.2a**）。Bovice 电凝刀比用
   常用手术刀锐性切开更有效。

10. 把三角肌浅层和深层的筋膜游离。用粗的丝
    线分别标记，这有利于拉开和修复三角肌。
    在肩峰的前外侧三角肌浅、深层之间通常有

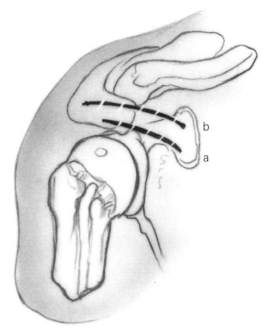

图 1.1　皮肤切口
切口从肩峰前 1/3 的外侧向喙突外侧延伸 4 cm，位于
前外侧和后半部之间。肩峰外侧角。将皮肤切口放置
在与肩峰外侧边缘平行的兰格线（a）中。注意，如果
计划切除锁骨远端，切口应位于标准切口内侧约 1 cm
处（b）

胸壁峰动脉的肩峰支通过，要仔细电凝止血。

11. 把喙肩韧带在肩峰上的附着点完全切断，此
    韧带通常与三角肌深筋膜伴行，没有必要特
    别仔细解剖这些结构（见**图 1.2b**）。

12. 继续游离三角肌，显露肩锁关节。当要切除
    肩锁骨远端时，要暴露出锁骨的远端（见**图
    1.2a**）。

13. 用食指或钝性器械分离肩峰下滑囊的粘连。

肩峰成形术

14. 用钝性牵开器保护肩袖。用矢状锯或骨凿进
    行肩峰成形术（见**图 1.3**）。切除的楔形骨
    块的宽度应与肩峰的内外侧宽度等宽。

（1）肩峰成形术的目标就是肩峰塑性，使
　　　其下关节面从前到后、从内到外都是
　　　一个平面。手术完成之后，肩峰的下

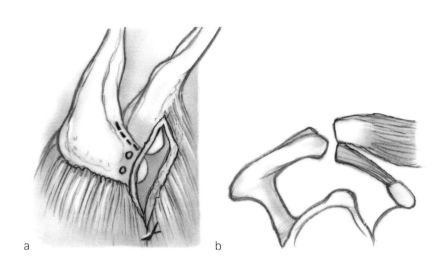

图 1.2　a. 暴露。三角肌在中缝内的前三角肌和中三角肌之间的分开。这个切口应该从前外角开始，并向远端延伸 2~3 cm。分开的方向与皮肤的切口接近垂直。考虑放置固定缝合线，以避免损伤腋神经的末端分支。从此间隙开始，用电刀沿肩峰前缘骨膜下分离三角肌的起点。应该重新用电灼术沿肩峰前向三角肌骨膜下分离。当计划切除锁骨远端时，沿着锁骨延伸切口。b. 三角肌的侧方分离。完全分离喙肩韧带，通常伴随着深三角筋膜，切断其在肩峰上的附着点

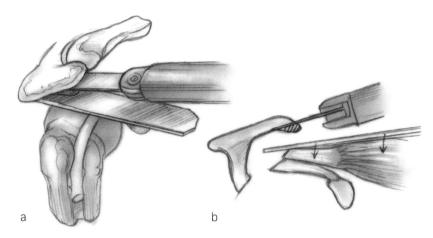

图 1.3　钝性牵开器保护肩袖，使用矢状锯或锐利的骨凿进行肩峰成形术，会形成一个扁平或轻微的角度向上的肩峰。注意拉钩的位置保护肩袖
a. 肩峰成形术（侧面观）。b. 侧面观的肩峰成形术形成 I 型肩峰

关节面应平滑以达到肩峰下关节最佳的接触，不应该有隆起物或锐性的骨突，也不应该有前悬垂的肩峰。

（2）肩峰外侧的三角肌深筋膜止点可作为判断肩峰切除范围的标志。在肩峰成形术之后，肩峰应与肩峰外侧的三角肌深筋膜的止点平齐。

15. 用骨锉锉平肩峰下关节面。

肩袖修复术

16. 辨认肩峰下滑囊。切除滑囊时，应充分旋转上臂以显露肩袖的肌腱。

17. 评估肩袖肌腱损伤的程度，肩袖肌腱的详细解剖情况，肩袖撕裂的形状，所涉及的肌腱，肌腱回缩的程度，肌腱裂口的前、后范围，以及肌腱可供修复的质量。

18. 用深颜色的不吸收丝线标记肩袖裂口的边缘，并评估有无行肌腱松解术的必要。

19. 肌腱松解术有以下几种方法：

（1）松解并切除肩峰下滑囊及三角肌下滑囊。

（2）松解喙肱韧带。喙肱韧带是位于喙突
　　与冈上肌止点之间的一段较厚的组织
　　（**图 1.4**）。

（3）肩袖前侧或后侧肌腱的纵向切口有利
　　于冈上肌伸展（**图 1.5**）。

（4）一般来说，慢性撕裂的患者，常考虑
　　用关节内松解的方式松解关节囊和肩
　　袖的粘连（**图 1.6**）。在锐性松解关节
　　囊之后，用钝性牵开器将肩胛颈表面
　　的肌肉及肌腱向上拉开。在分离上面
　　及后面时注意勿伤及在冈 – 盂切迹中
　　走行的肩胛上神经。

20. 尽量少修剪撕裂的肌腱，以保证有足够的新
　　鲜肌腱植入骨组织中。

21. 一旦松解了足够的肌腱，用咬骨钳、刮匙或
　　电动圆钻在肱骨头的关节面与肱骨大结节之
　　间削出一块渗血的骨面，作为肩袖修复的附
　　着部，以利于肌腱愈合（**图 1.7a**）。注意
　　不要穿透或过多削磨骨皮质。

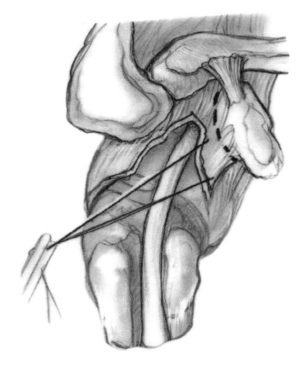

图 1.4　松解喙肱韧带
喙肱韧带是位于喙突与冈上肌止点之间的一段较厚的
组织，通过松解它可以松解肩袖

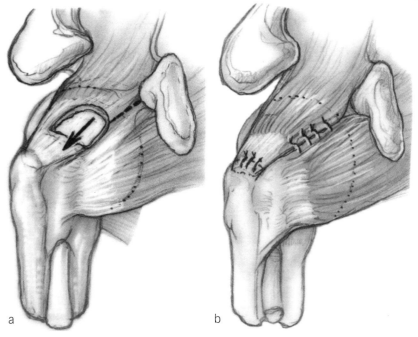

图 1.5　a. 纵行松解切口。肩袖
前侧（在肩袖间隙）或后侧肌腱
的纵行延伸切口，有利于冈上肌
伸展。b. 缝合间隙。在肌腱固
定到骨组织之后，缝合肩袖上间
隙

a

b

22. 探查肱二头肌长头腱。有时如果肱二头肌长头腱完全断裂，则肱二头长头腱可用来修补大的或不能充分修复的肩袖撕裂；如果肱二头肌长头腱有显著的退变表现，可考虑将肱二头肌长头腱固定在肱骨头的结节间沟内。

23. 在准备好肌腱的附着部之后，将锚钉交错地植入距肱骨头约 1 cm 的地方（**图 1.7a**）。

24. 把锚钉上的丝线用与它们在肱骨大结节上相同的排列方式穿过肌腱。

25. 将肩关节外展以减小张力，系紧线（**图 1.7b**）。或者用另一种方法，将缝在肌腱上的丝线穿过从肱骨结节钻到外侧骨皮质的骨性管道后将肌腱固定（**图 1.8**）。

26. 肌腱修复后，轻轻地做运动肩关节环绕运动，以估计修复的完整性及术后安全的运动范围。如果肩袖肌之间仍存在着间隙，用可吸收的丝线缝合。

27. 在冈上肌腱断裂的患者中，如果肱二头肌长头腱是完好的，则将肱二头长头腱放回结节间沟，并缝好两侧的肩袖来确保其不再脱位，或者将肱二头肌腱固定于肱骨头的结节间沟内。

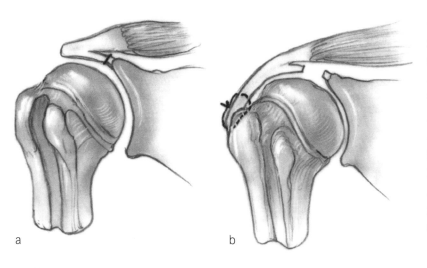

a　　　　　　　　　　　b

图 1.6　a. 松解关节内粘连。一般来说，慢性撕裂者，常考虑用关节内松解的方式松解关节囊和肩袖间的粘连。如果肌腱回缩、被关节盂附近的关节囊卡住，则应切开关节囊。用钝性牵开器将肩胛颈表面的肌肉及肌腱向上拉开。在分离上面及后面的时候注意勿伤及在冈—盂切迹走行的肩胛上神经。b. 关节内粘连的松解。这些操作显示了肩袖肌腱的松解、拉伸与修复

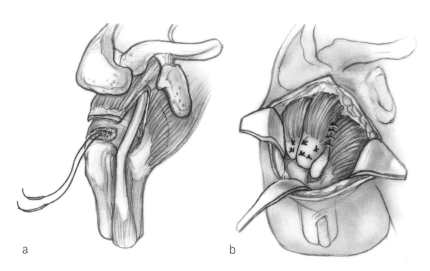

a　　　　　　　　　　　b

图 1.7　a. 肱骨上的肌腱附着部的准备，用咬骨钳、刮匙或电动圆钻在肱骨头的关节面与肱骨大结节之间削出一块渗血的骨面，作为肩袖修复的附着部，以利于肌腱的愈合。但不应穿透或过多削磨骨皮质。在准备好肌腱的附着部之后，将锚钉交错地植入距肱骨头约 1 cm 的地方。b. 用锚钉修复肩袖肌腱。将肩关节外展以尽量减少缝线的张力

闭合切口

28. 充分冲洗伤口。

29. 仔细地把三角肌缝在肩峰前缘。最好用骨钻在距肩峰的前缘至少 5 mm 处钻两个直径 1.6 mm 的孔以利于固定（见**图 1.9a**）。

30. 把三角肌缝在肩峰上。用 2 号丝线缝合三角肌浅层和深层的筋膜（见**图 1.9b**）。

31. 用皮下缝合术缝合皮下组织、皮肤。

32. 无菌敷料包扎。用吊带固定患者的上臂。

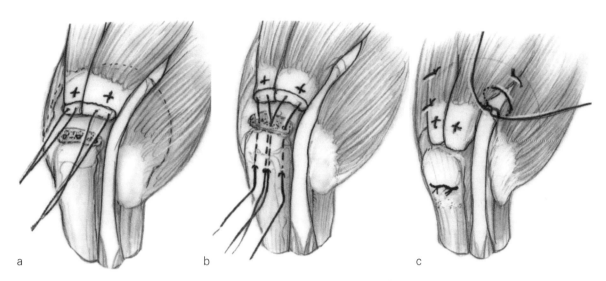

图 1.8 a. 通过骨性通道固定肩袖肌腱。先将丝线缝在肌腱上，这些丝线将穿过从肱骨结节钻到外侧骨皮质的骨性通道。b. 通过骨性通道固定肩袖肌腱。丝线穿过肱骨大结节距离合适的骨性通道。c. 修复完成后将系紧通过骨性通道的丝线使肩袖的肌腱充分固定，然后缝合肩袖肌腱的间隙

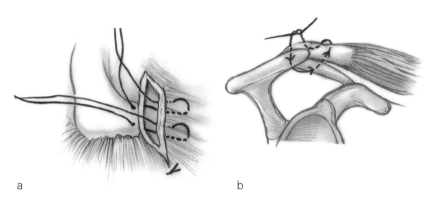

图 1.9 a. 修复。三角肌通过肩峰上的 2 个 1.6 mm 钻孔修复到前肩峰，距前缘至少 5 mm。无论是浅层的还是深层的筋膜都使用 2 号不可吸收缝线来修复。b. 三角修复（侧面观）。缝合线通过肩峰钻孔放置，并通过全层

延伸阅读

1. Iannotti JP, Williams GR Jr. Disorders of the Shoulder:Diagnosis and Management. Philadelphia, PA:Lippincott Williams & Wilkins; 2006

2. Rockwood CA, Matsen FA. The Shoulder. Philadelphia, PA: W.B. Saunders;2009

2

肩关节前路切开固定术

著者：Jacques A. Denker，Daniel D. Buss

摘 要

　　肩关节前路切开固定术仍然是治疗肩关节前部不稳定的良好选择。该术式患者常处于沙滩椅体位。在固定患者体位时，要充分填充压力点。麻醉方式通常采用局部麻醉或全身麻醉。如果在切开之前进行诊断性关节镜检查，则需要限制关节镜检查时间，以防止发生过度的软组织肿胀，这一点非常重要的。通常在喙突尖下方约 2 cm 处开始，切开 5~8 cm 的皮肤切口进行适当观察。在三角肌间隙继续进入肩部深层结构。可在肩胛骨下缘附近识别腋神经。完成外侧（肱骨）或内侧（关节盂）的关节切开术。

　　在关节切开术中，切记要避免将关节囊切得太低而导致关节囊移位。可以通过 T 形切口解决过度的关节下滑囊冗余问题。在盂唇抬高后，应使用刮匙或小骨凿将关节盂颈部粗糙化。虽然作者更喜欢将缝合锚用于拉伸复位，但是经骨钻孔固定也是另一种可接受的替代方案。固定器位于右肩的 1、3 和 5 点钟位置。当使用全关节切开术时，可向上或向外侧移动关节囊。术后，将肩部固定在吊带中 4~6 周，以使患者感到舒适并保护肩胛下肌腱。

　　关键词：不稳定；沙滩椅；腋神经；三角肌间隙；肩袖间隙；肩胛下肌腱；关节盂唇

适应证

　　复发性肩关节前向不稳定伴有疼痛，活动受限。

禁忌证

1. 自发性肩关节不稳定。
2. 精神疾病史。
3. 活动性感染。
4. 多向肩关节不稳或全身性韧带松弛（相对禁忌证）。
5. 盂肱关节炎（相对禁忌证）。
6. 如有巨大 Hill-Sachs 病变或关节盂缺损，需用其他方法。
7. 依从性差的患者。

术前准备

1. 肩部 X 线片。
   （1）肱骨内旋拍摄肩关节真正正位片。
   （2）腋位。
   （3）考虑 Stryker 切迹位片。
   （4）改良西点腋位片。
   （5）Y 位（肩胛骨冈上肌出口位）。
2. 考虑行计算机断层扫描（CT）关节造影，磁共振成像（MRI）或磁共振（MR）关节造影（如有必要）。
3. 评估被动和主动运动范围。
4. 记录神经血管检查情况。
5. 考虑诊断性关节镜检查和麻醉下检查（EUA）。
6. 适当的医疗和麻醉术前评估。

特殊器械、体位和麻醉

1. 用于拉开软组织和肱骨头的专用肩部拉钩。
2. 带线锚钉。
3. 沙滩椅、体位固定袋。
4. 如果可行，McConnell 手臂支架是有帮助的（McConnell Surgical Mfg, Greenville, TX）。
5. 保护好所有可能的受压部位。
6. 手术可以通过区域麻醉（肌间沟阻滞）和（或）全身麻醉来完成（需维持必要的肌松）。

建议和要点

1. 皮肤切开前给予静脉注射抗生素。
2. 优先选择前腋窝低位皮肤切口。在无菌准备和铺单完成后，上臂内收。这有助于分辨腋窝皮纹自然走向，然后用无菌笔进行标记。
3. 控制关节镜检查时间，以免软组织过度肿胀。
4. 麻醉下评估肩关节不稳定的方向和程度，并与对侧对比。

陷阱和误区

1. 避免不沿皮纹方向走行做切口。
2. 尽可能避免损伤头静脉。通常可以将头静脉与三角肌向外牵拉并予以保护。
3. 始终保护腋窝内的肌肉、骨骼、神经来避免损伤。
4. 避免损伤盂肱关节软骨。
5. 在关节囊移位和（或）修复肩胛下肌腱时，避免将肩关节固定过紧。

术后护理

1. 应进行神经血管检查并记录。术后即刻检查可能会因局麻影响检查结果准确性。
2. 考虑使用冰袋和加压装置，这样有助于消肿和止痛。
3. 肩部悬吊固定 4~6 周。固定期间可正常使用肘和手进行轻微活动。
4. 手术后的康复：先增加肩部活动范围，然后加强肩部肌肉力量，最后再进行本体感觉的恢复和肌肉的协调运动。
5. 运动康复：锻炼从钟摆运动开始，使用滑轮和棍棒在肩胛骨平面上做前屈锻炼以及预定安全区内的被动外旋练习。具体安全区安全角度由手术医师在手术修复时确定。
6. 术后 4~6 周开始积极辅助的运动训练，以强三角肌、肩袖和肩胛肌肌肉力量。
7. 术后 3 个月，恢复正常肩关节活动。
8. 术后 4 个月，增加功能锻炼。
9. 术后 4~6 个月，患者可开始体育运动和其他各项活动。

手术技术

入　路

1. 患者取仰卧位。将毯子或枕头垫在患肢下方，使其腰部屈曲约 35°，膝关节屈曲约 40°，背部屈曲约 20°。
2. 头部和颈部处于中立位置，用海绵体位垫包绕头颈部以确保固定妥当。
3. 固定患者，使患侧肩关节尽量贴近床边，以便于手术操作。将患者固定在床上。
4. 以医院的标准无菌方式进行消毒、铺单。
5. 在皮肤上标记骨性标志，包括肩峰、锁骨、肩胛冈和喙突。
6. 进行盂肱关节镜检查（参见第 4 章之肩关节镜检查）。
7. 用稀释的肾上腺素溶液浸润切口部位。
8. 做 5~8 cm 的切口，切口从喙突外侧 2 cm 处向腋前线下方延伸。提起皮瓣以更好显露（图 2.1）。
9. 确定胸大肌三角肌间沟和头静脉。头静脉通常在三角肌和胸大肌之间的脂肪组织内。
10. 暴露并游离头静脉。通常在静脉的内侧进行分离，这样可以将头静脉和三角肌拉向外侧。

11. 打开胸大肌三角肌间沟。从外侧分离至喙突尖端近端约1cm处。

12. 分离三角肌和胸大肌以帮助显露。肌肉发达者可分离切断三角肌的上部纤维，并在三角肌和胸大肌下方放置一个自动牵开器以利于显露。

13. 打开胸锁筋膜，确定联合腱的外缘。

14. 确定肩胛下肌腱，肱二头肌腱的长头和肱骨小结节。内、外旋有助于辨认肩胛下肌腱。

15. 通过向下滑动肩胛下肌腱触诊腋神经，当到达肩胛下肌下缘时内旋上臂，这被称为"拉伸试验"。

16. 辨认肩袖间隙。肩胛下肌的上缘处于肩袖间隙隔，可见旋肱前血管（"三姐妹"）标示着肩胛下肌下缘或边缘。必要时暴露并烧灼这些血管。

17. 手臂向外旋转，将肩胛下肌腱的上三分之二自中间劈开。通常，平小结节内侧1~1.5cm处，不要进入关节囊。肩胛下肌腱的纤维横向走行，可以切断全部或部分肌腱（**图2.2**）。

18. 沿肩胛下肌腱边缘缝合（**图2.3**）。

19. 确定肩胛下肌与关节囊间隙。用骨膜剥离器将肌肉和关节囊内侧剥离，肌腱与关节囊向外侧剥离牵开。

20. 探查肩袖间隙。如果它被分离或选择性地切开，手术结束需要缝合此间隙。

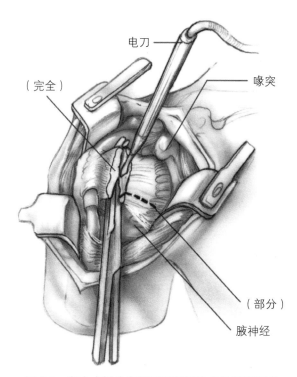

图2.2　完全或部分肩胛下肌腱切除术的深部暴露

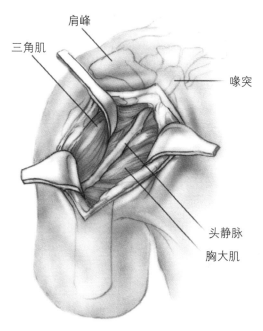

图2.1　皮肤切口和皮下组织暴露

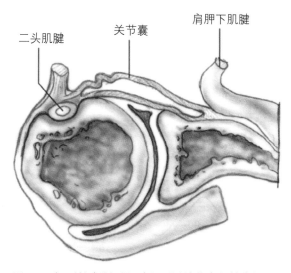

图2.3　切开的肩胛下肌腱和下层关节囊的轴位视图

固定手术

1. 关节囊切开术。可以从外侧（肱骨头），也可以从内侧（关节盂）来切开关节囊（图2.4）。

2. 切开关节囊直至肱骨肌肉附着点，使用骨膜剥离器从关节盂前方将关节囊分离。

3. 对于从外侧切开关节囊，以同样的方法将关节囊从肱骨上向下剥离。不要切得过低，以免切到腋侧关节囊，因为这可能导致下方关节囊难于移动。

4. 如果下方关节囊冗余，则可能需要进行 T 形切开，T 形切开可使下方关节囊向上移位。T 形切口应该设计在盂肱韧带的下束与中束之间。

5. Bigliani 曾描述了外侧与内侧关节囊切开术的优点。

6. 使用肱骨头牵开器向外牵开肱骨头以便观察关节盂。

7. 检查盂唇以确定是否需要重建关节囊的止点。

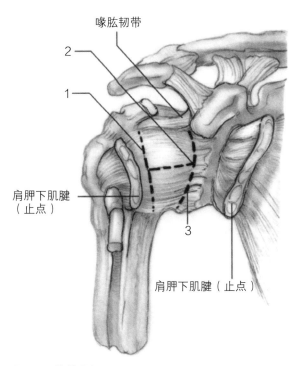

图 2.4　关节囊切口
1.朝向肱骨侧的 T 形（向外）；2.朝向关节盂侧的 T 形（向内）；3.没有横切口的内侧关节切开

8. 用刮匙在肩胛颈的前面形成粗糙面，也可用小骨凿使该区域变得粗糙。

9. 对关节内游离体、关节软骨损伤和肱骨头缺损进行相应评价。

盂唇重建

1. 我们推荐用带线锚钉进行重建。也可以通过钻孔来重建。

2. 沿着关节盂边缘将锚钉放置在左肩的 7、9 和 11 点钟位置以及右肩的 1、3 和 5 点钟位置（图 2.5）。

3. 如果存在 Bankart 病变，则将每个锚钉的两根缝线穿过关节盂并将其拉紧。如果需要，可以"移位"关节囊。

4. 对于内侧关节囊切开术，需尽可能将关节囊向上移动 2~3 mm。

5. 对于外侧关节囊切开术，关节囊需尽量向上和向外侧移。

6. 使用沿关节囊边缘预置的缝线将其拉向所需方向。

7. 使用圆针和不可吸收缝线将移位的关节囊边缘与未移位的关节囊边缘缝合。

8. 对于 T 形切口而言，如前所述向上移动下方关节囊，用类似的方法进行缝合。从内侧切开的关节囊拉向下方和内侧，从外侧切开的关节囊拉向下方和外侧进行缝合。

9. 正确的手臂位置，对于关节囊的充分移位及足够的肩关节活动来说，都是非常重要。将上臂固定在外旋、外展 20° 以及前屈 10° 较合适。对于运动员，可加大外旋和外展的角度。

闭合切口

1. 用抗生素溶液彻底冲洗伤口。
2. 确保充分止血。
3. 通常不需要放置引流管。
4. 如有必要，缝合肩袖间隙。

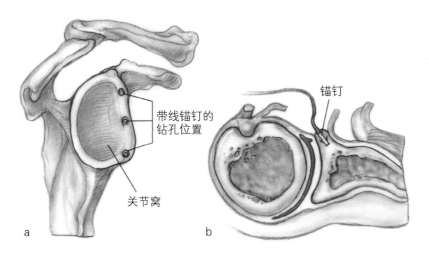

图 2.5 a. 用于修复 Bankart 病变的经骨钻孔的正确位置。b. 骨内锚钉正确位置的轴位视图

带线锚钉的钻孔位置

关节窝

锚钉

a

b

5. 上臂轻度外旋以便缝合肩胛下肌腱，以避免术后肩关节外旋丢失。推荐使用不可吸收的缝合线缝合。

6. 如果胸大肌被打开，用不可吸收的缝线缝合。

7. 用可吸收的缝合线封闭三角肌间隔。保护头静脉。

8. 用可吸收缝合线闭合皮下组织。

9. 用皮下缝合线和皮肤黏合剂关闭皮肤切口。

10. 使用无菌加压敷料包扎。

11. 将肩臂悬吊带固定。术后送患者到恢复室。

延伸阅读

1. Bigliani LU, ed. The Unstable Shoulder. Rosemont, IL: American Academy of Orthopaedic Surgery, 1996

2. Chalmers PN, Mascarenhas R, Leroux T, et al. Do arthroscopic and open stabilization techniques restore equivalent stability to the shoulder in the setting of anterior glenohumeral instability? a systematic review of overlapping meta-analyses. Arthroscopy 2015;31 (2):355–363

3. Cho NS, Yi JW, Lee BG, Rhee YG. Revision open Bankart surgery after arthroscopic repair for traumatic anterior shoulder instability. Am J Sports Med 2009;37 (11):2158–2164

4. Craig EV, ed. The Shoulder. Master Techniques in Orthopedic Surgery. New York, NY: Raven,1995

5. Rhee YG, Ha JH, Cho NS. Anterior shoulder stabilization in collision athletes: arthroscopic versus open Bankart repair. Am J Sports Med 2006;34 (6):979–985

6. Rowe CR, Patel D, Southmayd WW. The Bankart procedure: a long-term end-result study. J Bone Joint Surg Am 1978;60 (1):1–16

7. Scheibel M, Tsynman A, Magosch P, Schroeder RJ, Habermeyer P. Postoperative subscapularis muscle insufficiency after primary and revision open shoulder stabilization. Am J Sports Med 2006;34 (10):1586–1593

3

喙突转位治疗盂肱关节不稳定（Latarjet 手术）

著者：Todd C. Moen，Paul J. Ghattas

摘　要

　　Latarjet 手术是一项处理合并肩胛盂和（或）肱骨头骨缺损导致的复发性盂肱关节前方不稳定的有用的技术。只要选择适应证合适，Latarjet 手术在初次和翻修复发性盂肱关节前方不稳定手术中均能取得良好的效果。

　　关键词：不稳定；骨缺损；喙突转位

适应证

1. 复发性肩关节前脱位。
2. 因复发性不稳定造成的前下方肩胛盂骨缺损。
3. 因复发性不稳定造成的咬合性 Hill-Sachs 损伤。
4. 因复发性不稳定造成的肩胛盂和肱骨头的双极骨缺损。

禁忌证

1. 癫痫。
2. 明显的盂肱关节病。
3. 活动期感染。
4. 既往精神疾病史。
5. 自发性肩关节不稳定。

术前准备

1. 进行有针对性的体格检查。

（1）恐惧试验——外展外旋位中期的恐惧感提示存在明显的骨缺损。
（2）进行神经血管检查以排除因神经源性引起的复发性不稳定。
（3）评估（是否存在）全方位的韧带松弛。
2. 拍摄肩关节平片
（1）肱骨内旋位拍摄真正的肩关节前后位片（Hill-Sachs 在此位置更易显示）。
（2）侧位腋位片（前下方骨缺损在此位置更易显示）。
（3）内旋位前后位片。
（4）Styker 切迹位片。
（5）西点侧位腋位片。
（6）肩胛骨 Y 位片。
3. 获取高级影像资料
（1）去肱骨头的三维重建 CT 扫描（行或不行关节造影），此时肩胛盂的骨缺损能精确定位且能在 CT 上量化计算。
（2）磁共振造影（MRI 最能定位且量化关节囊、盂唇和软组织损伤）。
4. 进行适当的术前药物和麻醉风险评估。

特殊器械、体位和麻醉

1. 90° 摆锯以行喙突截骨。
2. 5 mm 圆头磨钻以行喙突及肩胛盂去皮质化。
3. 特制的自动拉钩以方便肩关节手术。

4. 改良的沙滩椅体位。

5. 无论行不行肌间沟阻滞，手术应该在全麻下进行。

建议和要点

1. 如在进行开放手术之前，临床上有需要进行诊断性肩关节镜探查时，应尽量减少关节镜探查时间以避免软组织肿胀和解剖结构变形失真。

2. 利用特制的 90° 摆锯以方便喙突截骨。

3. 可在肩胛颈放置斯氏针或点状 Hohmann 拉钩以加强肩胛盂显露。

4. 利用不锈钢螺钉固定喙突以尽量减少内固定失效风险。

5. 为显露肩胛盂，进行 T 形关节囊切开。修复关节囊时，将其缝合至肩胛盂的原表面，以使喙突骨块在关节外。

6. 在行关节囊修复时，选择性修复下方和上方的关节囊（软组织瓣）以解剖重建关节囊张力。

陷阱和误区

1. 避免在自然皮纹外做切口。

2. 避免损伤头静脉。

3. 避免损伤腋神经和肌皮神经。

4. 避免移植物（喙突骨块）偏外（高于关节盂表面），因为这可能导致关节内台阶和早期的盂肱关节病。

5. 避免移植物（喙突骨块）偏内（低于关节盂表面），因为这可能导致盂肱关节不稳定复发。

6. 避免盂肱关节囊张力过紧。

手术技术

准备和体位

1. 患者麻醉好后，麻醉下进行体格检查，评估各个运动平面的不稳定性和松弛度。

2. 记录关节活动度和最大不稳定时的体位。

3. 将患者放置仰卧位，双腿下放入软枕，使其腰部屈曲 35°，膝关节屈曲 45°，背部屈曲大约 20°。

4. 头部和颈部处于中立位并以豆袋放在四周固定。

5. 将患侧肩部尽量贴近手术床的边缘放置以便于术中暴露。

6. 肩胛骨内侧放置轧制板以稳定肩胛骨。

7. 患肢标准无菌方法消毒铺巾。

诊断性肩关节镜（临床上有适应证）

1. 皮肤上画出骨性标志，包括肩峰、锁骨、肩胛冈、喙突尖。

2. 沿腋窝方向在喙突下缘画出 5 cm 皮肤切口。

3. 切口以局麻药和肾上腺素浸润。

4. 从后方标准入路进行肩关节内探查。确认肩胛盂和肱骨头的缺损，评估咬合性 Hill-Sachs 损伤和并发损伤。

入 路

1. 切开皮肤直至深筋膜。

2. 识别头静脉及三角肌胸大肌间隙。

3. 打开三角肌胸大肌间隙近端及远端。

4. 切开胸锁筋膜。

5. 确认喙突尖部。

喙突截骨及（移植物骨块）制备

1. 喙突基底部放置 Hohmann 拉钩以显露喙突尖部。

2. 松解喙突内侧胸小肌。

3. 松解喙突外侧喙肩韧带，留下约 1 cm 残端以备后期修复缝合（**图 3.1**）。

4. 于喙突基底部截断喙突。注意截骨平面位于喙锁韧带前方，截骨时从内侧往外侧截断以免损伤内侧神经血管结构。

右肩

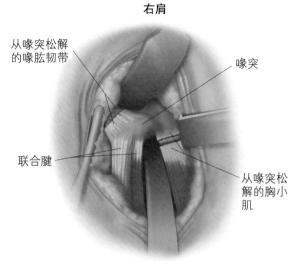

从喙突松解的喙肱韧带

喙突

联合腱

从喙突松解的胸小肌

图 3.1 在喙突截骨术前暴露喙突的基底

右肩

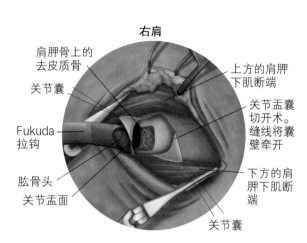

肩胛骨上的去皮质骨

关节囊

Fukuda 拉钩

肱骨头

关节盂面

上方的肩胛下肌断端

关节盂囊切开术。缝线将囊壁牵开

下方的肩胛下肌断端

关节囊

图 3.2 关节囊切开的囊壁被标记并拉开，这样可以在喙突固定前暴露关节盂前下部

5. 钝性小心分离喙突尖部软组织并剥离肌肉组织以游离喙突。松解不要超过内侧 5~6 cm 以保护肌皮神经。

6. 喙突下表面去皮质化以获得良好活动性出血骨面。

7. 小心将喙突骨块放置于肩胛盂内侧。

肩胛盂显露

1. 将肩胛下肌肌腹于上 2/3 和下 1/3 结合部水平劈裂。

2. 分离出肩胛下肌和盂肱关节囊的平面，自内侧向外侧分离相对容易。

3. 于盂肱关节线水平垂直切开关节囊。然后水平切开使关节囊呈 T 形。

4. 关节囊瓣（内外侧）以 2# 薇乔线标记。

5. 用 Fukuda 或其他肱骨头拉钩将其拉向后方。

6. 肩胛颈上钉一斯氏针拉开上方肩胛下肌以增加显露。

7. 切除多余的盂唇组织和粘连的瘢痕组织以暴露肩胛盂前下方。

8. 用圆头磨钻将肩胛盂细致去皮质化以获得良好活动性出血骨面（图 3.2）。

喙突固定

1. 将喙突骨块通过肩胛下肌劈裂处放置于肩胛颈。

2. 于肩胛盂前下方水平将喙突骨块放置于理想位置。

3. 用克氏针临时固定喙突骨块。

4. 自喙突钻出骨隧道并穿透肩胛盂双层皮质。

5. 测量（骨隧道）总深度（最常用螺钉长度为 34~36 mm）。

6. 用两个手指固定（骨块）并拧入踝部螺钉。

7. 去除克氏针。

8. 同法固定第二枚螺钉。

9. 如有必要进一步拧紧螺钉，以使喙突移植物于肩胛盂获得更紧的压迫（图 3.3）。

关节囊修复

1. 于原肩胛盂平面边缘分上下各植入一枚盂唇缝合锚钉。

2. 将上臂行 45° 外展 45° 外旋，用下方锚钉缝合下方关节囊瓣。

3. 将上臂行 45° 外展 60° 外旋，用上方锚钉缝合上方关节囊瓣。

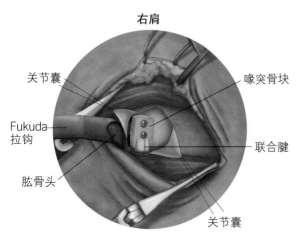

右肩

关节囊
喙突骨块
Fukuda
拉钩
联合腱
肱骨头
关节囊

图 3.3 喙突被用 2 颗踝部螺钉固定在关节盂前下部

4. 如果关节囊过度松弛，用重叠缝合方法
   （pants–over–vest）以完全消除关节囊冗余。

闭合切口

1. 劈裂的肩胛下肌用 0 号薇乔缝线予以缝合。
2. 常规逐层关闭伤口。

延伸阅读

1. Balg F, Boileau P. The instability severity index score. A simple pre-operative score to select patients for arthroscopic or open shoulder stabilisation. J Bone Joint Surg Br 2007;89 (11):1470–1477

2. Bhatia S, Frank RM, Ghodadra NS, et al. The outcomes and surgical techniques of the latarjet procedure. Arthroscopy 2014;30 (2):227–235

3. Boileau P, Richou J, Lisai A, Chuinard C, Bicknell RT. The role of arthroscopy in revision of failed open anterior stabilization of the shoulder. Arthroscopy 2009;25 (10):1075–1084

4. Cerciello S, Edwards TB, Cerciello G, Walch G. Scapular position after the open Latarjet procedure: results of a computed tomography scan study. J Shoulder Elbow Surg 2015;24 (2):199–202

5. Cerciello S, Edwards TB, Walch G. Chronic anterior glenohumeral instability in soccer players: results for a series of 28 shoulders treated with the Latarjet procedure. J Orthop Traumatol 2012;13 (4):197–202

6. Joshi MA, Young AA, Balestro JC, Walch G. The Latarjet-Patte procedure for recurrent anterior shoulder instability in contact athletes. Clin Sports Med 2013;32 (4):731–739

7. Joshi MA, Young AA, Balestro JC, Walch G. The Latarjet-Patte procedure for recurrent anterior shoulder instability in contact athletes. Orthop Clin North Am 2015;46 (1):105–111

8. Lunn JV, Castellano-Rosa J, Walch G. Recurrent anterior dislocation after the Latarjet procedure: outcome after revision using a modified Eden-Hybinette operation. J Shoulder Elbow Surg 2008;17 (5):744–750

9. Mizuno N, Denard PJ, Raiss P, Melis B, Walch G. Long-term results of the Latarjet procedure for anterior instability of the shoulder. J Shoulder Elbow Surg 2014;23 (11):1691–1699

10. Neyton L, Young A, Dawidziak B, et al. Surgical treatment of anterior instability in rugby union players: clinical and radiographic results of the Latarjet-Patte procedure with minimum 5-year follow-up. J Shoulder Elbow Surg 2012;21 (12):1721–1727

11. Raiss P, Lin A, Mizuno N, Melis B, Walch G. Results of the Latarjet procedure for recurrent anterior dislocation of the shoulder in patients with epilepsy. J Bone Joint Surg Br 2012;94 (9):1260–1264

12. Ticker JB, Warner JJ. Selective capsular shift technique for anterior and anterior-inferior glenohumeral instability. Clin Sports Med 2000;19 (1):1–17

13. Warner JJ, Johnson D, Miller M, C aborn DN. Technique for selecting capsular tightness in repair of anterior-inferior shoulder instability. J Shoulder Elbow Surg 1995;4(5):352–364

14. Young AA, Maia R, Berhouet J, Walch G. Open Latarjet procedure for management of bone loss in anterior instability of the glenohumeral joint. J Shoulder Elbow Surg 2011;20 (2,Suppl): S61–S69

4

肩关节镜和肩峰下减压术

著者：Jacques A. Denker，Daniel D. Buss

摘 要

肩关节镜和肩峰下减压术适用于临床上怀疑有游离体和撞击综合征的患者。邻近组织的损伤会导致灌洗液外渗而增加神经、血管损伤的风险，因此是关节镜检查的相对禁忌证。术前 MRI 常常被用来确定所怀疑的诊断是否成立。患者可采用全身用软垫垫高的沙滩椅位或者侧卧位。麻醉下行体格检查以评估活动范围和肩关节稳定性。手术前，做好体表骨性标记，包括：肩峰、锁骨、肩胛冈和喙突尖。于肩峰后外侧角偏下 2~3 cm 偏内 1~2 cm 的软点定位后方入路。关节镜进入肩关节内后，依次评估关节内的诸结构。为方便观察后方病损，需建立前方入路，其理想位置取决于具体手术过程。为评估肩峰下间隙，关节镜撬芯和鞘管向前方放入直至触及喙肩韧带。评估包括：肩峰下滑囊、喙肩韧带、肩峰以及肩袖表面处的病损。肩峰成形术用 6 mm 卵圆形钻头完成，肩峰切除部分应达到喙肩韧带的水平。关节囊紧缩和锚钉放置也可在关节镜下完成。记住关节内操作需用钝性撬芯以避免软骨损伤。

关键词：关节镜；肩关节；减压；喙突；入路；肩峰；肩袖；肩峰下间隙

适应证

1. 关节游离体。
2. 关节内异物。
3. 关节盂唇的损伤。

4. 撞击综合征。
5. 关节不稳。
6. 肩锁关节炎。
7. 关节感染。
8. 诊断困难的肩关节疾患。
9. 炎性关节炎。

禁忌证

急性肩关节周围软组织损伤导致灌洗液外渗从而增加神经、血管损伤的风险（相对）。

术前准备

1. 肩关节摄片应包括：真正的前后位片，出口位或 Y 位，轴位片等。对于肩关节失稳综合征的患者还应拍 Stryker 切迹位片。
2. 考虑行磁共振成像（MRI）检查，以明确诊断。
3. 术前应检查上肢神经与血管的功能，并予以记录。

特殊器械、体位和麻醉

1. 沙滩椅位，全身用软垫垫高。
   （1）保持头部居中线，颈部处于中立位或轻度屈曲位。
   （2）肩胛骨外展，显露肩胛骨的内侧缘。铺单时应暴露以下区域：常规消毒后方至肩胛骨内侧缘，而前方至锁骨中点（图 4.1）。

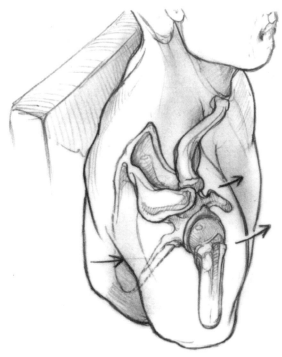

图 4.1　患者体位
在悬垂前，在沙滩椅位可以看到肩部的上方视图。注意暴露和伸展肩胛骨

2. 或者采取改良的侧卧位，此时关节盂呈水平位。上臂轻度屈曲，外展 50°，并通过牵引架用 4.5~6.8 kg 的力量纵向牵引上臂。

（1）所有的受压部位都用衬垫保护，特别是腓骨小头处。

（2）手术应在全身或区域神经阻滞麻醉下进行。

（3）对于诊断性肩关节镜检查，应准备常用的常规关节镜设备。如准备行手术治疗，则应准备相应的手术器械，并应准备行肩关节切开术的器械。

建议和要点

1. 在麻醉下检查肩关节，以评价肩关节稳定性和活动度。

2. 在体表标出解剖标志，以利于准确定位关节镜入口。

3. 切开皮肤前静脉常规使用抗生素。

4. 用 18 号 8.89 cm（3.5 英寸）腰穿针确认后方入路进针点，并注入灌洗液扩充肩盂肱关节使其膨胀。

5. 入路穿刺点以 0.5% 的丁哌卡因（加肾上腺素）行局部浸润麻醉。

陷阱和误区

1. 进入关节腔应小心控制钝性撬芯以免造成软骨损伤。

2. 在肱骨内旋从后方入路进入关节时，应避免操作不慎损伤肩袖。

3. 当建立前方入路时，应在肱骨内收位从喙突的外侧进入，这样可以最大限度减少神经血管损伤的风险。

术后护理

1. 术后使用前臂吊带悬吊 1~2 天。

2. 肩关节关节镜下减压术后 2 天，可去除前臂吊带，并开始进行早期主动、辅助主动或肩关节被动活动范围锻炼。此外，逐步开始肩袖肌肉等张收缩和肩胛骨稳定性锻炼。锻炼的目标是：在术后 4 周，术侧肩关节的主动运动应达到正常运动范围，并且无疼痛。

手术技术

1. 患者取仰卧位，大腿下放入毛毯或枕头，使其腰部屈曲约 35°，膝关节屈曲约 40° 及背部屈曲约 40°。

2. 将头部和颈部保持在中立位，并用小布袋放在患者四周以固定患者。

3. 在保证患者稳定的前提下患肩尽量靠近手术床边缘以利于术中的充分暴露。

4. 标准无菌模式患肢常规消毒铺巾。

5. 仔细标记以下解剖标志：肩峰、锁骨、肩胛冈和喙突尖。

诊断性肩关节镜——后方入路

6. 后方入路的入口在冈下肌、小圆肌和三角肌后缘之间的"软点"处。这一点位于肩峰后外侧角下方2~3 cm、内侧1~2 cm。用18号腰穿针定位关节盂平面后用钝性撬芯进入关节腔（图4.2）。

7. 用关节镜从正下方观察（导光丝朝上）明确关节内方向：应观察到肱二头肌腱在关节盂上唇的止点及关节盂平面。通过关节镜镜鞘向关节内注入灌洗液腔。

8. 将关节镜置入更深以便于观察肩胛下肌腱。

9. 向内旋转关节镜以观察肩胛下肌陷窝。

10. 沿着肩胛下肌腱向外侧旋转关节镜，观察肱二头肌腱的深面、横跨于肩胛下肌腱和肱二头肌长头肌腱之间的上盂肱韧带，（肱）横韧带将二头肌长头肌腱固定于结节间沟。

11. 回撤关节镜以检查前方盂唇，外旋肱骨头以拉紧盂肱韧带，便于观察。

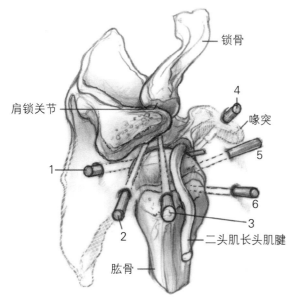

图4.2　入路和方向
近距离的肩部上方视图，显示与骨骼标志物相关的入路位置。1.后侧入路；2.外侧入路；3.上外入路；4.前上入路；5.前下入路；6.5点位入路

12. 将关节镜转向下方观察时，向深处插入关节镜，以"穿透关节"，观察腋窝。探查下盂肱韧带前束。关节镜探头的顶尖端应位于关节面的前方，以减少损伤关节面的风险。

13. 旋转关节镜向上方观察，观察关节盂的下方、下盂肱韧带前束的肱骨止点。

14. 沿关节盂唇向后观察，外旋肱骨头以便显露得更清晰。

15. 继续沿着关节盂唇上行，在肱骨外展20°～30°时观察上方盂肱韧带隐窝。

16. 沿着肱二头肌腱上表面向外移动关节镜，轻微前屈患者上臂并外展外旋肱骨头，以检查冈上肌腱在肱骨大结节的止点。

17. 慢慢地内旋肱骨并将关节镜向后退，以观察从肱骨大结节到腋窝的全部肩袖肌肉的止点。肱骨头的后外侧光滑区与后侧的肩袖的止点毗邻。整个过程应操作轻柔，使关节镜的镜头远离关节面，以减少损伤关节面的风险。

18. 外旋肱骨头以便观察肱骨头后外侧的关节面，肱骨头后外侧的上方可以观察到Hill-Sachs损伤。内旋肱骨以观察其余的肱骨头关节面。

诊断性肩关节镜——前方入路

19. 前方入路适合观察肩关节后方病变，能提供最好的视野观察中盂肱韧带和前方盂唇。其理想位置取决于术式。更靠上的入路有利于上方盂唇的固定和肩袖部分撕裂的清理手术，而略偏下的入路有利于前下方关节囊和盂唇的修复，更偏内侧的入路有利于行锁骨远端切除手术。

20. 找到肩胛下肌腱和冈上肌腱之间的区域（即肩袖间隙）。直视下，用18号8.89 cm（3.5英寸）腰穿针刺入这个三角形区域，针尖自肱二头肌腱下方进入关节腔。外侧入路进针点位于喙突和肩峰前角连线的中点。前方入路建立成功后，与腰穿针呈同一角度插入内含钝头撬芯的套管。如果没有必要建立前方入路，则可用腰穿针探查上方盂唇的附着点（图 4.2）。或者，前方入路也可用由内向外法建立。用关节镜向前穿过由肱骨头、肩胛盂和肱二头肌腱围成的三角形间隙内的关节囊，将关节镜自鞘管中撤出，插入 wissinger 杆或交换棒并于前方皮肤触及。用手术刀切开皮肤，通过交换棒向关节内插入套管。

诊断性肩关节镜——肩峰下间隙

21. 用与盂肱关节镜后方入路一样的皮肤切口显露肩峰下间隙。将关节镜自盂肱关节退出鞘管，插入钝头撬芯。经皮下组织沿着肩峰下表面直接向上直至碰到喙肩韧带。插入钝头撬芯的时候，既不要向上刮到了肩峰的下面，也不要向下伤及肩袖。将鞘管向后退 1 cm，插入关节镜，通过鞘管打开灌注冲洗液。

22. 起初视野可能因为肩峰下滑膜病变而受到阻挡。此时，通过关节镜鞘管送入交换棒并从前方入路穿出，自前方沿交换棒插入第二个套管进入肩峰下间隙。套管应紧贴喙肩韧带内侧进入，通过前方套管送入电动刨刀清除肩峰下滑囊等软组织以改善视野。

23. 肩峰下间隙诊断性关节镜检包括评估肩峰下滑囊、喙肩韧带、肩峰和肩袖上表面等。如有必要，向内侧切除小的纤维脂肪层以暴露肩锁关节下表面和锁骨远端。

关节镜下肩峰下减压术

24. 经常使用盂肱关节镜检查来排除关节内原因造成的肩关节疼痛。

25. 撞击综合征典型的肩峰下关节表现包括：滑囊增厚、炎症或纤维化、喙肩韧带增厚或剥离和肩峰下骨刺等等（图 4.3a）。

（1）将关节镜置于后方入路，灌注液自前方入路流出（图 4.3b）。

（2）在直视下用探针定位技术创建外侧入路的入口。进针点位于肩锁关节后面的矢状面，肩峰前外侧缘下方约 2 cm 处（图 4.2）。

（3）通过外侧入路操作：交替使用等离子电刀和电动刨刀清除滑囊组织。

（4）运用等离子电刀切除肩峰下表面前半部分软组织。电动刨刀清理残留的软组织。

（5）用等离子电刀将喙肩韧带自肩峰前角其附着点由外向内切开，尽量靠近骨面以减少出血。当韧带完全从止点处切断后，会出现一 3~4 mm 的凹陷。

（6）用 6 mm 卵圆形磨钻行肩峰成形术，从外侧入口开始截骨，在矢状面切除肩峰的钩突，然后继续切除肩锁关节的前部。

（7）肩峰打磨至肩锁关节前表面水平。

（8）然后自外侧入路观察，通过交换棒把小圆钻自后侧入口插入，用钻磨平肩峰下表面。去除前方钩状骨赘和磨平肩峰下表面时尽量少切除骨质，以保留三角肌附着点完整性。

（9）将患者上臂前屈 120°，用探钩探查肩峰减压是否充分。

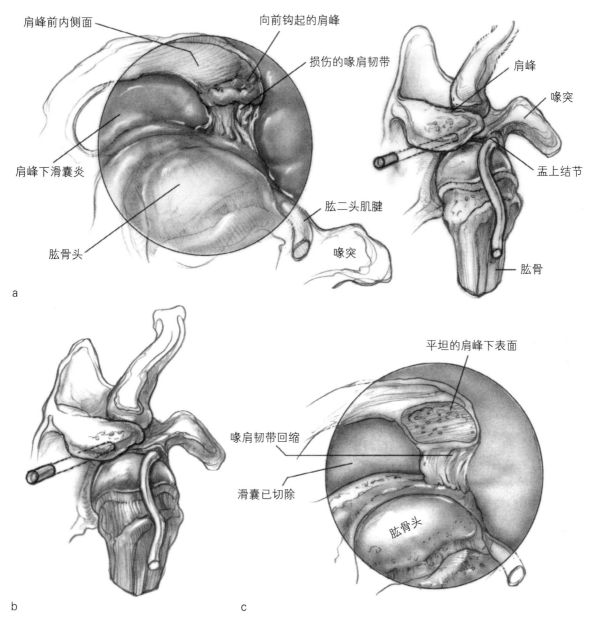

图 4.3 a. 关节镜下的肩峰下间隙视图，可看到向前钩起的肩峰、损伤的喙肩韧带和肩峰下滑囊炎。b. 查看肩峰下间隙视野时的关节镜方向。c. 关节镜下肩峰下间隙减压的视图。注意肩峰下表面变平，喙肩韧带回缩，肩峰下滑囊已切除

延伸阅读

1. Caspari RB, Thal R. A technique for arthroscopic subacromial decompression. Arthroscopy 1992;8(1):23–30

2. Curtis AS, Burbank KM, Tierney JJ, Scheller AD, Curran AR. The insertional footprint of the rotator cuff: an anatomic study. Arthroscopy 2006;22 (6):609.e1

3. Davidson PA, Tibone JE. Anterior-inferior (5 o'clock) portal for shoulder arthroscopy. Arthroscopy 1995;11 (5):519–525

4. Ellman H, Harris E, Kay SP. Early degenerative joint disease simulating impingement syndrome: arthroscopic findings. Arthroscopy 1992;8(4): 482–487

5. Gross RM, Fitzgibbons TC. Shoulder arthroscopy: a modified approach. Arthroscopy 1985;1(3):156–159

6. Laurencin CT, Deutsch A, O'Brien SJ, Altchek DW. The superolateral portal for arthroscopy of the shoulder. Arthroscopy 1994;10 (3):255–258

7. Skyhar MJ, Altchek DW, Warren RF, Wickiewicz TL, O'Brien SJ. Shoulder arthroscopy with the patient in the beach-chair position. Arthroscopy 1988;4(4):256–259

8. Tonino PM, Gerber C, Itoi E, Porcellini G, Sonnabend D, Walch G. Complex shoulder disorders: evaluation and treatment. J Am Acad Orthop Surg 2009;17 (3):125–136

9. Torpey BM, Ikeda K, Weng M, van der Heeden D, Chao EY, McFarland EG. The deltoid muscle origin. Histologic characteristics and effects of subacromial decompression. Am J Sports Med 1998;26 (3):379–383

10. Warner JJ, Kann S, Maddox LM. The "arthroscopic impingement test.". Arthroscopy 1994;10 (2):224–230

11. Wolf EM. Anterior portals in shoulder arthroscopy. Arthroscopy 1989;5(3):201–208

5

肩关节镜下肩袖修复术

著者：Juan Marcelo Giugale, Albert Lin，Stephen Rabuck

摘 要

    肩关节镜下肩袖修复术是骨科医师和肩关节外科医师经常使用的外科技术。这一对肩袖进行有效修复的手术需要详细的术前计划以及对肩关节解剖知识全面深入的理解。患者的体位和入路选择对于术中获得肩袖残端、止点和伴随病损提供必要的观察通路至关重要。肩袖的显露和游离对明确撕裂形态和恢复原位解剖是必要的。具体到每一种撕裂类型，不管是手术入路、术中显露还是游离都是独一无二的挑战。多入路观察，必要时利用辅助入路可以应对每一种撕裂类型的特殊挑战。一旦理解了撕裂的解剖特点后，修复的计划就会变得程序化：拧入锚钉、穿过缝线以及重点放在对撕裂的缝合上。当进行肩关节镜下肩袖修复术时，周密的术前计划和对患者解剖和病理的熟知有助于手术医师进行安全有效的肩袖修复手术。

    关键词：肩袖；关节镜；肩关节手术；肌腱修复；微创

适应证

1. 经过试验性保守治疗无效的部分或全层肩袖撕裂。
2. 急性、外伤性肩袖撕裂（相对）。

禁忌证

1. 急性感染。

2. 拒绝或不能遵守康复程序。
3. 进展期盂肱关节炎（相对）。
4. 肩袖关节病和（或）肩袖撕裂合并进展至3~4期的脂肪浸润 / 萎缩（相对）。

术前准备

检 查

1. 应进行全面的神经血管检查并记录。
2. 评估关节活动范围（主动和被动），并和对侧肢体比较。
3. 评估并发病变（如二头肌腱、肩锁关节等）。

影像学

1. 肩关节摄片应包括：前后位、真正的前后位片（Grashey）、出口位或 Y 位以及腋位片等。
2. 高级的影像学（增强磁共振）检查可用来评估撕裂的严重程度、回缩、脂肪浸润和并发的肩关节疾病。
3. 可行超声、CT 造影、MRI 和（或）关节造影（翻修手术时）等检查。

特殊器械、体位和麻醉

麻 醉

    手术应在全身或区域神经阻滞麻醉下进行（肌间沟阻滞或置管）。

体　位

1. 侧卧位或沙滩椅位
   （1）沙滩椅位可使术中更容易旋转上臂和手法操作。
   （2）侧卧位可以同时用牵引架需要牵引上肢臂，术中不需要专门一个助手来维持上肢的位置。
2. 所有骨性突起处均要加以衬垫，双眼用护目镜保护（**图 5.1**）。
3. 头部放置于中立伸展位，气管插管导管远离无菌区域。手臂自由放置或搁于手臂固定器（**图 5.1**）。
4. 应准备标准的关节镜器械、合适大小的套管、缝合锚钉、通过肩袖的过线器等。

建议和要点

1. 彻底清除纤维粘连和滑囊对评估撕裂类型和游离 / 复位撕裂部分非常关键。
2. 如有必要，肩峰成形术能增加肩袖修复时的操作空间。
3. 彻底清理软组织，打磨肱骨大结节骨皮质至骨面渗血，这样可增加肩袖修复后的愈合能力。
4. 气压定位装置能方便术中手臂的摆放（**图 5.2**）。
   手臂位置摆放可有助于将锚钉置于更理想的位置，观察肩袖的足印区并游离肩袖撕裂部分。
5. 拧入缝合锚钉时选用更小的导向孔，用或者不用较大尺寸缝合锚钉，有助于骨量减少或骨质疏松症患者的锚定固定。
6. 边缘汇聚缝合常有助于修复大的、有回缩的撕裂，并能减小修复后肩袖的张力。
7. 缝线牵引可有助于回缩的撕裂肩袖复位。
8. 在过线时放置工作套管是很有必要的，这样可以避免软组织拌线和液体外渗。

陷阱和误区

1. 修复肩袖时避免对肌腱施加过大的张力。
2. 避免在骨质疏松患者中使用质量较差的锚钉进行固定。

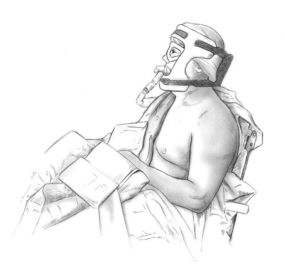

图 5.1　沙滩体位
保护眼睛，将头部放在支架上或用胶带固定在中立位置，将气管插管从手术区域移开

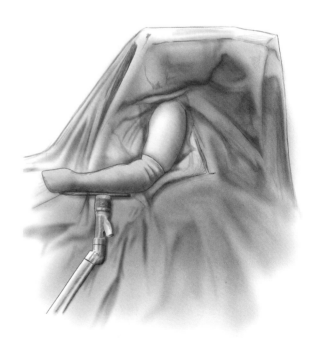

图 5.2　最后悬垂
手臂可以自由放置或放在臂架上

在这种患者中，使用穿骨隧道固定的锚钉可
能会更加理想。

3. 既往有中风或颈动脉狭窄等脑灌注不足病史
的患者术中需避免过低的平均收缩压。

高压泵灌注下的快速修复可保持良好的手术
视野。

术后护理

对每个患者需定制个性化的术后康复计划，
这取决于撕裂的大小、肌腱的质量和修复后的
强度。

手术技术

1. 患肢标准无菌模式常规消毒铺巾。

2. 手术标记（肩胛冈、肩峰、锁骨和喙突）需
识别和入路点位要预先计划好（图 5.3）。

后方入路（P）：肩峰后外侧角偏下 2 cm、

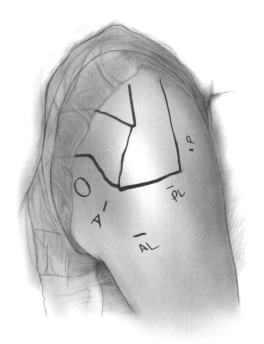

图 5.3　作为标志的锁骨、肩峰、肩胛冈和喙突都被
标记

计划的入路都被标记。后方入路（P）、前方入路（A）、
标准侧方入路或前外侧入路（AL）和辅助后外侧入路
（PL）

偏内 2 cm。前方入路（A）：喙突外侧。

标准外侧或前外侧入路（AL）：肩峰前
1/3 远端。辅助后外侧入路（PL）：肩
峰后 1/3 远端 1 cm。

3. 首先建立后方入路并置入关节镜。

4. 直视下在喙突外侧刺入腰穿针建立前方入路，
然后进入肩袖间隙。

在肩胛下肌或者肩锁关节病变患者中，此入
路需和肩锁关节在一直线以方便到达肱骨
小结节或肩锁关节。

5. 自前方入路插入关节镜刨刀，清理滑膜炎、
磨损盂唇和肩袖关节囊侧磨损。

6. 冈上肌全层撕裂的患者需建立外侧入路。

在结合处建立外侧入路能更好地观察并做足
印区的准备，特别是内侧足印区，同时更
好地对粘连进行松解。

7. 关节镜镜头自后方入路从盂肱关节移至肩峰
下间隙。

沿三角肌下隙外侧清理有助于滑囊组织的清
除。

8. 直视下在肩峰前 1/2 外侧缘远端建立外侧入
路。

切口定位应尽量靠远端以最大程度便于进入
肩峰下间隙。手术医师应该注意腋神经的
走行而不使此入路太偏远端。

9. 运用关节镜刨刀彻底清理纤维组织并行滑膜
切除已获得更好的视野和游离撕裂的肩袖。

10. 在结合部，常规的肩峰成形术可以考虑。

例如有明显的肩峰下表面骨刺，肩峰成形术
有助于增加肩袖修复时的操作空间。

11. 关节镜可放置于外侧入路，以评估撕裂的大
小/形态，然后计划如何过线和放置锚钉。

12. 当从外侧入路观察时，建立辅助后外侧入路
作为工作通道，可获得最佳的器械进入的轨
迹（图 5.4）。

13. 在足印区准备和肌腱游离完成后，关节镜放
置于后方入路或后外侧入路。

14. 对一些巨大、回缩的肩袖撕裂病例，我们会选择在植入锚钉之前先用边缘汇聚缝线行侧侧缝和边对边缝合，以利于撕裂肩袖的复位并降低缝合时的张力。我们常规会每隔1 cm放置一枚锚钉。在过线时缝线牵引有助于肩袖肌腱复位。

15. 如果可能，我们会选择穿骨等效修复来重建足印区。

16. 在肩峰外侧缘用腰穿针确定内排缝合锚钉在关节软骨缘的位置。当肩峰向外侧延伸时，内收肩关节可使关节镜器械更容易进入足印区。

17. 做皮肤切口，放置锚钉。

18. 然后缝线穿过肩袖（**图5.5**），穿过的位置取决于早先对撕裂形态和肩袖复位的预估：

（1）为避免缝线缠绕，可用一个套管（如侧入路）来通过缝线。当缝线通过后，可被拉回特定入路（如前方入路）。

（2）我们习惯自前向后放置锚钉，在下一颗锚钉放置前通过所有缝线。

19. 在放置外排锚钉前复位内侧足印区。

20. 如果内排锚钉放置完毕，所有的线端均通过一颗外排锚钉。如果放置了2颗或更多内排锚钉，每一颗内排锚钉的缝线可均匀分布于两颗外排锚钉。

21. 在放置外排锚钉前，从三角肌下区域清除所有软组织可以获得清晰的手术视野。

22. 无结固定的病例，确保获得合适的张力完全依赖于双排固定结构（**图5.6**）。

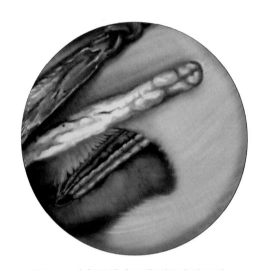

图5.5 内侧缝线穿过撕裂的肩袖肌腱

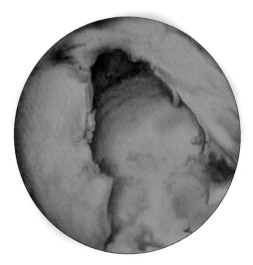

图5.4 从前外侧入路看到的肩袖撕裂

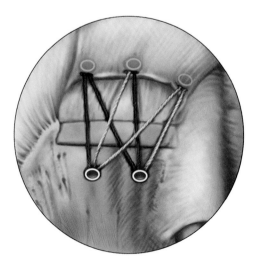

图5.6 最终完成的双排结构可以从后外侧观察入路看到，3个内侧锚钉和2个外侧锚钉已被植入

延伸阅读

1. Dines JS, Bedi A, ElAttrache NS, Dines DM. Single-row versus double-row rotator cuff repair: techniques and outcomes. J Am Acad Orthop Surg 2010;18(2):83–93

2. Sugaya H, Maeda K, Matsuki K, Moriishi J. Repair integrity and functional outcome after arthroscopic double-row rotator cuff repair. A prospective outcome study. J Bone Joint Surg Am 2007;89(5):953–960

3. Lo IKY, Burkhart SS. Double-row arthroscopic rotator cuff repair: re-establishing the footprint of the rotator cuff. Arthroscopy 2003; 19(9): 1035–1042

6

关节镜下的肩关节稳定术（Bankart 损伤修复术）

著者：Sara Edwards

摘 要

　　肩关节是身体中最常发生脱臼的关节。肩关节不稳的治疗方法在不断改进，关节镜下的修复技术现正逐渐成为主流，通常是治疗的首选方法。本章将概述关节镜下肩关节前方稳定术，也称为关节镜下 Bankart 损伤修复术。

　　关键词：肩关节不稳；Bankart；关节镜下修复

适应证

1. 习惯性的肩关节前脱位伴有限制活动的疼痛。
2. 年龄小于 20 岁的首次发生的肩关节前脱位（相对适应证）。
3. 首次发生肩关节前脱位的并伴有前下关节盂骨折。

禁忌证

1. 自发性的肩关节不稳。
2. 活动性感染。
3. 多向不稳或者广泛的韧带松弛（相对禁忌证）。
4. 盂肱关节骨关节炎。
5. 存在大的 Hill-Sachs 缺损或关节盂缺损。

术前准备

1. 肩关节 X 线片。

　　（1）肩关节正位片。
　　（2）腋位片。
　　（3）肩胛骨出口位片。
　　（4）考虑加拍肱骨内旋位下的正位片。
　　（5）考虑加拍西点改良的腋视图。

2. 肩关节磁共振。
3. 当肩关节多向不稳考虑有大的 Hill-Sachs 损伤或关节盂缺损时使用 CT 进行评估。
4. 评估肩关节的主动和被动活动范围。
5. 通过检查每一块肩袖肌肉评估肩袖的完整性。

　　（1）肩胛下肌的 Lift-off 试验。
　　（2）外旋迟滞试验（冈下肌）。
　　（3）Hornblower 征（小圆肌）。
　　（4）Jobe's 试验（冈上肌）。

6. 检查肘部和手腕处是否存在因韧带松弛而导致的肢体伸展过度。
7. 检查是否存在因多向不稳而导致的沟槽征。
8. 记录常规的血管与神经的检查结果。
9. 适当的医疗和麻醉术前评估。

特殊器械、体位和麻醉

1. 包含铲刀、骨锉、组织抓钳和抓线器的肩关节镜手术器械包。
2. 带线锚钉的选择。
3. 关节镜鞘管的选择，要确保选择的鞘管能够让手术器械顺利通过（如 8 mm 直径的鞘管）。

4. 缝合钩的选择，常用的缝合钩有左弯和右弯之分，弯曲角度通常在 25°~45°。某些情况下，90° 的缝合钩也十分适用（如伴有骨性缺损的 Bankart 损伤）。

5. 沙滩椅位或侧卧位（根据术者的喜好）。术中需要让肩关节后部得到充分地暴露。

6. 肩关节外展牵引支架对于沙滩椅体位比较适用（蜘蛛臂）。

7. 所有肢体承重部位需要放置减压垫。

8. 手术可以通过全麻、局麻（肌间沟阻滞）或全麻联合局麻完成。

建议和要点

1. 在手术前静脉使用抗生素。

2. 体位的准备以及消毒铺单时要确保对肩关节前后方都有充分的暴露。

3. 待建立后方通道并通过镜头确定通道建立成功后，再将上肢从限位器中释放出来。

4. 在进行反 Bankart 损伤修复手术时，后方通道的入路要比正常后方入路更偏外 1 cm，以获得更好的缝合进针角度。

5. 在前方放置两个鞘管的时候，两个鞘管都通过肩袖间隙进行放置，这时需要让两根鞘管的间隔尽量远。这时最适合使用腰穿针由外而内进行定位操作。

6. 使用全螺纹带有卡口的鞘管，这样的鞘管在器械进出时比光滑的鞘管更加稳固。

7. 在使用开路器进行关节盂侧面开路时，要使用木槌轻轻敲击开路器以防止关节盂边缘开裂。

8. 开路时需要用力握住开路器，以防止无意偏转导致软骨边缘镰刀型撕裂，也可以让主刀和助手同时握住导向器以防止无意的动作。

9. 在放置锚钉的时候需要注意保护软骨。

陷阱和误区

1. 避免损伤关节盂的软骨面。

2. 需要避免将锚钉放置到关节盂的颈部，他们应该置于关节盂的边缘。

3. 避免只简单地将软组织向内侧靠拢或将盂唇简单固定，前方的软组织应向内上方靠拢以适当缩小扩张的关节囊的容积。

4. 避免修补 Buford 复合体。

术后护理

1. 术后需进行血管与神经的检查并记录结果，局麻患者待麻醉失效后再进行。

2. 使用冰块和压迫装置帮助止痛和消肿。

3. 肩部用吊带配合外展枕固定 4 周。

4. 术后即开始钟摆运动，并开始锻炼恢复肘关节和腕关节的活动度。

5. 术后康复过程中，需要在肩关节活动度完全恢复后再进行肩部肌肉肌力的锻炼。最后一步才是进行肩关节的功能康复锻炼，以恢复本体感觉和肌肉协调性。

6. 6~9 个月后可以开始身体对抗性体育活动。

手术技术

术前准备

1. 让患者仰卧在手术床上，使用靠垫将膝盖垫起，在患者麻醉状态下抬升手术床的上半部分到 70°~80°，注意头部和颈部的固定。

2. 头部和颈部需放置在中立位，然后通过侧方支撑将其妥善固定以保护患者的安全。

3. 患侧肩关节后方需要得到充分暴露，可自由移动镜头而不会撞到床边，若使用带有可拆卸或可滑动功能的嵌板在暴露时就更加理想。

4. 使用标准流程进行术野的消毒铺单。

5. 对骨性标志点进行标记，包括肩峰、锁骨、肩胛冈、喙突。

6. 使用局麻药对肩关节后方进行麻醉，肌间沟阻滞通常不能覆盖此区域。

7. 使用标准的 4 mm 30° 关节镜。

8. 使用重力或水泵将液体注入关节腔。

9. 手持式刨削器需要常备（如 4.5 mm 全半径刨削器）。

手术步骤

10. 在肩峰后外侧缘向下 2 cm、向内 1 cm 的地方建立后方通道，切口的长度约 1 cm。

11. 将肩关节镜的鞘管和鞘心轻柔地插入关节腔内，以避免损伤软骨面。插入时可以将另一只手放置在盂肱关节周围并用食指按住喙突，将鞘管瞄准喙突方向插入。

12. 使用标准的 4 mm 30° 关节镜。

13. 插入关节镜以确定是否已经进入关节腔内，打开液体开关将液体注入关节腔。

14. 辨认肩袖间隙，后者以肱二头肌长头肌腱为上界，下界为肩胛下肌。在喙突的外侧使用腰穿针进行穿刺，配合关节镜进行定位，确

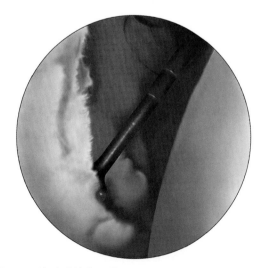

图 6.1 从沙滩椅位置的后入口可见右肩有 Bankart 损伤，用探针进行的评估证实了前方关节囊盂唇复合体与盂缘分离

定腰穿针进入关节腔内并刚好位于肩胛下肌的上缘。

15. 使用关节镜常规检查关节盂和肱骨头的关节面、前后盂唇、上盂唇、长头腱悬韧带、腋袋以及肩袖止点。

16. 在确认盂唇撕裂后，在肩袖上外侧建立第二个通道，并置入 7.5 mm 全螺纹鞘管，以方便器械顺利出入并防止鞘管脱出（图 6.1）。

17. 当其他关节内病变处理完毕后（关节松解等），通过使用手持式剥离子将瘢痕化的关节盂唇和关节囊从关节盂颈部松解下来并抬起。

18. 手持式刨削器（4.5 mm）或磨钻可以用来将关节盂颈部刨削出骨床并新鲜化。

19. 通过在关节盂安置带线锚钉开始肩关节盂唇的修复，最好使用直径 3 mm 的可打结的生物复合材料的锚钉，而无结锚钉、PEEK 钉和纯缝线锚钉也同样适用。

20. 第一颗锚钉在关节盂上的位置应该尽可能低。通过轻柔地扭转手臂尽量让其处于关节盂五点半的位置（右肩），如果通过鞘管很难到达如此低的位置，可以另建一经皮通道，然后通过开路器穿过肩胛下肌后放置锚钉。

21. 锚钉应该放置于关节盂的侧缘，而不应放置于关节盂颈部（图 6.2），在钻孔时使用定位器可以防止关节盂边缘出现镰刀型撕裂。

22. 在锚钉安置到位后，拔出手柄，通过轻轻拉拽锚钉线测试关节盂边缘是否稳固。通过前上鞘管将其中一根缝线拉出从而将其彼此分开。在过线时需要时刻注意，防止锚钉线从锚钉上脱出。

23. 将缝合—过线装置通过最前方鞘管插入（如 45° 缝合钩），缝合钩的偏转指向与将要缝合的软组织所在方向相同（左弯适用于左肩，右弯适用于右肩）。在缝合时要注意让缝合钩的出针点位于锚钉同样的位置，这样就能让缝合拉索刺入锚钉下方的组织，然后将拉

索穿过盂唇和关节囊。将盂唇组织上提约 1 cm（**图 6.3**）。

24. 使用抓线器将钢丝穿出前上鞘管，然后使用钢丝将锚钉线进行过线操作。

25. 使用推结技术，在缝线穿过组织后，在体外打滑动结，然后将其推入关节内，使用推结器将结推至软骨缘。打 3 个交替的滑动节，注意调整结的张力，然后反向打结将整个结固定。

26. 使用剪线器剪断锚钉线。

27. 重复以上步骤（10~17），将组织上提到关节盂上，尽可能多地使用锚钉，标准的 Bankart 损伤应尽量使用 3 个或 3 个以上的锚钉，以改善患者的预后，降低脱位复发率（**图 6.4**）。

28. 要注意识别出条索状的盂肱中韧带并避免误修复（Buford 综合征）。

29. 修复完成后再检查一遍（**图 6.5**），如果患者肩峰下也存在问题，需要的话也尽量予以修复。

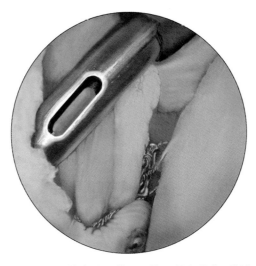

图 6.2 锚钉钻套的最佳置入位置是在关节面侧缘

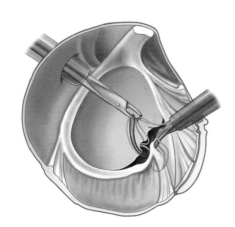

图 6.3 使用弯曲的缝线套索和抓线装置完成过线。注意，关节囊和盂唇都要被套索装置抓住

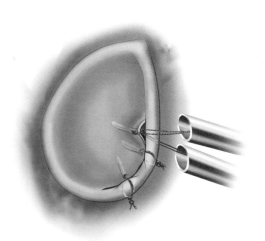

图 6.4 使用 2 个前方通道和 3 个带线锚钉进行标准 Bankart 修复

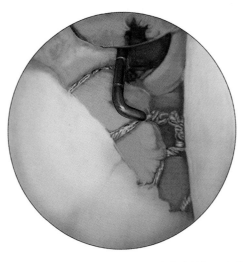

图 6.5 最终 Bankart 结构使用了 4 个带线锚钉。注意，"保险杠"在关节盂前下缘重建

延伸阅读

1. Edwards S, Galatz LM. Shoulder instability and rotator cuff disease. In: Cannada LK, ed. Orthopaedic Knowledge Update 11. Rosemont, IL: AAOS Publishing; 2014:1–15

2. Owens BD, DeBerardino TM, Nelson BJ, et al. Long-term follow-up of acute arthroscopic Bankart repair for initial anterior shoulder dislocations in young athletes. Am J Sports Med 2009;37 (4):669–673

3. van der Linde JA, van Kampen DA, Terwee CB, Dijksman LM, Kleinjan G, Willems WJ. Long-term results after arthroscopic shoulder stabilization using suture anchors: an 8- to 10-year follow-up. Am J Sports Med 2011;39 (11):2396–2403

7

肱骨近端骨折：切开复位内固定

著者：Geoffrey S. Marecek，Caroline Tougas

摘　要

　　肱骨近端骨折很常见，尤其是老年人，尽管有许多病例适合行保守治疗，切开复位内固定仍是治疗此类骨折的主流方法。若能详细理解骨折的受伤机制、移位机制和结构力学，可以取得良好的疗效。

　　关键词：肩关节；肱骨近端；锁定钢板；内固定

适应证

1. 年轻患者中骨折移位大于 1 cm 或成角大于 45° 的两部分、三部分及四部分骨折。
2. 大结节骨折向肱骨头上方移位大于 5 mm。
3. 年轻的出现骨折伴脱位或是不可复位骨折的患者。
4. 影响早期活动的不稳定性骨折。
5. 开放性骨折。
6. 伴随血管损伤。

禁忌证

1. 50 岁以上患者出现骨折伴脱位或是肱骨头劈裂性骨折。
2. 存在影响麻醉或术后康复的潜在合并症。
3. 骨量不足。

术前准备

1. 获得足够的影像学资料。

　（1）肩关节正位片、肩胛骨正位、肩胛骨 Y 位片。

　（2）进行 CT 扫描以评估是否累及关节面和骨量多少，或者评估盂肱关节复位情况和大小结节移位情况。

　（3）当需要评估肩袖完整性的时候可以选择肩关节 MRI 检查。

2. 详细的神经与血管的检查。

3. 术前告知患者相关手术风险、潜在的并发症，以及行关节置换手术的可能性（特别对于高龄患者）。

特殊器械、体位和麻醉

1. 可透视的手术床以及臂架。

2. 肱骨近端解剖钢板，小碎片植入物，骨创伤手术器械包和（或）同种异体腓骨支撑骨块，骨移植物或骨移植替代物。

3. 粗的不可吸收缝线用于结节复位。

4. 半坐或仰卧位，手术侧肩胛骨需垫高。

　（1）仰卧位便于术中透视且易于定位（特别是对于多发伤患者）。

　（2）半坐位对于许多肩关节外科医师来说都很熟悉，并且可以转换成关节置换手术。

5. 在患者头旁进行 C 臂机定位。

　在准备和铺单前确认能够获得充分的透视影像。

6. 首选全麻（也可以联合使用神经阻滞麻醉）。需要将气管插管固定于手术侧对侧的口腔一侧。

建议和要点

1. 手术铺单要注意不会限制上臂的活动。
2. 如果手术失败风险较高或有可能在将来转换成关节置换手术，应避免对喙肩韧带进行松解。
3. 通过肩袖止点处放置牵引缝线以帮助大小结节的复位和固定，并在固定前将这些缝线穿过钢板上的小孔。
4. 大小结节复位的好坏是肩关节功能预后的重要预测因素。
5. 内侧皮质的重建和支撑对于避免固定失败和出现内翻至关重要。
6. 肩关节牵引能够让三角肌保持松弛并帮助骨折复位。
7. 在肱二头肌长头腱受损时可以考虑行肌腱固定术以减轻术后疼痛。

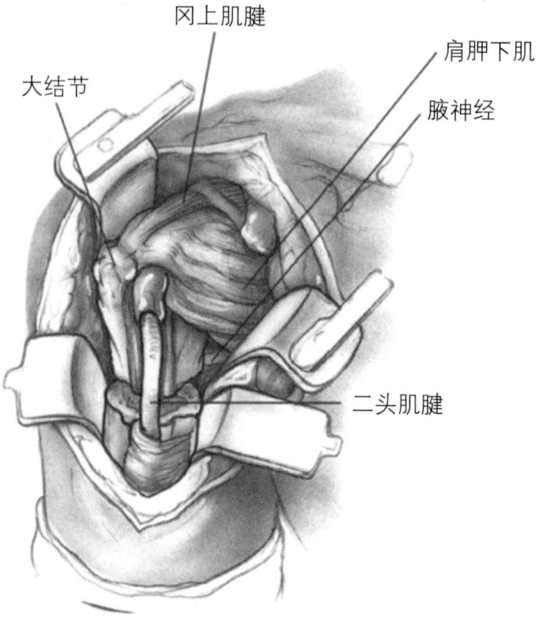

陷阱和误区

1. 避免对于骨折块的过度游离和破坏其血供。
2. 避免对于二头肌间沟内过度解剖，防止损伤肱骨旋前动脉的上升支，保留对于肱骨头的血液供应。
3. 避免出现肱骨内翻或内侧皮质支撑重建失败。
4. 避免螺钉打入关节内。

术后护理

1. 在手术当天检查患者的神经血管功能。
2. 用吊带悬吊固定肩关节。
3. 根据术中固定的稳定性进行早期的功能锻炼。

手术技术

入　路

1. 通过三角肌胸大肌间隙的标准切口（图7.1）。通过游离胸大肌和三角肌腱止点的前三分之一，可以获得额外的暴露，但应在手术结

图7.1　深部解剖
标记出肱二头肌长头肌腱能够帮助勾勒出骨折样式的轮廓，同时在复位时作为引导使用

束之前修复。
2. 另一种方法是，在不需要考虑行关节置换的情况下，可以采用前外侧的经三角肌入路。识别并注意保护腋神经，大约距离肩峰下6.5 cm。
3. 识别出肱二头肌长头肌腱以勾勒出骨折样式的轮廓以帮助骨折复位。

复位内固定

4. 通过粗的缝线或克氏针移动骨质块并注意保护骨折块的血供。
5. 在肩袖止点处穿过粗的不可吸收缝线作为牵引线。
6. 尽可能多地保持骨折块的软组织附着（在骨折复位过程中）。在有必要时，可以松解肩袖间隙的软组织以方便移动大小结节（图7.2）。
7. 检查肱骨头，以解决任何嵌塞、劈裂或移位。

8. 通过使用骨撬或斯氏针来将嵌插的肱骨头进行复位。

9. 将大小结节进行复位并使用直径 0.16 cm（0.062英寸）的克氏针进行临时固定（**图7.3**）。

10. 将预塑形的肱骨近端锁定钢板放置在合适的位置。

（1）大多数的钢板设计成放置在肱二头肌肌间沟的外侧。

（2）将肩袖的牵引缝线穿过钢板上的小孔

11. 使用普通钉通过钢板远端的滑动孔将钢板固定到肱骨干上（**图7.4**）。

（1）通过透视调整钢板的高度和评估骨折复位的优劣。

（2）钢板太靠近近端则会导致术后肩峰撞击。

12. 确保内侧皮质的对位和支撑被修复。

同种异体的腓骨来源的支撑柱可以用于修复干骺端的骨质缺损并提供肱骨干与肱骨

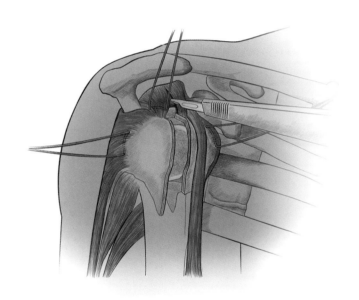

图7.2 暴露
注意结节间骨折线与冈上肌腱纤维成一条直线延伸，而不是沿肩袖间隙延伸

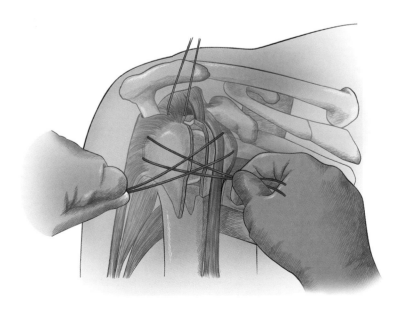

图7.3 复位与临时固定
一旦肱骨头复位完成并使用克氏针临时固定后，在肩袖止点内的牵引线能够帮助操纵大小结节进行复位

头之间的支撑和控制。

13. 使用分散的锁定螺钉填充钢板近端的钉孔，螺钉长度需到达软骨下骨（**图 7.5**）。要避免电钻钻透软骨面。

14. 放置一个下内侧皮质螺钉以支撑断裂的内侧柱。

15. 通过透视确定螺钉的长度以及螺钉是否在肱骨头内。

16. 使用张力带缝线将大小结节固定到钢板的小

孔上（**图 7.6**）。

17. 通过一定范围内的活动检查修复的稳定性，以确定术后的制动限制。

闭合切口

18. 在合适张力下使用可吸收缝线修复胸大肌三角肌间隔。

19. 逐层缝合切口，必要时可以使用负压引流装置。

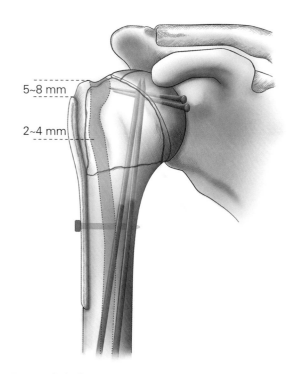

图 7.4　钢板位置
钢板需与肱骨干平行，需紧靠在肱二头肌间沟的外侧，顶部需紧邻在肩袖位于大结节止点的下方。注意一旦位置合适时使用 1 枚普通的钉通过钢板远端上的滑动孔将钢板固定

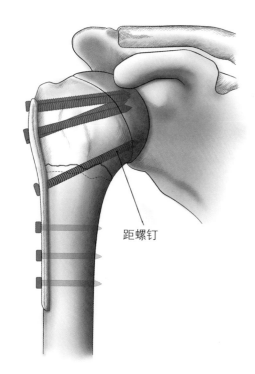

图 7.5　螺钉的放置
需要根据骨质的类型和骨头的质量来确定近端螺钉的组合放置方式，但需要包含 1 颗经过"肱骨距"的螺钉

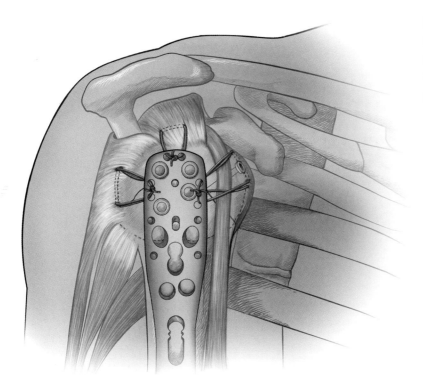

图7.6 固定大小结节
注意在通过使用牵引缝线将大小结节复位后，在上螺钉之前将牵引缝线穿过钢板上的小孔进行打结固定

延伸阅读

1. Neer CS II. Displaced proximal humeral fractures. I. Classification and evaluation. J Bone Joint Surg Am 1970;52(6):1077–1089

2. Aaron D, Shatsky J, Paredes JCS, Jiang C, Parson BO, Flatow EL. Proximal humerus fractures: internal fixation. Instr Course Lect 2013;62:148–150

3. Gardner MJ, Boraiah S, Helfet DL, Lorich DG. Indirect medial reduction and strut support of proximal humerus fractures using an endosteal implant. J Orthop Trauma 2008;22(3):195–200

4. Gardner MJ, Boraiah S, Helfet DL, Lorich DG. The anterolateral acromial approach for fractures of the proximal humerus. J Orthop Trauma 2008;22(2):132–137

8

肱骨近端骨折：半肩关节置换术／反式人工肩关节置换术

著者：Christopher Kim，Grant E. Garrigues

摘　要

　　本章总结了使用半肩关节置换术或反式人工肩关节置换术治疗肱骨近端骨折的手术适应证和关键步骤，并对术前准备、手术注意事项和技术要点进行叙述。

　　关键词：肱骨近端骨折；半关节置换术；反式人工肩关节置换术

适应证

半肩关节置换术

1. 技术上困难的骨折碎片固定（即肱骨近端四部分骨折、骨折脱位）。
2. 骨坏死、畸形愈合或骨不连风险很高（肱骨头劈裂骨折，移位的肱骨颈骨折）。
3. 慢性肩关节脱位合并超过 40% 肱骨头压缩性骨折。

反式人工肩关节置换术

1. 高龄和骨质差引起肱骨结节愈合较差。
2. 存在肩袖肌肉麻痹。
3. 肱骨结节无法内固定。
4. 肩关节成形术失败翻修。
5. 软组织平衡不足以达到稳定复位的慢性脱位。

禁忌证

1. 感染（软组织感染或骨髓炎）。
2. 无法实施麻醉的重大内科合并症。
3. 半肩关节置换术（HHA）——存在肩袖肌肉麻痹。
4. 反式人工肩关节置换术（RSA）——三角肌麻痹。
5. 反式人工肩关节置换术——会妨碍人工关节假体放置的关节盂骨折。

术前准备

1. 获得可以明确骨折类型的影像学资料，包括肩胛骨正位片（AP、Grashey 位片）、侧位片和腋位片。
2. 推荐使用计算机断层扫描（CT）明确肱骨结节骨折的情况和评估肩胛盂骨折，尤其是行反式人工肩关节置换术。
3. 半肩关节置换术—肩胛骨正位片：使用校准标记的双侧肩关节旋转中立位（制模和测量肱骨头高度）。

特殊器械、体位和麻醉

1. 采取改良的"躺椅"位（上半身抬起，与水平面呈 30°~45° 夹角），整个患侧肩关节露出床缘，使上臂可以自由地伸展和旋转（**图**

8.1）。

2. 前臂可以固定在臂架 / 侧位器上，也可以使用吊带或无菌梅奥支架来自由悬挂。

3. 使用合适的头架使头部保持中立位。

4. 准备常用骨科手术器械和假体植入的特色器械。

5. 小钻头（1.5 或 2 mm）。

6. 弧形缝合针和 2 号不可吸收缝线。

建议和要点

优化肩部功能的关键步骤：

（1）半肩关节置换术——最重要的是确保假体头在合适的高度。

（2）对肱骨大、小结节的牢靠固定，在半肩关节置换术中至关重要，而在反式人工肩关节置换术中肩关节的外旋和假体稳定性则是重要的。

（3）反式人工肩关节置换术——牢靠固定，

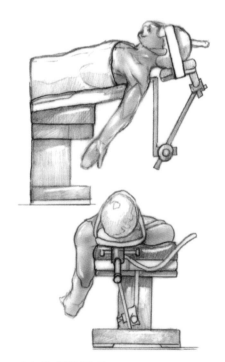

图8.1　改良的"躺椅"位
上半身抬起，与水平面呈 30°~45° 夹角，确保上臂可以自由地伸展和旋转，头部要固定于中立位

确定肩胛盂最佳位置，从而避免人工关节松动、脱位和肩胛切迹。

陷阱和误区

1. 注意病理性骨折，并确保正确评估和处理以下情况：

（1）骨质疏松症使患者在安装肱骨和肩胛盂假体时发生术中假体周围骨折风险和术后肩峰应力性骨折（在反式人工肩关节置换术中）。

（2）原发或转移性病变可与肱骨近端骨折结合，不能错过。

2. 通过触诊和注意腋神经位置，避免损伤腋神经。

术后护理

1. 通过疼痛咨询服务、区域阻滞、冰敷、经皮电神经刺激来优化术后疼痛的管理。

2. 术后方案将根据外科医师的习惯而有所不同。一般来说：

（1）0~2 周：钟摆练习、拉锯练习和腹部摩擦运动。

（2）2~6 周：开始被动范围练习到帮助下的主动范围练习。

（3）6~12 周：帮助下的主动范围练习直到完全主动范围练习。

（4）12 周：开始加强。

手术技术

入　路

1. 三角肌入路是最经常使用的手术入路。沿着三角肌和胸大肌间沟做一个切口：从喙突开始至三角肌在肱骨干的止点（图8.2）。另一种选择是，有少部分外科医师喜欢前上入路。

2. 找到头静脉，并将其与三角肌一起拉向外侧。

3. 暴露三角肌间隙。为充分暴露视野，可部分剥离三角肌和胸大肌在肱骨干的止点。

暴露骨折断端

4. 将牵开器放入三角肌的深面帮助暴露。

5. 清除骨折部位的血肿和软组织碎片。

6. 在肱骨内侧触及腋神经。

7. 活动骨折碎块。借助肱二头肌长头肌腱作为解剖标志来辨识肱骨小结节和大结节。肱骨头通常是游离的骨折块。

8. 切除或者固定肱二头肌长头肌腱。

9. 使用不可吸收 2 号或 5 号丝线在骨—肌腱移行处做标记，并游离肱骨大小结节。作者推荐的技术是使用 4 根固定缝合线穿过大结节周围和 1 根牵引缝合线，2 根固定缝合线穿过小结节周围和 1 根牵引缝合线，以不同类

型的缝线、记号笔或者彩色按扣来区分这些缝线（**图 8.3**）。

10. 取下肱骨头，用它进行肱骨头大小测量（半肩关节置换）或作为松质骨移植的来源（半肩关节置换或反式人工肩关节置换）。

11. 反式人工肩关节置换——肩关节盂的准备。钻孔、攻丝和磨锉关节盂以便安装基座。基座用螺钉固定，然后，确保关节盂假体固定到基座上（**图 8.4**）。

12. 半肩关节置换——检查关节盂是否有骨折或退行性病变。

肱骨假体植入（水泥固定）

13. 在扩髓的过程中确定肱骨假体尺寸。

14. 获得合适的肱骨假体高度。方法包括：测量肱骨头顶部到骨折部位的内侧和外侧，并通过术中或术前比较大结节的高度；测量肱头

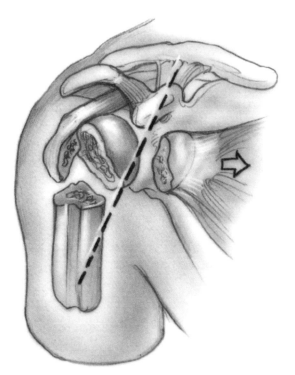

图 8.2 胸大肌—三角肌皮肤切口
切口起自锁骨下缘，经过喙突外侧，直至三角肌在肱骨干的止点

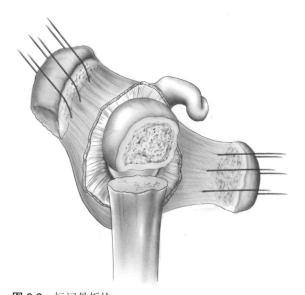

图 8.3 标记骨折块
标记每个结节 / 骨折段的骨肌腱界面。肱骨头通常是一个自由浮动的部分。使用缝合线帮助复位和控制骨折段

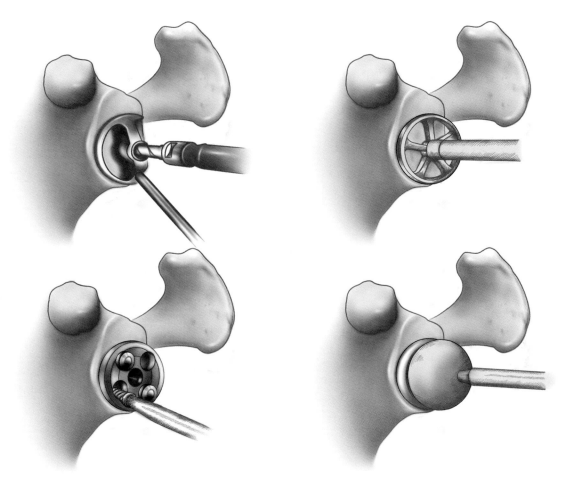

图 8.4　关节盂的准备

钻孔、攻丝和磨锉关节盂以便安装基座。基座用螺钉固定，然后，确保关节盂假体固定到基座上

至胸大肌肌腱上缘的距离（即 56 mm）；将结节复位到肱骨假体上。

15. 确保合适的肱骨假体后倾（25°），通过与肘部弯曲 90° 对齐参考测量。也可使用肱二头肌腱沟或远端的肱骨髁解剖参考，以确定后倾角度。

16. 试行复位，在半肩关节置换中，使用适当大小的肱骨头假体。在反式人工肩关节置换中，使用适当的间隔物去测试关节的稳定性。

17. 通过测试软组织张力（肱二头肌腱），肩关节主动被动活动度和在适当压力下的关节稳定性来确保复位合适。

18. 用电刀、笔或小切口标记肱骨假体的位置（高度和后倾角度）。

19. 拆卸所有装置，准备好用于灌注骨水泥的干燥肱骨髓腔。可以使用骨水泥限位器。

20. 在肱骨干二头肌腱沟处钻 2 个 2 mm 的孔。

21. 用 2 根 2 号缝线分别穿过每个孔，用止血钳夹住丝线作为标记。

22. 用逆行的方式使用注射器将骨水泥注入肱骨髓腔。

23. 插入肱骨假体，在水泥硬化时确保假体的高度和插入的深度适宜（**图 8.5**）。

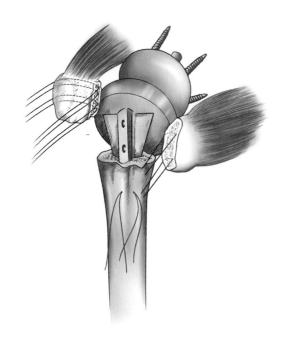

图 8.5 肱骨假体的放置
由于骨水泥是逐渐变硬的，确保假体放置在适当的高度和后倾位置，就像之前在复位过程中标记的那样

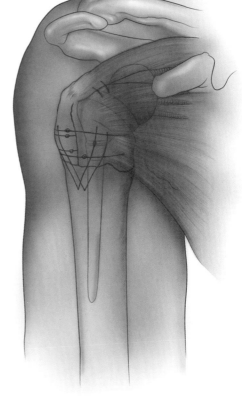

图 8.6 复位
将大、小结节，肱骨干近端和其他前面已穿线的地方固定。肱骨复位至关节盂内

闭合切口

24. 在骨水泥凝固和假体稳定之后，固定肱骨结节。将大、小结节，肱骨干近端和其他前面已穿线的地方固定。在打结的时候尽量地牵拉缝线并系紧有利于大、小结节的复位（**图 8.6**）。

25. 在肱骨结节下方和周围植入取自肱骨头的骨块。

26. 用 1 号可吸收丝线缝合肩袖的肌间隙。

27. 用可吸收丝线松松地缝合三角肌胸大肌间隙，放入负压引流管后缝合皮下组织。

延伸阅读

1. Crosby L, Anderton T. Reverse shoulder arthroplasty for proximal humerus fractures. In: Crosby LA, Neviaser RJ, eds. Proximal Humerus Fractures: Evaluation and Management. New York, NY: Springer;2014:113–120

2. Ferrel JR, Trinh TQ, Fischer RA. Reverse total shoulder arthroplasty versus hemiarthroplasty for proximal humeral fractures: a systematic review. J Orthop Trauma 2015;29(1):60–68

3. Garrigues GE, Johnston PS, Pepe MD, Tucker BS, Ramsey ML, Austin LS. Hemiarthroplasty versus reverse total shoulder arthroplasty for acute proximal humerus fractures in elderly patients. Orthopedics 2012;35(5):e703–e708

4. Jobin CM, Galdi B, Anakwenze OA, Ahmad CS, Levine WN. Reverse shoulder arthroplasty for the management of proximal humerus fractures. J Am Acad Orthop Surg 2015;23(3):190–201

5. Mata-Fink A, Meinke M, Jones C, Kim B, Bell JE. Reverse shoulder arthroplasty for treatment of proximal humeral fractures in older adults: a systematic review. J Shoulder Elbow Surg 2013;22(12):1737–1748

6. Namdari S, Horneff JG, Baldwin K. Comparison of hemiarthroplasty and reverse arthroplasty for treatment of proximal humeral fractures: a systematic review. J Bone Joint Surg Am 2013;95(18):1701–1708

7. Neviaser A. Hemiarthroplasty for the treatment of proximal humerus fractures. In: Crosby LA, Neviaser RJ, eds. Proximal Humerus Fractures: Evaluation and Management. New York, NY: Springer;2014:107–112

8. Wiater JM, Fabing MH. Shoulder arthroplasty: prosthetic options and indications. J Am Acad Orthop Surg 2009; 17(7):415–425

9

全肩关节置换术：解剖型和反肩型

著者：Anup A. Shah，Allen Deutsch

摘　要

　　全肩关节置换术（TSA）是治疗肩关节炎的有效方法。基本的全肩关节置换术或标准全肩关节置换术治疗目标包括减轻疼痛、改善肩部的运动和功能。完整的肩袖对于最佳的治疗效果是至关重要的。2004 年在美国批准的反式人工肩关节置换术为袖带损伤肩关节病的患者带来福音。本章阐述了基本的全肩关节置换术和反式人工肩关节置换术的适应证、禁忌证、技术和要点。

　　关键词：全肩关节置换；反式人工肩关节置换术

适应证

全肩关节置换术

1. 原发性盂肱关节炎。
2. 创伤后肩关节炎。
3. 炎性肩关节炎。
4. 缺血性坏死。
5. 肩关节表面置换或半肩置换失败。

反式人工肩关节置换术

1. 肩袖损伤关节病。
2. 伴有大量袖带损伤的假性麻痹。
3. 复杂的老年性肱骨近端骨折（三或四部分骨折）。
4. 骨折后遗症（骨折畸形愈合或者骨不连）。
5. 全肩关节置换术（TSA）失败。

禁忌证

全肩关节置换术

1. 无法修复的肩袖损伤。
2. 三角肌功能障碍。
3. 关节盂骨量不足。
4. 感染。
5. 臂丛神经麻痹。

反式人工肩关节置换术

1. 感染。
2. 三角肌功能障碍。
3. 肩关节活动范围正常（前屈）。
4. 关节盂骨量不足（除非填充考虑）。

术前准备

全肩关节置换术和反式人工肩关节置换术

1. 平片（标准的前后位，腋窝侧位和肩胛骨 Y 位）。
2. 计算机断层扫描（CT）扫描（带或不带关节图）：
   （1）确定关节盂倾斜度。
   （2）评估肩袖。
   （3）在骨折病例中，有助于评估结节位置和骨质量。
3. 肌电图（EMG）/ 神经传导速度（NCV）：
   （1）先前的神经损伤。
   （2）可疑的检查结果。

4. 必要时进行感染检查：
   （1）返修手术。
   （2）既往感染后的关节病。
5. 必要时，家庭医师和专科医师进行风险评估。
6. 口腔科的评估。

特殊器械、体位和麻醉

全肩关节置换术和反式人工肩关节置换术

1. 改良的沙滩椅位：
   （1）比肩关节镜检查的直立位低 40°~50°。
   （2）肥胖患者的压力垫。
2. 持续抗压的设备。
3. 臂架 / 定位器。
4. 肩部牵开器。
5. C 臂机。
6. 外科医师偏好区域麻醉。
7. 全身麻醉（气管插管）和完全放松。

建议和要点

全肩关节置换术和反式人工肩关节置换术

1. 必要时扩大手术切口。
2. 肌肉完全松弛（麻醉）。
3. 采用下面提到的步骤以便可视化的协助。
4. 识别腋神经：向前屈曲和轻微的外旋位置放松前三角肌和联合肌腱，以便触摸到或看到腋神经。
5. 识别骨赘—肱骨颈连接处的纤维束膜。
6. 在关节盂暴露期间完全打开前方的关节囊。
7. 小结节截骨术（LTO；如果切除进入干骺端，那么使用自体肱骨头的骨移植物进行植骨，假体放置后将其夯实到位）。
8. 肩胛下肌的处理：从上到下暴露喙突，抬高肩胛下窝，前方轻轻地钝性分离（警惕神经血管结构——腋神经 / 动脉，肩胛下神经）。
9. 从肱骨头移除骨赘：骨赘—颈部交界处存在

纤维束膜。有助于识别真正的解剖颈。

10. 切除肱骨头：在肩袖附着前方约 5 mm 处截骨（正常裸露区域）。
11. 如果关节盂暴露困难，确认适当的肱骨颈切口。
12. 扩孔：如果扩孔有困难，请使用钻孔器去除坚硬的松质骨。
13. 关节盂的初步暴露：将 Fukuda 牵开器放置于关节囊前方，并轻微地伸展，以便改善视野。
14. 后方关节盂的暴露：通过在环状开口放置 Homan 拉钩来达到"Darrach 旋转"（在扩孔和钻孔期间帮助移动肱骨近端）。
15. 反式人工肩关节置换术中关节盂的暴露：
    （1）在关节盂下方松解肱三头肌，伴有关节盂暴露和螺钉钉道的触摸。
    （2）必须移除所有的盂唇，以充分暴露关节盂的下方。
16. 反式人工肩关节置换术中关节盂的准备：
    （1）以最小的压力开始扩孔，以避免关节盂骨折。
    （2）使用螺钉将底板最高点固定在肩胛盂上，获得光滑平整的表面，以便于下一步的安装。
17. 关节盂倾斜度：术前 CT 扫描以确定倾斜度——在喙突尖部水平使用轴向切割。
18. 底板螺钉放置：
    （1）上方的螺钉——朝向喙突的基底部。
    （2）下方的螺钉——触及侧方的支柱，可以将 DeBakey 夹具放置在"支撑"支柱上，用于侧方的定位。
19. 肱骨头测试：根据需要使用偏移（完全覆盖）并使用标准 TSA 获得肱骨头到肩袖的平滑转换。
20. 在反式人工肩关节置换术中的试验阶段评估张力。

陷阱和误区

全肩关节置换术和反式人工肩关节置换术

1. 避免头静脉损伤。
2. 通过识别和（或）血管圈放置避免神经损伤。
3. 在扩髓时避免肱骨干骨折。
4. 避免在标准全肩关节置换术中"关节填充过度"。
5. 避免在全肩关节置换术中过度加强肩胛下肌。
6. 避免在反式人工肩关节置换术中过松。

术后护理

全肩关节置换术

1. 前臂悬吊6周。
2. 间歇性冰敷或降温装置可减少肿胀并有助于疼痛的控制。
3. 手部和肘部运动范围练习，以减少僵硬和促进血液流动。
4. 开始被动范围运动（第2周）；限制外旋到30°。
5. 第6周开始主动范围运动。
6. 在第10~12周加强计划。

反式人工肩关节置换术

1. 前臂悬吊6周。
2. 间歇性冰敷或降温装置可减少肿胀并有助于疼痛的控制。
3. 无肩部运动6周。
4. 手部和肘部运动范围练习，以减少僵硬和促进血液流动。
5. 术后立即进行三角肌等长测量。
6. 第6周开始主动范围运动。
7. 避免内部旋转。
8. 肩部终身无负重举起。

手术技术

全肩关节置换术

1. 胸大肌—三角肌入路（从喙突到三角肌间隙进入）。
2. 将头静脉往内侧或者外侧牵拉。
3. 外展手臂，用大的Cobb拉钩松解三角肌和肩峰下附着点。
4. 将Brown牵开器置于三角肌下方，并将Homan拉钩压在喙突上。
5. 切断喙肱韧带和喙突下附着。
6. 用电刀切开肱二头肌，在胸大肌的上方切开并以不可吸收缝线固定肌腱（根据手术医师偏好）。
7. 沿肱二头肌进入肩关节，使用大弯梅氏解剖剪刀打开肩袖间隙。
8. 识别联合肌腱之间的间隔，钝性剥离肩胛下肌，并轻轻地牵拉联合肌腱。
9. 用可吸收缝线或电刀烧灼结扎肩胛下肌下段的旋肱前动脉。
10. 将薄而尖的Homan拉钩放入肩关节，以帮助看到肱骨小结节。
11. 肩胛下肌的剥离：3种选择（每个都用不可吸收的缝线标记。图9.1）：
    （1）肩胛下肌剥离术（从肱二头肌间沟剥离整个肩胛下肌）。
    （2）肩胛下肌切开术（横向切开1cm）。
    （3）LTO：两种选择（肱骨小结节的截骨从结节间沟附近开始，肩部轻微内旋，或者利用矢状锯和薄骨凿截骨）。
12. 外旋肱骨并将牵开器放在肩关节和下方的关节囊。
13. 用电刀小心地将前方的肩关节囊从肱骨颈剥离。

14. 一旦肱骨头脱位，找到裸点并将 Homan 拉钩放到可以提供视野的地方。

15. 使用 1.3 cm 的弧形骨凿在肱骨解剖颈处凿除肱骨头的骨赘，并用咬骨钳咬出。

16. 确定切割角度和瞄准锯对准肱骨头后方的裸点。

17. 切除肱骨头并通过肩袖后方确定切除是否满意。

18. 在肱二头肌间沟后方的最高点处使用导管测量器。

19. 一开始以手扩到轻微的阻力（"第一口温柔"），然后扩孔。

20. 将试验杆置于干骺端的适当位置。

21. 识别腋神经（图 9.2）：
（1）将肩部轻微地外旋和前屈。
（2）用阑尾拉钩牵拉联合肌腱。
（3）将食指从上到下沿着肩胛下肌前方来识别腋神经。
（4）使用 90° 夹使神经周围的血管环通过（可选）。

22. 切除关节盂上唇，切开下方关节囊和暴露关节盂：
（1）将肩关节旋转到中立位并轻微外展。
（2）使用 Cobb 拉钩或组织剪在肩胛下肌后方和肩胛颈前方建立间隔，以便肩胛下肌的转移（对于肌肉挛缩和外旋功能丧失的患者尤为重要）。
（3）将 Batman 牵开器放在肩胛颈前方以拉开软组织，最好用 Homan 拉钩。
（4）将 Fukuda 拉钩置于肩关节内并旋转。
（5）确定关节囊下方和肩胛下肌，并放置 Cobra 牵开器（尤其注意保护腋神经）。
（6）将关节盂上唇完全地切除，充分暴露关节囊下方（可以在关节囊下方和肩胛下肌之间的间隔建立后实施，或者在关节盂的下方暴露关节囊，同时始终注重保持腋神经）。
（7）将大的 Darrach 拉钩放在关节盂的后方，提供较好的关节盂轨迹（图 9.3）。

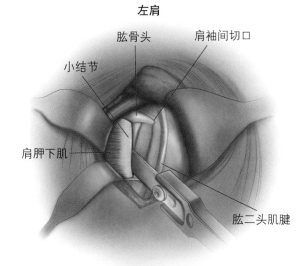

图 9.1　LTO、肩胛下肌剥离、肌腱切断术的对比
使用骨凿进行肱骨小结节截骨。注意，肱二头肌联合肌腱和肌皮神经由内侧牵开器保护

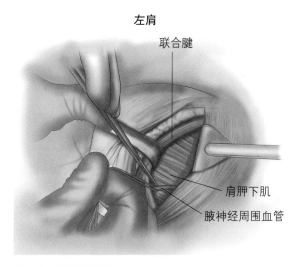

图 9.2　腋神经识别
腋神经的方向不正确，它与联合肌腱的走行不同

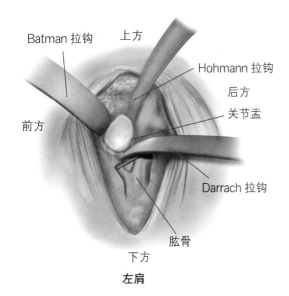

图 9.3　关节盂牵开器的放置
肱骨被牵拉向后方，以便充分暴露关节盂

23. 关节盂的准备：
    （1）如有必要，用电刀标记关节盂的中心，并用导向针在关节盂上钻孔确定合适的位置。
    （2）关节盂开孔：两种选择［电动：力量适中（开始用钻孔器去除骨皮质，否则容易骨折）；手摇钻：更容易控制骨皮质扩孔］。
    （3）为植入物钻孔，冲洗和试模。

24. 骨水泥技术：
    （1）使用刮匙确认内侧骨皮质没有穿透。
    （2）冲洗和抽吸。
    （3）将肾上腺素浸泡的明胶海绵放入计划放骨水泥的孔中。
    （4）用 60 mL 注射器注入骨水泥并使用冲击枪将骨水泥打入骨小梁，反复 3 次。
    （5）放置关节盂假体并保持在适当位置，直到骨水泥硬化。
    （6）如有必要，用骨凿或咬骨钳去除多余的骨水泥。

25. 测试肱骨头。

26. 植入假体和肱骨小结节修复：
    （1）使用粗的不可吸收缝线穿透肱骨皮质进入髓腔。
    （2）从肱二头肌间沟上方开始，从远端到肱骨小结节的下方。
    （3）装入最终的假体。
    （4）一旦假体安装即将就位，将假体周围用缝线缝合，并缝合肱骨小结节骨—肌腱连接处 / 从肩胛下肌的后方到前方。
    （5）一旦假体安装就位，保持肩部前屈 30° 和外旋，将骨片缝合扎紧。
    （6）用不可吸收的缝线缝合肩袖间隙。

27. 评估运动（前屈，外旋，内旋，50%后方的 shuck 试验）。

28. 放置引流管（Hemovac）。

29. 关闭切口（详见下文）。

反式人工肩关节置换术

1. 重复上面的 1~11 步骤。

2. 采用剥离技术分离肩胛下肌（无截骨术）：
   （1）原有手臂的延长可防止足够的截骨修复。
   （2）有时肩胛下肌无法修复。

3. 重复上面的 13~23 步骤。

4. 关节盂准备（两种选择：标准底板或螺纹螺钉底座）：
   （1）识别关节盂中心并将关节盂导向器置于关节盂软骨 / 骨的下端。
   （2）"中央"孔位于关节盂中心的下方。
   （3）以 10° 下倾角钻中心孔，或者倾斜以保护肩胛骨的切口。
   （4）手动或电动磨锉，直到为底座创建出光滑的表面。
     ①关键点：开始磨除骨质，以最小的力量旋磨以避免关节盂骨折。
     ②关键点：使用螺纹螺钉底座时，在关

节盂上的最高点可以获得平滑和平坦的表面，防止进一步下座。

（5）使用较大的骨刀清除外周骨，使球形关节面就位。

（6）中心孔钻深。

5. 植入底座，拧入关节盂螺钉和球头假体（**图9.4**）：

（1）上方螺钉：方向朝向喙突底部。

（2）下方螺钉：方向朝向侧柱。

（3）前后螺钉：确定前方或后方的骨质是否良好，合适的位置植入。

（4）首先拧入皮质/加压螺钉，然后锁定。

（5）确定底座位置和偏心球头假体的需要。

（6）放置球头假体（**图9.5**）。

6. 测试肱骨的假体，利用滑动帮助肩关节复位（**图9.6**）：

（1）评估三角肌、联合肌腱和腋神经张力。

（2）内收反弹。

（3）Shuck试验阴性。

（4）稳定性评估。

（5）试验时患者完全放松。

（6）关键点：利用滑动帮助复位和脱位。

7. 植入最终假体，并将肩胛下肌缝合于骨面。

8. 评估肩关节运动和不稳定性。

9. 放置引流管（Hemovac）。

10. 关闭切口（详见下文）。

闭合切口

全肩关节置换术和反式人工肩关节置换术

1. 脉冲枪冲洗伤口。

2. LTO关闭（仅限全肩关节置换术）：

（1）在底座就位前用丝线环绕假体周围。

（2）在骨—肌腱连接处从肩胛下肌的后方到前方穿过缝线。

（3）肩部前屈，外旋30°。

3. 将肩胛下肌固定到骨面（反式人工肩关节置换术）。

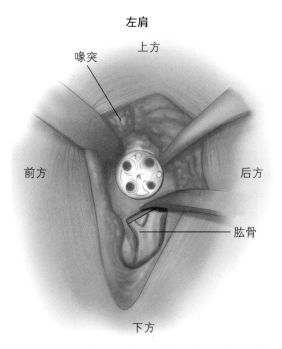

图9.4 反式人工肩关节置换术中的底座的放置

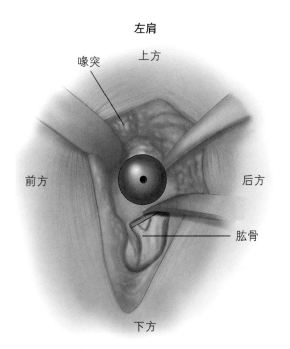

图9.5 反式人工肩关节置换术中球头假体的放置

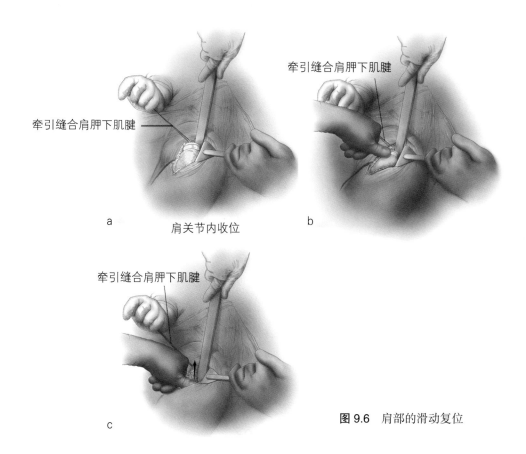

牵引缝合肩胛下肌腱

牵引缝合肩胛下肌腱

a 肩关节内收位 b

牵引缝合肩胛下肌腱

c

图 9.6 肩部的滑动复位

4. 重复枪冲洗。

5. 止血。

6. 通过 Tug 试验确认腋神经的连续性。

7. 放置引流管（ Hemovac ）。

8. 用不可吸收的缝合线闭合三角肌间隔。

9. 用可吸收缝线闭合深层组织。

10. 用可吸收缝线闭合皮下组织。

11. 用皮肤闭合器缝合皮肤。

12. 覆盖无菌敷料。

13. 使用前臂吊带。

延伸阅读

1. Gerber C, Pennington SD, Yian EH, Pfirrmann CA, Werner CM, Zumstein MA. Lesser tuberosity osteotomy for total shoulder arthroplasty. Surgical technique. J Bone Joint Surg Am 2006;88(Suppl 1, Pt 2):170–177

2. Ponce BA, Ahluwalia RS, Mazzocca AD, Gobezie RG, Warner JJ, Millett PJ. Biomechanical and clinical evaluation of a novel lesser tuberosity repair technique in total shoulder arthroplasty. J Bone Joint Surg Am 2005;87(Suppl 2):1–8

3. Wiater JM, Fabing MH. Shoulder arthroplasty: prosthetic options and indications. J Am Acad Orthop Surg 2009;17(7):415–425

4. Gerber C, Pennington SD, Nyffeler RW. Reverse total shoulder arthroplasty. J Am Acad Orthop Surg 2009;17(5):284–295

5. Wall B, Nové-Josserand L, O'Connor DP, Edwards TB, Walch G. Reverse total shoulder arthroplasty: a review of results according to etiology. J Bone Joint Surg Am 2007;89(7):1476–1485

10

肱骨干骨折

著者：Rueben Nair，Bradley R. Merk

摘　要

大多数肱骨干骨折可以通过非手术治疗来处理。然而，当这些骨折满足特定的手术适应证时，手术治疗这些骨折的方法也是多种多样。本章将概述手术适应证、手术入路、手术器械以及如何利用内固定来复位和稳定这些骨折的手术技巧。

关键词：肱骨骨折；肱骨干骨折

适应证

1. 经非手术治疗失败的肱骨干骨折。
2. 开放性肱骨干骨折。
3. 合并血管损伤的肱骨干骨折。
4. 多发损伤患者中的肱骨干骨折。
5. 合并"漂浮肘"的肱骨干骨折。
6. 双侧肱骨干骨折。
7. 粉碎性肱骨干骨折。
8. 合并同侧臂丛神经损伤的肱骨干骨折。
9. 合并骨盆骨折或下肢损伤，且必须扶拐行走者。
10. 肱骨干病理性骨折（一般推荐使用髓内固定物）。
11. 肱骨干骨折不愈合或畸形愈合。

禁忌证

1. 闭合性骨折，对线可接受（可接受的非手术治疗的指征是骨折复位后需维持于以下位置：矢状面上骨折成角需小于20°，冠状面上骨折成角需小于30°，肢体短缩不能超过3 cm）。
2. 按 Gustilo 分型属于ⅡB或ⅡC型的肱骨干骨折，但合并广泛的伤口污染（一般推荐使用外固定）。

术前准备

1. 术前仔细检查神经、血管的状态，尤其是桡神经，并加以记录。在骨折复位后应再次对神经血管的功能进行评价与记录。
2. 仔细检查明显的和隐蔽的软组织损伤，开放性骨折的患者，应用适当的抗生素及破伤风抗毒素。
3. 应对脊柱、骨盆及肢体的其他部位进行检查，除外合并伤。
4. 拍摄 X 线片：肩关节、肱骨及肘关节的正、侧位片。
5. 在手术固定之前，对有移位的或成角的骨折进行复位，并用复位夹板或用上臂悬吊石膏临时固定。
6. 复位后拍摄肱骨正侧位片，对复位后骨折断端的对位、对线情况作出评价。
7. 用描述性的术语（如：部位、骨折的形式、软组织损伤及骨密度）或 AO/OTA 分类标准将骨折分类。
8. 根据 AO 组织制订的原则，术前制订手术方案，以利于骨折的复位和固定。

特殊器械、体位和麻醉

1. 前外侧入路时采取仰卧位。
2. 后侧入路则采取俯卧位。
3. 根据患者的全身情况决定麻醉方式。
4. 骨科手术的基本器械。
5. 长和小的节段器械和内植物包括 4.5 mm 宽的钢板和 3.5 mm LC-DC 钢板，但笔者仍喜欢用 4.5 mm 的宽 DC 钢板，钢板的选择依据骨折的位置、形态及患者的体型。
6. 微型的节段固定装置和内植物均利于钢板的临时固定和小碎片间的微型螺钉固定。

建议和要点

1. 在多发损伤时，常选用仰卧位和前外侧入路。
2. 前外侧入路是经典的、可延展的显露方式，可以暴露从肩关节至肘关节的整个肱骨。
3. 对于下 1/3 骨折，后侧入路显露得更清楚，并且后侧扁平的肱骨面更适合应用钢板。
4. 不管采取何种入路，都要认清桡神经，并加以保护（**图 10.1**）。
5. 与所有骨折手术一样，骨折断端的精细处理

和减少骨折断端软组织的剥离，均有利于骨折愈合。

6. 运用股骨牵开器或张力连接装置的间接复位和桥接钢板技术处理肱骨干粉碎性骨折也非常有用。
7. 如有必要，通过骨折断端的螺钉固定可用来加强固定的牢固程度。
8. 钢板长度的选择应允许骨折远近端各自至少固定 6 层骨皮质，但最好是 8 层骨皮质。

陷阱和误区

1. 避免在术中"猜测"桡神经的解剖位置。
2. 在暴露肱骨干时，避免环形剥离骨膜。
3. 避免对粉碎性骨折段表面的软组织进行剥离，因为这些软组织的附着点提供了粉碎性骨折段的血供。
4. 在桡神经沟水平为前面钢板钻孔时，避免损伤桡神经。
5. 避免 Hohmann、Chandler 和其他牵开器对桡神经施加过大的压力。
6. 避免使用对于特定骨折类型来说过短的钢板。

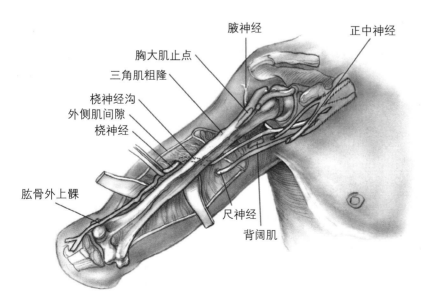

图 10.1　桡神经在上臂的走行路线
桡神经在肱骨螺旋沟内（即桡神经沟内）和穿过外侧肌间隔容易受损伤

术后护理

1. 术后使用上臂后侧塑形夹板固定，这样会使患者感到舒适，同时也能起到保护手术切口的目的，可在术后几天撤去夹板。
2. 术后应对神经—血管的功能进行检查、记录。
3. 冷敷和抬高患肢有利于缓解术后的疼痛和肿胀。
4. 术后第1天可以拔除负压吸引管。
5. 如果骨折固定牢固，在夹板去除之后即可进行肩关节和肘关节的功能锻炼。
6. 对于多发伤患者，骨折获得稳定的固定后，患肢在必要时可部分承受重量以促进骨折愈合。

手术技术

前外侧入路（图 10.2 和图 10.3）

1. 患者仰卧位，患肢放在手架上。
2. 在患侧肩关节下方放置一小垫。
3. 在准备患肢固定悬垂之前，保证可以获得良好术中透视图片。

4. 依照医院的常规进行消毒（消毒范围从手至肩关节）、铺单。
5. 如有必要，可用止血带使手术视野更清晰。
6. 切口起自喙突，沿三角肌胸大肌间隙、肱二头肌肌腹的外侧缘直至肘关节。该切口的定位及长度依骨折的类型而定。
7. 与皮肤切口一致切开上臂的深筋膜。
8. 向内侧拉开肱二头肌。避免损伤在肱二头肌与肱肌的远端间隙走行的前臂外侧皮神经。
9. 在肘关节附近、肱肌与肱桡肌间隙的远端找到桡神经。
10. 小心地向上分离桡神经直至其在外侧肌间隔的穿出点，并用血管环予以保护。
11. 沿肱肌的中线纵向劈开肱肌直至肱骨，因为肱肌是接受肌皮神经和桡神经的双重支配，所以这样操作是非常安全的，骨膜下剥离以显露骨折断端。
12. 如有必要，切开三角肌胸大肌肌间隙向近端剥离。
13. 头静脉在此间隙，要加以保护。
14. 在肱二头肌腱沟的外侧缘，胸大肌止点的外

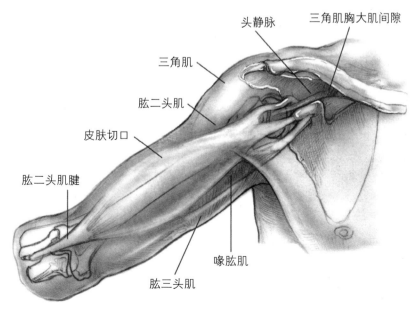

头静脉　三角肌胸大肌间隙

三角肌

肱二头肌

皮肤切口

肱二头肌腱

喙肱肌

肱三头肌

图 10.2　肱骨前外侧入路的局部解剖
在连接喙突、肱二头肌外侧缘与肘关节外侧的连线上的任意处均可以行前外侧切口

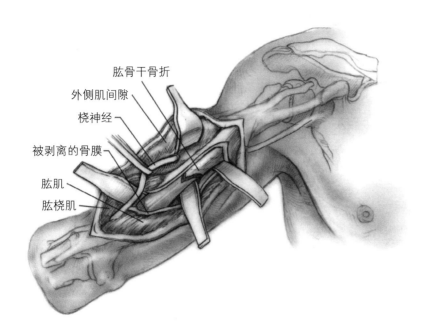

肱骨干骨折
外侧肌间隙
桡神经
被剥离的骨膜
肱肌
肱桡肌

图 10.3　经前外侧入路显露肱骨干
在用血管环保护好神经后，显露
肱桡肌及肱二头肌之间的间隙。
剥开肱肌的外侧缘及骨膜并用
Hohmann 牵开器提起

侧纵行切开骨膜，并向下延长。

15. 根据需要用骨膜外剥离完成暴露。

16. 如果需要近端暴露，旋肱前血管将会穿过手术视野。这些血管通常需要结扎。

后侧入路（图 10.4）

1. 患者俯卧位，并用衬垫加以保护，应注意保护眼睛。

2. 上臂外展 90°，使手可自由地悬挂在侧台上。

3. 或者将患者置于侧卧位，患肢用垫子固定。

4. 在准备患肢固定悬垂之前，保证可以获得良好术中透视图片。

5. 依照医院的常规进行消毒（消毒范围从手至肩关节）、铺单。

6. 做后正中切口。

7. 与皮肤切口方向一致切开上臂的深筋膜。

8. 在近端钝性分离肱三头肌长头与外侧头之间的间隙，直至肌腱移行处。

9. 在后正中线锐性分离肱三头肌直至上述钝性分开的间隙。

10. 在肱骨的中 1/3 找到桡神经。桡神经在肱三头肌内侧头起点的上方，从内向外斜穿过肱

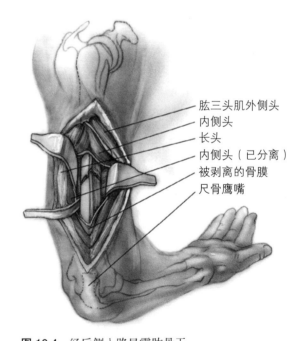

肱三头肌外侧头
内侧头
长头
内侧头（已分离）
被剥离的骨膜
尺骨鹰嘴

图 10.4　经后侧入路显露肱骨干
肱三头肌外侧头与长头之间的间隙已分离。为了安全地切开肱三头肌内侧头的起点，要先找到桡神经，然后显露肱骨干的后侧

骨桡神经沟。

11. 仔细分离桡神经及与其相伴行的肱深动脉，并用血管环加以保护。

12. 从中线切开肱三头肌内侧头及骨膜。

13. 根据情况进行骨膜下分离,以充分暴露术野。

14. 或者,也可以使用一种保留肱三头肌的入路。外侧窗是通过识别外侧肌间隔和肱三头肌外侧头的边界而形成的,内侧窗是通过识别内侧肌间隔和肱三头肌长头的边界而形成的。

15. 通过向内侧或(和)外侧牵开肱三头肌可以分别在外侧和内侧窗口形成一个操作空间。

骨折固定

1. 术野充分暴露后,清除骨折断端的血肿并将骨折恢复正常的解剖对位,从而能够更好地复位。

（1）对于螺旋形或斜形骨折,用点状复位钳复位并维持。在不影响放置钢板的位置使用标准技术垂直骨折线方向拧入 1 枚拉力螺丝钉,可以根据骨折块的大小应用 2.0、2.4、2.7 或者 3.5 mm 的皮质骨拉力螺钉。

（2）因为横形骨折不适合使用拉力螺钉固定,在复位成功之后可以用克氏针固定以利于放置钢板;或者先把钢板固定在某一侧的骨折端,然后进行骨折复位,再固定钢板。还有一种技术是利用一块微型钢板来暂时维持骨折端的复位。

（3）对于粉碎性骨折,在透视下用股骨牵开器和桥接钢板技术来进行间接复位,以避免破坏骨折端的血运。

2. 选择 4.5 mm 的宽 DC 钢板或 LC-DC 钢板固定骨折断端,钢板长度应保证骨折任何一端都能至少固定 6 层骨皮质。4.5 mm 的窄板或 3.5 mm LC-DC 钢板可用于身材较矮小的患者。

3. 在放置钢板时要确保钢板没有将桡神经压在下方。

4. 横行骨折应用加压钢板固定时可预先将钢板在骨折线水平稍稍弯曲,以利于对骨折端加压。

5. 用 Verbrugge 钳将钢板固定在骨皮质的表面。

6. 在靠近骨折端的孔用加压的方式拧入 4.5 mm 的皮质骨螺钉(使用 4.5 mm 钢板时)。

7. 如果可能,通过钢板螺钉孔拧入 1 枚螺钉来固定骨折端。

8. 剩余的螺钉常规置入。

关闭切口

1. 充分冲洗伤口。

2. 放入负压吸引管后逐层缝合。

3. 用大的无菌敷料包扎伤口,并在后侧用塑形夹板固定。

4. 将患者送回恢复室。

延伸阅读

1. Canale ST, Beaty JH. Operative Orthopaedics. 12th ed. Philadelphia, PA: Elsevier;2013

2. Hoppenfeld S, deBoer MA. Surgical Exposures in Orthopaedics: The Anatomic Approach. 4th ed. Philadelphia, PA: J.B. Lippincott;2009

3. Zlotolow DA, Catalano LW III, Barron OA, Glickel SZ. Surgical exposures of the humerus. J Am AcadOrthopSurg 2006;14(13):754–765

4. Schildhauer TA, Nork SE, Mills WJ, Henley MB. Extensor mechanism-sparing paratricipital posterior approach to the distal humerus. J Orthop Trauma 2003;17(5):374–378

11

桡骨小头骨折

著者：Chirag M. Shah，Brian J. Hartigan

摘 要

桡骨头 / 颈骨折是一种对手术技术要求很高的损伤，需要获得稳定的固定，以便及早活动，避免术后僵硬。本章将讨论桡骨头 / 颈骨折开放治疗的评估、管理及要点，特别注意安全入路及坚强内固定。

关键词：桡骨头骨折；桡骨颈骨折；开放性复位内固定

适应证

1. 桡骨小头骨折移位超过 2 mm 使关节面有台阶或者颈部成角畸形。
2. Mason II 型桡骨小头骨折伴肘关节不稳。
   合并骨间韧带 / 桡尺骨远端关节（DRUJ）、肘部侧韧带或冠状突的相关损伤。
3. 骨折块较大（超过唇缘或大于 25% 关节面）。
4. 机械阻滞运动—前臂旋转或肘屈曲 / 伸展。

禁忌证

1. Mason III 型骨折：无法内固定的严重的粉碎性骨折，无法进行坚强内固定。
   （1）考虑切除。
   （2）当合并骨间韧带 / DRUJ 损伤、侧副韧带或冠状突损伤，考虑行桡骨头置换术。
       正向桡骨"拉力试验"—桡骨头切除术后经纵向牵引的透视下，桡骨近端移动。
2. 相对低要求的患者；如果少于关节表面的 25%，考虑切除。
3. 开放骨折，伤口已被污染。

术前准备

1. 评估。
   （1）详尽的神经血管检查，特别是骨间背侧神经的检查。
   （2）评估内侧副韧带紧张度和在肘关节屈曲 30° 位做外翻应力试验。
   （3）沿着前臂和腕关节，检查远端桡尺关节骨间韧带的紧张度。
       ①前臂骨间膜压痛。
       ②相对对侧 DRUJ 触痛 / 不稳定。
   （4）检查关节受限程度。
       如果疼痛限制检查，考虑做关节内注射局部麻醉剂，以评估活动范围。
2. 辅助放射学检查：
   （1）拍摄肘关节或者桡骨头正侧位片。
   （2）拍摄双侧腕关节中立位以做对比，评估肘关节的纵向稳定性。
   （3）对于有疑问的患者做肘关节 CT 检查，在轴位、矢状位、冠状位对骨折块扫描重建，估计骨折块的大小、粉碎程度和移位程度。
3. 当骨折不能复位或无法做内固定时，应准备做桡骨小头切除。

特殊器械、体位和麻醉

1. 患者仰卧在手术台上,将患臂放在胸前。
2. 在上臂近端扎止血带。
3. 采用全身麻醉或局部神经阻滞。
4. 手术器械:
   (1)克氏针。
   (2)重建板微型碎片内固定装置。
   (3)无头加压螺丝钉装置(micro/mini)。

建议和要点

1. 尽可能将止血带绑在上臂较高的位置以便更好地暴露术野。
   如果患臂太短或过胖,可考虑使用无菌绷带缠绕压迫止血。
2. 在上止血带之前静脉注射抗生素。
3. 用无菌夹将手的袜套与手术单固定在一起,使臂部放在一个合适的位置。
4. 将内固定器放在桡骨小头的安全区域。安全区域是指前臂中立位旋转,以桡骨小头为中心,旋前 65°、旋后 45° 的 110° 的弧形范围(图 11.1)。

5. 在关闭伤口前,以不同的角度伸屈旋转肘关节,查看近侧桡尺关节的内固定是否合适。
6. 修复外侧关节囊,避免关节失稳,并在手术完成时评估内翻 / 外翻应力的稳定性。

陷阱和误区

1. 避免损伤骨间背侧神经。
   (1)保持前臂旋后,使神经远离术区(图 11.2)。
   (2)避免用 Hohmann 或 Chandle 牵开器在桡骨颈处牵拉,而应改用直角牵开器。
   (3)如果要做桡骨颈的内固定,可在游离出骨间背侧神经后,向远端显露桡骨。
2. 避免内固定器打入近侧尺桡关节内,要将其打入安全地带或采用反下沉式的打入方法。无头加压螺钉非常适合应用于关节面骨折。
3. 不要反复打入克氏针,因为这样会使骨块不稳定。
4. 术后要避免过多被动活动练习。

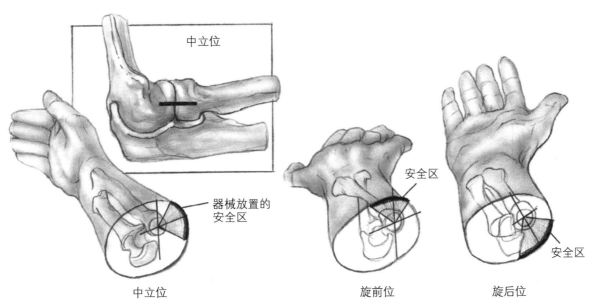

中立位

器械放置的安全区

中立位

安全区

旋前位

安全区

旋后位

图 11.1 安全区
将器械放在桡骨头部 / 颈部的“安全区”内:在桡骨头部外侧的 110° 弧线向前延伸 65°,向后延伸 45°,从桡骨头部的中点开始,手臂处于中立旋转状态

术后护理

1. 术后第 1 天，可将引流条拔除。
2. 将肘关节屈曲 90° 前臂旋前中立位固定。
3. 骨折稳定后 2~10 天，去除外固定，使用前臂吊带患者会感到更舒适。开始主动锻炼和辅助活动肘关节，重点是进行肘关节的伸展动作。
4. 在骨折稳定 / 愈合之前不要被动活动肘关节。
5. 如果肘关节伸展受限没有改善，可进行动力支具锻炼直到愈合状态。

手术技术

入　路

1. 用标准无菌方式准备和悬垂手臂，确保术中可以获得充分地暴露。
2. 臂部驱血，上止血带，充气。
3. 近端自肱骨外上髁向远端沿桡骨小头和桡骨颈方向延伸做一外侧切口（图 11.3），分离深层的皮下脂肪，注意保护皮神经。
4. 在后侧的肘肌与前侧的尺侧腕伸肌腱之间切开深筋膜，小心分开两块肌肉。近侧分离关节囊，至少显露出肱骨外髁。
5. 前臂充分旋前以保护好骨间背侧神经（图 11.2），在肱骨外髁外侧切开关节囊，并向

远侧延伸（图 11.4）。在近侧，将关节囊从肱骨外髁前方剥离。避免向后侧剥离关节囊而损伤外侧副韧带。在远侧，桡骨环状韧带可能需要切开、牵开，以显露桡骨颈。
6. 如果要更多地显露桡骨颈，要先认清旋后肌的后侧边缘（查找斜行纤维方向），使前臂充分旋前，分离旋后肌的后侧边缘。此时，要辨别并游离骨间背侧神经以免使之受伤。

手术步骤

7. 清除骨折端间的血肿，以分清骨折的类型。
8. 复位骨折块，重建桡骨小头，用细的克氏针暂时固定骨折块。有时因为骨折块过小，所以固定十分困难。
9. 用松质骨填充骨缺损处。
10. 固定——获得牢固的固定。
  （1）单纯桡骨小头骨折：选择迷你固定螺钉（1.5~2.7 mm）拧入桡骨小头安全区（图 11.1）。如果不能拧入安全区，可采用反下沉小片段螺钉，或者用小的埋头加压螺钉拧入关节面下。避免过多地在远侧骨皮质钻孔，因为这样能造成骨折块粉碎。因此，为了能不过多钻孔，应采用手动加压拧入螺钉或使用自动加压螺钉。

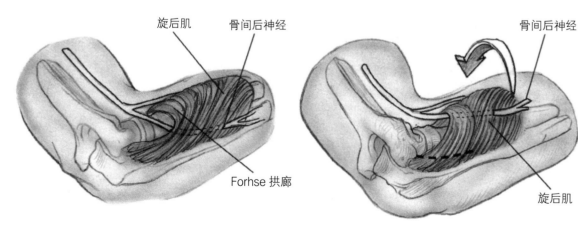

图 11.2　骨间后神经
注意前臂旋前如何使后骨间神经远离手术野

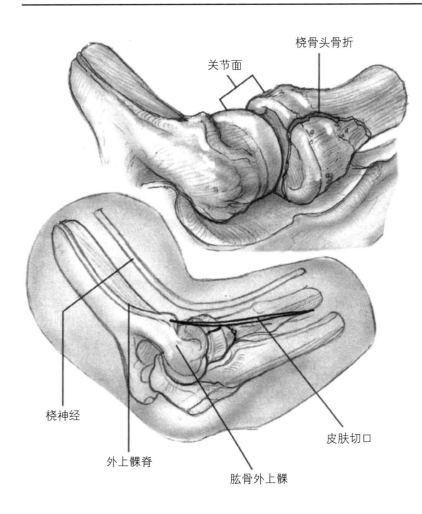

关节面

桡骨头骨折

桡神经

外上髁脊

肱骨外上髁

皮肤切口

图11.3 皮肤切口

做一个外侧切口，近端始于肱骨外侧髁，向远端延伸到桡骨头和颈部。切开皮下脂肪，同时注意保护皮神经

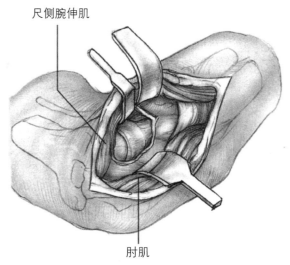

尺侧腕伸肌

肘肌

图11.4 切开肱桡关节关节囊

从外上髁开始切开囊膜并向远端延伸。在近端，将囊膜从外上髁的前侧面提起。避免后路解剖，以免损伤侧副韧带复合体。在远端，环状韧带可能需要分开并提起以接近颈部

①拉力螺钉可以在不过度钻取近端骨块的情况下使骨折块间获得良好的加压效果，这样可以避免钻孔时将骨块进一步粉碎，埋头加压螺钉同样可以避免这一并发症。

②如果骨量允许的情况下，过度钻取近端骨皮质再应用拉力螺钉技术是可行的。

（2）桡骨小头合并桡骨颈骨折：重建桡骨小头（同上），应用2.0、2.4或2.7 mm T形、L形、Y形钢板或肱骨髁钢板将桡骨头固定于桡骨近端，可以在锁定钢板的远端应用普通皮质骨螺钉。

（3）单纯桡骨颈骨折：应用2.0、2.4或2.7 mm T形、L形、Y形钢板或肱骨髁钢板

固定于桡骨近端。

注意：如果不能获得稳定的固定，可考虑行桡骨头置换。

11. 令肘关节屈伸、旋转，检查骨折的复位情况与内固定的安放情况。如果发现内固定进入近侧桡尺关节，一定要重新调整内固定的位置。

12. 检查肘关节外翻的稳定性，如果不稳定，可行内侧副韧带修复。

闭合切口

13. 冲洗伤口。

14. 松止血带，充分止血。如果不能充分止血，可放置引流条。

15. 用可吸收线间断缝合外侧关节囊，并将关节囊固定在肱骨外髁上。

16. 用可吸收线间断反向缝合皮下组织。

17. 皮钉或丝线缝合皮肤伤口。

18. 无菌纱布敷盖伤口，夹板固定肘关节于屈曲90°，前臂中立位。

延伸阅读

1. The elbow. In: Hoppenfeld S, deBoer P, Buckley R, eds. Surgical Exposures in Orthopaedics: The Anatomic Approach. 4th ed. Philadelphia, PA: Lippincott Williams & Wilkins;2009:111–146

2. Beingessner D, Pollock W, King G. Elbow fractures and dislocations. In: Court-Brown C, Heckman J, McQueen M, Ricci W, Tornetta P, eds. Rockwood and Green's Fractures in Adults. 8th ed. Philadelphia, PA: Wolters Kluwer Health;2015:1179–1228

3. Hotchkiss RN. Fractures of the radial head. In: Norris TR, ed. Orthopaedic Knowledge Update: Shoulder and Elbow. Rosemont, IL: American Academy of Orthopaedic Surgeons; 1997:387–395

4. Hotchkiss RN. Displaced fractures of the radial head: internal fixation or excision? J Am Acad Orthop Surg 1997;5(1):1–10

5. Lapner M, King GJW. Radial head fractures. J Bone Joint Surg Am 2013;95(12):1136–1143

6. Morrey BF. Radial head fractures. In: Morrey BF, ed. Master Techniques in Orthopaedic Surgery: The Elbow. 2nd ed. Philadelphia, PA: Lippincott Williams & Wilkins;2002:83–102

7. Morrey BF. Surgical exposures of the elbow. In: Morrey BF, Sanchez-Sotelo J, eds. The Elbow and Its Disorders. 4th ed. Philadelphia, PA: Saunders Elsevier;2009:115–142

8. Ring D, Quintero J, Jupiter JB. Open reduction and internal fixation of fractures of the radial head. J Bone Joint Surg Am 2002;84-A(10):1811–1815

9. Van Riet RP, Van Glabbeek F, Morrey BF. Radial head fracture. In: Morrey BF, Sanchez-Sotelo J, eds. The Elbow and Its Disorders. 4th ed. Philadelphia, PA: Saunders Elsevier;2009:359–380

12

尺骨鹰嘴骨折

著者：Nickolas G. Garbis，Brian J. Hartigan

摘 要

尺骨鹰嘴骨折是由高能量或低能量的创伤所致。正确认识骨折的分型、受伤机制和移位对于恢复肘关节的解剖位置和最终功能至关重要。选用合适的固定方法和手术技巧对于成功地处理尺骨鹰嘴骨折是很重要的。

关键词：尺骨鹰嘴；骨折；张力带；锁定钢板；肘关节；钢板

适应证

1. 任何移位的尺骨鹰嘴骨折：
    （1）张力带固定：
        ① 无粉碎骨折或无关节不稳的横向骨折。
        ② 大的撕脱骨折。
    （2）骨折碎块间的钢板内固定：
        ① 粉碎骨折。
        ② 斜形骨折有或无粉碎骨折。
        ③ 小的撕脱骨折，而患者要求高。
    （3）骨折块切除及肱三头肌腱移位：
        ① 严重的粉碎骨折。
        ② 小的撕脱骨折，患者要求不高（也可以考虑保守治疗）。

禁忌证

1. 严重污染的开放性骨折。
2. 缺乏软组织覆盖的伤口。

3. 内科相关手术禁忌证。

术前准备

1. 详细的神经血管检查，特别是尺神经功能的检查。
2. 术前肘关节的正侧位 X 线片。
3. 术前将肘关节屈曲 90°，前臂中立位悬挂在胸前，冰敷或抬高患肢。
4. 评估切口周围软组织(骨折引起的水疱)情况。
5. 决定手术方案和器械。

特殊器械、体位和麻醉

1. 患者仰卧体位，将患臂放在胸前，如有条件，可将患臂放在无菌支架上（图 12.1a）。
2. 止血带置于上臂部。
3. 采用全身麻醉或局部麻醉。
4. 手术器械：
    （1）持骨复位钳。
    （2）克氏针。
    （3）不锈钢丝。
    （4）3.5 mm 骨盆重建钢板和小骨块固定器械。
    （5）预塑性锁定钢板。

建议和要点

1. 主动活动肘关节确定骨折是否有移位。
2. 取尺骨鹰嘴外侧肘后纵向切口。
3. 考虑术中需植骨，术前应与患者沟通讨论。

术前设计好铺巾范围，以充分暴露术区。

4. 将止血带尽量放于近端充分显露术野，如果患肢较短或过胖，可用无菌止血带捆绑患臂。

5. 在给止血带充气前静脉给予抗生素。

6. 避免做内侧切口以便术中能保护尺神经。

7. 在手术内固定置入时，透视检查避免内固定置入关节内。

8. 张力带固定时，将克氏针穿透尺骨前侧骨皮质，以免克氏针退出（图 12.2a）。

9. 钢板固定时，选用合适大小的预塑形钢板或用模板来辅助标准钢板塑形。

10. 如果骨折块被切除，肱三头肌腱移位，要将肱三头肌腱与保留的尺骨近端骨折面固定在一起（图 12.4a）。

11. 在关闭切口前，活动肘关节以确定固定的牢固性及肘关节的安全稳定性。

陷阱和误区

1. 暴露术野时，避免过分牵拉皮瓣。

2. 避免内侧过多的剥离累及周围的尺神经。

3. 避免内固定置入关节内。

4. 避免克氏针穿透置入上尺桡关节。

5. 避免过分加压骨折端导致滑车撞击。

6. 避免在体表留有突起的内固定，特别是用张力带固定的克氏针。

7. 当骨折合并冠状突或前方软组织损伤、桡骨小头和（或）尺骨脱位或远端粉碎骨折，应

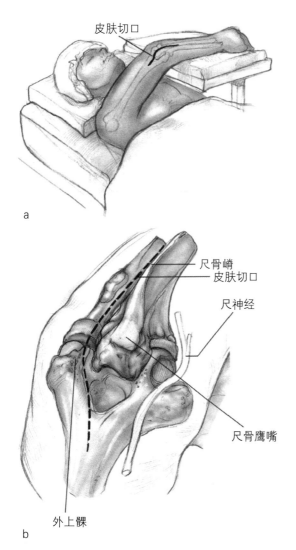

图 12.1　a. 患者体位：患者仰卧体位，将患臂放在胸前，如有条件，可将患臂放在无菌支架上。b. 皮肤切口：取肘后侧纵向切口，切口起始于肘正中线距尺骨鹰嘴近端 2~3 cm 处，沿尺骨外侧向远端，至前臂尺骨嵴外侧皮下。切口应尽可能暴露骨折，且有利于固定

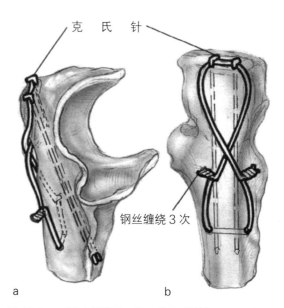

图 12.2　a. 张力带固定：将 2 枚克氏针 [0.16 cm（0.062 英寸）] 从尺骨鹰嘴顶点处向远端掌侧平行穿过骨折部位，以使尺骨远端前侧骨皮质与骨折块固定，穿透远端对侧皮质，减少退钉的可能。b. 张力带固定：将钢丝从尺骨骨折远端的骨隧道中穿过后与钢丝另一端做 "8" 字交叉缠绕，拧紧钢丝的两端

避免尺骨鹰嘴骨折切除和肱三头肌腱移位术（考虑行钢板固定）。

术后护理

1. 将患臂屈曲 90° 挂于胸前。
2. 如果伤口愈合满意，术后 7~10 天，开始主动和辅助主动功能锻炼。根据固定的强度质量决定肘关节的运动范围，在术后 3~6 周禁止肘关节全屈曲活动。
3. 骨折愈合或骨折块切除术后 8 周，开始加强功能锻炼。
4. 禁用被动功能锻炼。

手术技术

入 路

1. 患臂部铺无菌单，保证术中能够充分暴露术野。
2. 患臂驱血，并上止血带。
3. 取肘后侧纵向切口，切口起始于肘正中线距尺骨鹰嘴近端 2~3 cm 处，沿尺骨外侧向远端，至前臂尺骨嵴外侧皮下。切口应尽可能暴露骨折，且有利于固定（图 12.1b）。
4. 在肘肌 / 尺侧腕伸肌腱与尺侧腕屈肌腱之间分离深筋膜。
5. 分离尺骨与皮下组织，纵行切开骨膜，骨膜下剥离并显露骨折。
   （1）如果使用张力带，沿肌纤维方向纵行劈开肱三头肌，不需要剥离肱三头肌腱，除非该肌腱阻碍骨折的显露。
   （2）如果使用钢板固定，要根据钢板的长度来决定尺骨远近端的显露，近端肱三头肌腱可纵行切开，使钢板能够根据尺骨鹰嘴的外形塑形。

手术步骤

6. 伸直肘关节，手法复位骨折，使用骨折复位固定钳临时固定骨折两端，在骨折的远端打一个小洞，以利于复位钳的固定；另一端固定在尺骨鹰嘴尖端。
7. 撬起被压缩的尺骨冠状面，可用松质骨填充皮质下骨缺损处，重建尺骨冠状面。

固定技术

张力带固定（图 12.2）

（1）将 2 枚克氏针 [0.16 cm（0.062 英寸）] 从尺骨鹰嘴顶点处向远端掌侧平行穿过骨折部位，以使尺骨远端前侧骨皮质与骨折块固定，当远端骨皮质固定后，可将克氏针向后退 2~3 mm（图 12.2a）。避免穿入上尺桡关节，防止上尺桡关节形成骨性连接或旋转受损。

（2）在尺骨上钻一直径约 2 mm 横行的骨隧道，使之能通过 18 号不锈钢丝。骨隧道应距骨折线远侧 2~3 cm 或在与尺骨鹰嘴距骨折线相同距离的地方。

（3）在克氏针近端，将一 18 号血管导管穿过附着在尺骨鹰嘴的肱三头肌腱膜，以此为导管，在其内穿一 18 号不锈钢丝，然后取出导管。

（4）将 18 号钢丝的一端绕过尺骨鹰嘴背侧皮质，并使钢丝保持一定的松弛度，以便能够留有打结、加压的长度。

（5）将钢丝从尺骨骨折远端的骨隧道中穿过后与钢丝另一端做"8"字交叉缠绕，拧紧钢丝的两端（图 12.2b）。

（6）用持针器夹持两个钢丝结，均匀用力，拧紧钢丝。当拧紧钢丝时，应将钢丝提离骨面，避免钢丝自身的缠绕。

（7）术中可做放射学检查，以评估复位的情况。

（8）活动患肘关节，以确定固定的牢固程度。

（9）在距扭结 3~4 mm 处剪断钢丝，将钢丝的尾部拧向骨质，将其压平。

（10）将钢丝近端以上的克氏针拧弯 90°，并剪断，尾部埋在肱三头肌的腱膜下。

钢板固定（图 12.3）

（1）充分暴露尺骨，以便用 3.5 mm AO 可塑钢板或合适长度的预弯钢板。如果骨折偏近端，可将肱三头肌腱膜分离，这样钢板能固定到尺骨鹰嘴的顶部。

（2）如有必要将 3.5 mm AO 可塑钢板塑形，与尺骨后外侧骨皮质、尺骨鹰嘴顶部外形相适应。

（3）如果为斜形骨折，可用 3.5 mm 拉力螺钉固定骨折块。

（4）将塑形后的钢板放在尺骨上，并用持骨器临时夹持固定。

（5）固定钢板，一般用多枚松质骨螺钉穿过单侧皮质，包括 1 枚在尺骨鹰嘴顶部纵向安置的螺钉来固定尺骨和钢板。在距尺骨鹰嘴窝远侧，可使用皮质螺钉穿过双皮质固定。如果使用预弯钢板，近端通常会提供单皮质锁定螺钉。

（6）活动肘关节，以确定固定的牢固程度及内固定是否进入关节。

（7）术中放射影像学检查以确定骨折的准确复位、内固定的置入位置及没有螺钉穿入关节面。

骨折块切除、肱三头肌腱移位术（图 12.4）

（1）将与肱三头肌腱膜相连的近端小骨折块切除，尽可能地保留较多软组织。

（2）用持针器分别穿 2 根粗的不可吸收缝合线（2 号，1 号，0 号），在肱三头肌腱平行穿过。

（3）磨平尺骨的近端骨折面。

（4）紧靠尺骨近端冠状面，在尺骨的背侧钻 3 个相平行的小骨道。修复的肱三头肌腱尽量贴近关节面避免出现大的台阶。

（5）通过骨道穿过缝合线，中间的孔道穿 2 根线，左右孔道各穿过一根线。

（6）确定肱三头肌与尺骨对合，拉紧缝线，打结。活动肘关节，检查修复是否牢固固定。

（7）用不可吸收缝合线将肱三头肌腱膜内外侧的裂隙修复。

闭合切口

8. 冲洗切口。

9. 将肱三头肌腱膜用可吸收缝合线间断缝合修复。

10. 用可吸收缝合线间断缝合筋膜，避免打结的突起。

11. 用可吸收缝合线间断、内翻缝合皮下。

12. 用尼龙线或聚丙烯纤维缝合皮肤。

13. 用无菌纱布垫覆盖伤口，将肘关节屈曲 90°挂在胸前。

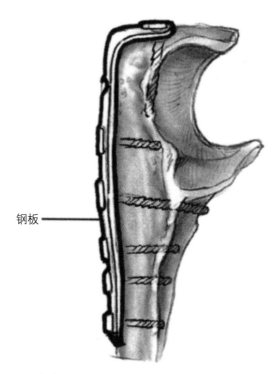

钢板

图 12.3　钢板固定
如果用钢板固定骨折，先将钢板塑形与骨外形相同，用多枚松质骨螺钉穿过单侧皮质，包括 1 枚在尺骨鹰嘴顶部纵向安置的螺钉来固定尺骨和钢板。在距尺骨鹰嘴窝远侧，可使用皮质螺钉穿透双皮质固定

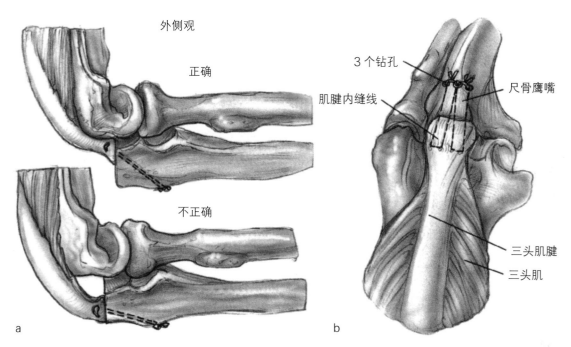

图 12.4　a. 肱三头肌腱移位：在紧靠冠状面的尺骨近端钻 3 个平行的骨道，骨道在尺骨后侧穿出。b. 肱三头肌腱移位：通过骨道穿过缝合线，中间的孔道穿 2 根线，左右孔道各穿过 1 根线。确定肱三头肌与尺骨对合，拉紧缝线，打结

延伸阅读

1. The elbow. In: Hoppenfeld S, deBoer P, Buckley R, eds. Surgical Exposures in Orthopaedics: The Anatomic Approach. 3rd ed. Philadelphia, PA: J.B. Lippincott; 2009:112–117

2. Adams JE, Steinmann SP. Fractures of the olecranon. In: Morrey BF, Sanchez-Sotelo J, eds. The Elbow and Its Disorders. 4th ed. Philadelphia, PA: W.B. Saunders; 2009:389–400

3. Beingessner DM, Pollock JW, King GJWElbow fractures and dislocations. In: Court-Brown CM, Heckman JD, McQueen MM, Ricci WM, Tornetta P, eds. Rockwood and Green's Fractures in Adults. 8th ed. Philadelphia, PA: Lippincott-Raven; 2015:1179–1228

4. Morrey BF. Surgical exposures of the elbow. In: Morrey BF, Sanchez-Sotelo J, eds. The Elbow and Its Disorders. 4th ed. Philadelphia, PA: W.B. Saunders; 2009:115–144

5. Turner RG, King GJW. Proximal ulnar fractures and fracture-dislocations. In: Galatz LM, ed. Orthopaedic Knowledge Update: Shoulder and Elbow 4. Rosemont, IL: American Academy of Orthopaedic Surgeons; 2008:517–532

6. Della Rocca GJ, Beuerlein MJ. Fractures and dislocations of the elbow. In: Schmidt AH, Teague DC, eds. Orthopaedic Knowledge Update: Trauma 4. Rosemont, IL: American Academy of Orthopaedic Surgeons; 2010:225–240

7. Matthews F, Trentz O, Jacob AL, Kikinis R, Jupiter JB, Messmer P. Protrusion of hardware impairs forearm rotation after olecranon fixation. A report of two cases. J Bone Joint Surg Am 2007;89(3):638–642

13

肱骨远端骨折—开放复位内固定

著者：Geoffrey S. Marecek，Brian J. Hartigan

摘 要

多数情况下，肱骨远端骨折需要切开复位内固定。由于肱骨远端的解剖结构复杂和周围神经血管丰富，使此复位内固定具有一定的挑战性。关节面的解剖学复位是必要的，并且可能需要行鹰嘴截骨术，多数情况下还需要稳定的双柱固定。细致的复位和良好的固定可取得较好的治疗效果。

关键词：肱骨远端；肘关节；内固定；鹰嘴截骨术

适应证

1. 关节内骨折。
2. 移位的关节外骨折。
3. 开放性骨折。
4. 合并血管损伤需要修复的骨折。

禁忌证

1. 高手术风险的骨折（相对禁忌证）。
2. 严重的骨质疏松症或关节内粉碎性骨折（相对）。
   考虑全肘关节置换术。

术前准备

1. 详细的病史采集及体格检查，明确患者有无其他合并伤。
2. 检查伤口的情况。

3. 仔细全面的神经血管检查：
   （1）如果血管条件允许，可行闭合手法复位骨折并重新评估血管状态。
   （2）如果血管损害持续存在，可行手术探查，修复血管或再建血管旁路，此外，要维持骨骼的稳定。
4. 获得必要的放射性检查：
   （1）肘关节前后位（AP）和侧位 X 线片。
   （2）考虑纵向牵引时拍摄肘关节前后位和侧位 X 线片。
       牵引视图可以更好地了解骨折情况。
   （3）考虑对侧的肘关节前后位和侧位 X 线片以助于术前规划。
   （4）考虑肘关节 CT 检查，尤其是对于疑似冠状面骨折。
5. 夹板固定肘关节屈曲 60°~90°，直至有效地手术固定。
6. 熟悉正常肘关节的解剖结构（图 13.1）：
   （1）肱骨的外侧柱与矢状轴成近似 20°，并向前突出 30°~40°，最后移行为肱骨小头（图 13.1d）。
   （2）肱骨的内侧柱与矢状轴成近似约 45°，并向前突出 10°~20°，移行为肱骨滑车（图 13.1c）。
   （3）尺骨鹰嘴窝与冠状窝都位于肱骨远端内外侧柱之间，靠近肱骨滑车的部位。
   （4）肱骨滑车与肱骨的纵轴成 94°~98°，并向内侧旋转 3°~8°（图 13.1）。

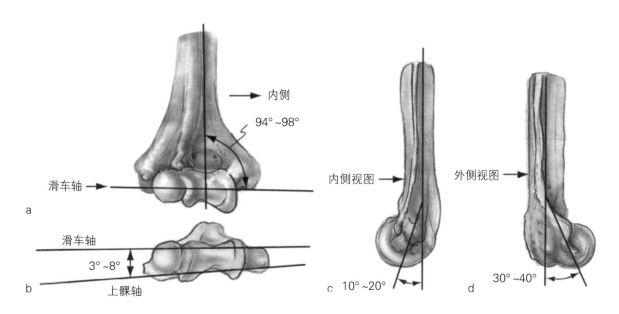

图 13.1　a. 正常肘关节解剖结构：肱骨滑车与肱骨纵轴成 94°~98°。b. 正常的肘关节解剖结构：肱骨滑车纵轴与肱骨踝间连线成内旋 3°~8°。c. 正常肘部解剖学：肱骨的内侧柱向前突出 10°~20°，近端移行为肱骨滑车。d. 正常肘部解剖学：肱骨的外侧柱向前突出 30°~40°，近端移行为肱骨小头关节面

（5）肱骨滑车沟的直径远小于内侧肱骨滑车及肱骨外侧髁的直径。

7. 设计手术显露、复位与固定。

8. 可考虑使用植骨或缩短骨长度（在骨丢失或大量粉碎的情况下）。

特殊器械、体位和麻醉

1. 患者取俯卧位，手臂位于侧台上，肘关节屈曲；或患者取外侧卧位，患肘下方垫枕，使患肘自然下垂（**图** 13.2）。

2. 如果需要植骨，铺巾时要留有显露髂骨嵴的地方。

3. 全身麻醉。

4. 臂部上无菌止血带。

5. 用肾上腺素局部麻醉可以帮助控制疼痛并减少浅表出血。

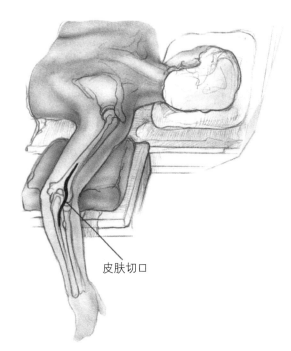

图 13.2　患者体位
患者取俯卧位，手放在短臂板上，肘关节屈曲

6. 手术器械：

（1）小骨块固定器。

（2）微小骨块固定器。

（3）用于肱骨远端和尺骨近端的解剖钢板。

（4）骨盆重建装置包括重建钢板和长 3.5 mm 螺钉。

（5）大号和小号的复位钳。

（6）用于清创和辅助复位的牙科镐和肩钩。

（7）骨凿和摆锯（拟实行鹰嘴截骨术）。

（8）用于固定小关节碎片的不同螺距的螺钉。

（9）用于鹰嘴截骨固定的大号（6.5 或 8.0 mm）空心螺钉。

建议和要点

1. 术中识别并保护尺神经。

2. 关节外骨折和一些简单的关节内骨折可以在未行鹰嘴截骨术的情况下进行观察和固定。

3. 如必要，在尺骨鹰嘴没有软骨覆盖处做截骨。行截骨前在鹰嘴打孔设计出骨道。

4. 由于滑车中心的直径小于边缘处的直径，因此通过滑车的螺钉必须精确地旋转（**图 13.1**）。

5. 使用摆动钻和套管来保护神经血管结构。

6. 尽量保留或修复内侧和外侧副韧带。

7. 微型钢板和螺钉对于关节骨折是有用的，并且可以代替钳夹来固定较大的碎片，并可作为最终固定。

陷阱和误区

1. 如果有必要暴露骨折近端，识别并保护桡神经。

2. 在关节粉碎的情况下，使用拉力固定时避免滑车狭窄。

3. 避免内固定置入鹰嘴窝或冠状窝内。

4. 固定鹰嘴截骨术两端时避免使固定物突起。

术后护理

1. 夹板固定肘关节屈曲 90°。

2. 除非有明显的软组织损伤，否则在 1~2 天后去除夹板。患者可立即开始被动和主动辅助功能锻炼。如果行鹰嘴截骨术，应避免肘关节伸直。

3. 重视肩部、手腕和手指的活动。由于肘部有明显的内翻力矩，需避免肩部抗重力外展。

4. 避免力量训练，直到骨折愈合。

手术技术

入　路

1. 标准无菌方式准备和悬挂手臂，充分暴露。

2. 如果需要，尽可能将无菌止血带绑在臂部的近端，手臂驱血。

3. 肘关节后侧做纵向切口，切口起自距尺骨鹰嘴 10~12 cm 处，沿上臂部后侧正中线、成弧形在尺骨鹰嘴外侧向远端延伸，止于前臂尺骨嵴外侧（**图 13.3**）。

4. 沿切口分离深筋膜以形成筋膜皮瓣。

5. 尺神经多在肱三头肌和肱三头肌筋膜间隙中，与肌间隔膜连续。使用解剖剪刀从远端向肘管释放神经。术中置血管环于神经周围以进行识别。

6. 尺骨鹰嘴截骨术（**图 13.4**）：

（1）从鹰嘴后部切除软组织，保持肱三头肌附着完整。沿着鹰嘴的内侧和外侧边界向下至关节面。

（2）确定截骨部位——距尺骨鹰嘴远端约 2 cm 处。如果可以充分暴露关节，在尺骨半月切迹无软骨覆盖处做截骨。

（3）在进行截骨术之前预先选择固定。

（4）用游离器保护好尺骨滑车的关节软骨，做一尖端向远端的 V 形截骨，先用薄的摆动锯，再用薄的骨刀截骨。

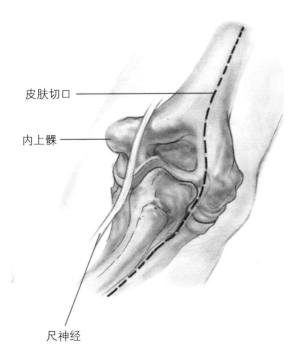

图 13.3　皮肤切口
取肘关节后侧切口，切口起自距尺骨鹰嘴 10~12 cm 处，沿上臂部后侧正中线，成弧形在尺骨鹰嘴外侧向远端延伸，止于前臂尺骨嵴外侧

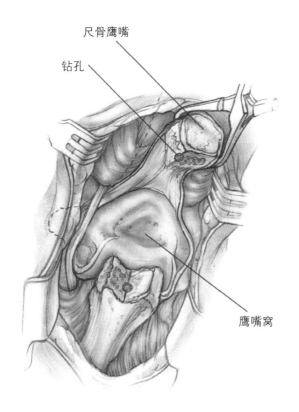

图 13.4　尺骨鹰嘴截骨
将尺骨鹰嘴及肱三头肌腱向近侧牵开，以显露肱骨的远端

7. 将尺骨鹰嘴及肱三头肌腱向近侧牵开，以显露肱骨远端（**图 13.4**）。如果需要将肱骨近端显露，应先识别并保护桡神经，再将肱三头肌腱向近侧分离牵开。

8. 如需要充分暴露，可从内外侧骨膜下剥离肱骨。

手术步骤

9. 评估骨折情况并相应地调整术前方案。

10. 复位、内固定骨折。对于关节受累的骨折，典型的顺序先复位关节面，再复位髁部至骨干。有时候，任何一个髁上明确的皮质都可能会帮助外科医师恢复解剖关系。

11. 关节内和髁间内固定：

（1）在直视下复位骨折并用克氏针 [0.11~0.16 cm（0.045~0.062 英寸）] 临时固定。

（2）可使用 2.4、2.7 或 3.5 mm 套管螺钉髁间固定骨折块。应考虑固定板的最终位置，必要时将螺钉埋头。

（3）小关节碎片可以使用微型碎片埋头螺钉或无头螺钉固定在关节表面下方。

（4）在出现不可重建的缺损情况下，避免在关节表面使用拉力螺钉固定，以避免滑车变窄。

12. 髁上固定：

（1）通过复位钳和克氏针重建关节区至骨干：

①微小骨块固定器可用作"钳子"确保牢固复位，最终固定板植入后亦便于移除。

②0.16 cm（0.062 或 5/64 英寸）克氏针可以同样放置在内侧和外侧柱上，以确保复位和无障碍的植入物放置。

（2）各种解剖预塑形板可用于固定，重建板亦可选用。

（3）对于大多数髁上和（或）髁间骨折，应进行双板固定（**图 13.5**）：

①内侧板固定内侧柱。

②根据骨折模式，外侧或后外侧板固定外侧柱。

③直角和平行板具有较小的生物力学差异，可适用于大多数骨折模式。

④避免钢板的终端在骨干同一高度，因为它会产生显著的切应力。

（4）根据骨量和骨折类型，可以在骨干中使用锁定或非锁定螺钉。由于短节段，

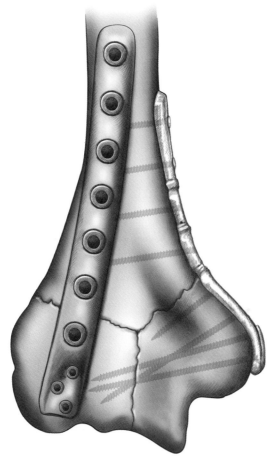

图 13.5 钢板塑形
用内侧与后外侧塑形钢板将内外侧柱与肱骨干固定

锁定螺钉通常用于髁段。

13. 全范围活动肘关节以观察骨折固定情况并确保钢板不影响关节运动

14. 复位截骨的鹰嘴。用骨钳固定复位的截骨鹰嘴。可以用大的（6.5~8.0 mm）松质骨螺钉或预弯的背侧尺骨板固定。全范围活动关节检查其稳定性。

15. 获得清晰 X 线片以评估骨折复位 / 截骨术和钢板的放置。

闭合切口

16. 除非植入物在没有撞击的情况下会影响到静置的肘管内尺神经，否则不常规行尺神经前置。软组织可以在神经上闭合但不应该压迫它。

17. 如果预计会持续出血，可以使用引流管。

18. 使用可吸收缝线间断缝合深筋膜。

19. 可吸收缝合线可用于固定鹰嘴周围的真皮层，包括皮肤和筋膜之间的盲区。

20. 细致的皮肤缝合至关重要。

21. 用无菌纱布覆盖伤口，夹板固定肘关节屈曲于 90°。

延伸阅读

1. Miller AN, Beingessner DM. Intra-articular distal humerus fractures. Orthop Clin North Am 2013;44(1): 35–45

2. Galano GJ, Ahmad CS, Levine WN. Current treatment strategies for bicolumnar distal humerus fractures. J Am Acad Orthop Surg 2010;18(1):20–30

3. Schildhauer TA, Nork SE, Mills WJ, Henley MB. Extensor mechanism-sparing paratricipital posterior approach to the distal humerus. J Orthop Trauma 2003;17(5):374–378

14

前臂周围骨折：尺骨和桡骨

著者：Michael S. Gart，David M. Kalainov

摘 要

　　桡骨和（或）尺骨骨折是上肢常见的损伤。为了保持旋前旋后的运动范围，必须恢复长度和旋转对线。由于在两个平行的长骨上存在相反的肌肉力量，仅通过固定来保持足够的复位是具有挑战性的，尤其是当两个骨头都骨折时。因此，前臂骨干骨折通常需要手术治疗。在本章中，我们回顾了前臂骨干骨折的评估、手术适应证以及普遍接受的手术修复技术。

　　关键词：前臂双骨折；前臂骨干骨折；Galeazzi 骨折；Monteggia 骨折

适应证

1. 桡骨干骨折成角超过 10°，或有旋转，或正常桡骨弓被破坏。
2. 尺骨干骨折成角超过 10°，断端旋转，移位超过 50%，或者有短缩并伴远端尺桡关节脱位。
3. 前臂双骨折。
4. 孟氏骨折。
5. 盖氏骨折。
6. 开放骨折。
7. 节段骨折或粉碎骨折（相对适应证）。
8. 合并软组织损伤，需经常观察伤口情况（例如烧伤）。
9. 骨筋膜室综合征。

禁忌证

1. 无移位的桡骨干骨折。
2. 轻微移位的尺骨干骨折（Night-Stick 骨折）。
3. 有其他严重内科疾病的患者。
4. 儿童损伤（相对禁忌证）。一般来说，最初移位稍大一点的骨折可通过非手术治疗获得满意的功能，因为在生长发育过程中，儿童的骨骼有自我塑性的能力。

术前准备

1. 标准的前臂、肘、腕关节正侧位 X 线片。
2. 对侧前臂及腕关节对比 X 线片会有帮助。
3. 根据 X 线片，观察骨折情况。
   （1）单根或双根骨折。
   （2）骨干骨折的位置：近端、中段或远端 1/3。
   （3）损伤类型：横断骨折、斜形骨折、螺旋形骨折，粉碎骨折、节段骨折、骨缺损。
   （4）骨折成角或移位的情况。
4. 详细的神经血管检查，估计肢体的创伤程度（如有无桡骨小头脱位，远端桡尺关节的稳定情况）。
5. 估计前臂骨筋膜室内的压力升高情况。
6. 设计手术入路：前侧入路、后侧入路及尺侧入路。
7. 向患者讲明前臂部骨折手术潜在的并发症。

特殊器械、体位和麻醉

1. 仰卧位，手臂放在侧台上。

2. 局部或全身麻醉。

3. 将手臂上止血带充气压力到 250 mmHg（或高于收缩压 100 mmHg）。

4. 如需自体骨移植，铺巾时要考虑髂骨取骨的可能。

5. 标准或小型 C 臂透视仪。

6. 小功率的闭路放大器（2.5 倍）。

7. 电刀和负压吸引器。

8. 基本的手盘和常规骨科器械(组织剪、牵开器、骨折复位器、探针、骨膜剥离器、自由式骨膜剥离器、骨刀、锤)。

9. 内固定包括 3.5 mm 的螺钉及钢板（动力加压钢板锁定桥接钢板），稍小点的 2.7 mm 钢板常用于桡骨近端及尺骨干远端骨折的固定。

10. 可用的外固定器。

建议和要点

1. 在止血带充气之前，应从静脉注射抗生素，如果合并有非常严重的软组织损伤或有骨筋膜室综合征时，不能使用止血带。

2. 选择合适的手术入路：

（1）前侧入路：适用于桡骨下 1/3 骨折或是合并骨筋膜室综合征的桡骨干骨折。

（2）后侧入路：适用于桡骨干上中 1/3 骨折。

（3）尺侧入路：适用于所有的尺骨干骨折，延长后的该手术入路还可用于掌侧及背侧筋膜切开减压。

3. 使用 3.5 mm 动态加压钢板稳定横形和短斜形骨折，加压使骨折端形成一个接近零应力的环境，有利于骨的初级愈合：

（1）在骨折线远近端均至少要穿透 6 层骨皮质。

（2）考虑将拉力螺钉与钢板固定在一起或是与钢板分开使用，以增加固定骨折的力量。

（3）如果有尺骨干或桡骨干骨折，一个钢板的长度不足以完全固定骨折时，可考虑用两块钢板，放置时可使两钢板成 90°。

（4）当有前臂双骨折时，可用持骨器夹住骨折两端防止前臂的旋转，并用钢板固定。如果前臂旋前或旋后，在上钢板和螺钉前应调整骨折端，使其复位。

4. 使用柔性植入材料（例如钛）或具有插入较少螺钉的锁定植入物设计用桥接板稳定严重粉碎的骨折，上述钢板螺钉间距较宽。桥接钢板的目的是优化而不是最小化骨折部位的应力，以便通过以诱导骨痂形成的继发骨愈合。使用部分螺纹锁定螺钉或近端皮质的过度钻孔以及远端皮质的单皮质固定可以改善愈合反应。锁定植入物设计也可用于骨质疏松症和骨量不足的患者。

5. 在严重粉碎性骨折或骨质缺损的情况下，行骨移植。

6. 在做完钢板内固定后，要确定远端桡尺关节及近侧肱桡关节的准确复位及固定的稳定。要有心理准备，在这些地方可能出现一些遗漏的问题。

7. 在成人前臂多段骨折，可以使用髓内钉固定骨折；对儿童不稳定的骨干骨折，这种方法尤为实用有效。

8. 如果早期不适于做内固定（有明显的软组织损伤、伤口感染、多处创伤），可使用外固定。

陷阱和误区

1. 避免在不保护骨间背神经的情况下暴露桡骨上 1/3。

2. 在显露尺骨干远端时，避免损伤远侧尺神经背侧皮支，此神经位于距尺骨头近端 6 cm 处。

3. 通过前侧入路暴露桡骨时，桡骨前侧时，要避免损伤前臂外侧皮神经及桡神经背侧感觉支，前臂外侧皮神经走行在肱三头肌腱与肱肌之间，一直移行到前臂桡掌侧皮下。桡神经背侧感觉支在前臂上中 1/3 处走行在肱桡肌下方，在肱桡肌与桡侧腕长伸肌腱之间穿出深筋膜。

4. 避免过度牵拉神经和血管组织。

5. 避免切除过多的软组织，特别是对粉碎性骨折。

6. 避免剥离尺桡骨间膜。

7. 如果前臂筋膜室压力过大，不宜缝合伤口。

术后护理

1. 棉纱垫包绕前臂及腕部，用掌侧石膏托固定患臂。长臂夹板固定适用于桡骨小头骨折和合并远端尺桡关节脱位的骨折。

2. 术后第 1 天，可拔出引流管。

3. 术后 3~5 天，伤口更换新的敷料，调整用可拆卸的短臂夹板固定患臂。如果尺骨茎突或远端桡尺关节手术，应制动腕关节并将前臂固定于旋后位 4~6 周。

4. 术后立即鼓励患者锻炼指间关节及肩关节。

5. 术后 3~5 天，开始行肘关节、前臂及腕关节功能锻炼。

6. 术后 10~14 天拆除伤口缝线。

7. 告知患者不要提重物，直到 X 线平片提示骨折愈合（术后 4 个月左右）。

8. 钢板及螺钉常规不需取出，因为内固定物下皮质骨的不断改造能防止继发骨折，骨折的改造大约于术后 2 年完成。

9. 延迟愈合或不愈合可能需要翻修钢板固定和骨移植。

手术技术

前侧入路（Henry 入路）

这种入路适合桡骨远端 1/3 骨折和合并骨筋膜室压力增高的桡骨骨折，将患者前臂旋后，

手放在手术台上，暴露前臂掌侧。

1. 沿桡骨茎突内侧一横指处至肱二头肌腱外侧做纵行的切口。

2. 皮肤切口的长度取决于骨折类型和位置（图 14.1a）。

远端 1/3 骨折

3. 沿皮肤切口切开前臂筋膜，将桡侧腕屈肌连同腕管内其余的肌腱一起牵向内侧，将肱桡肌和桡动脉牵向外侧。

4. 从桡骨干松解旋前方肌起点，保留掌侧桡腕韧带的起点。骨膜下剥离并分开肌肉，将肌肉牵向内侧，显露骨折端。如果骨折线或固定钢板向近侧延伸，则有必要部分剥离拇长屈肌腱的起点（图 14.1b）。

近端和中段 1/3 骨折

（1）沿皮肤切口切开前臂筋膜，在肱桡肌和旋前圆肌间隙分离，在前臂中部，在肱桡肌与桡侧腕屈肌间隙分离。

（2）将旋前圆肌、肱二头肌、桡动脉牵向内侧，将肱桡肌牵向外侧。结扎小的支配肱桡肌的动脉以游离桡动脉。

（3）从桡侧松解旋后肌起点，骨膜下剥离肌肉并将其牵向外侧，保护骨间背侧神经，因骨间背侧神经在此肌肉中走行（图 14.1c）。

（4）完全显露桡骨中 1/3，将前臂旋前，从桡骨干上松解旋前圆肌、指浅屈肌，并将其提起，连同桡动脉牵向内侧。

5. 用约 3.5 mm 的自动加压钢板固定骨折端（图 14.1d），加长型桡骨远端掌侧锁定钢板多用于远端 1/3 干骺端骨折的固定。

6. 怀疑有骨筋膜室综合征的症状时，可行完全掌侧筋膜切开术。切口要延伸到手掌，以减少正中神经的压力。通过在腕管上做一个单独的切口或松解腕横韧带，可以避免正中神经

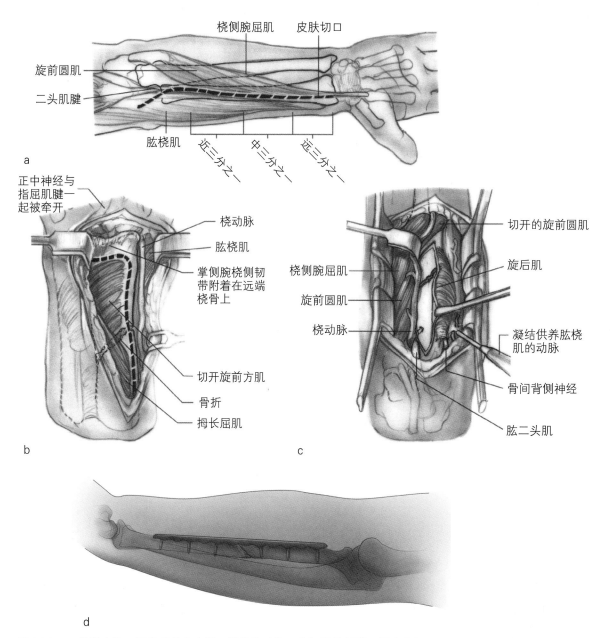

图 14.1 a. 前侧入路：沿桡骨茎突内侧一横指处至肱二头肌腱外侧做一纵向的切口。切口长度取决于骨折类型及位置。前臂筋膜可同时被切开。b. 远侧 1/3 的前侧入路：前臂旋后，将侧腕屈肌连同腕管内容物牵向内侧，将桡动脉和肱桡肌牵向外侧，紧贴桡骨切断旋前方肌，保留掌侧桡腕韧带。并在骨膜下将此肌肉剥离牵向内侧，如果要显露近端，必须部分地剥离拇长屈肌。c. 近侧及中 1/3 前侧入路：将旋前圆肌、肱二头肌、桡动脉牵向内侧，将肱桡肌牵向外侧，前臂旋后，松解旋后肌的起点，在骨膜下剥离并将其牵向外侧，在旋后肌的肌纤维中有骨间背侧神经走行故其应受到保护。如果要显露桡骨中段，则将前臂旋前，松解指浅屈肌与旋前圆肌的桡侧附着部，骨膜下剥离这些肌肉，并一起牵向内侧。d. 使用掌侧 3.5 mm 锁定桥接钢板轴向固定桡骨中段粉碎性骨折

经掌皮支的损伤。腕管解剖学的一般知识对于避免损伤正中神经的运动分支是重要的。如果发现远侧筋膜室压力仍然增高，可在伸肌腱表面额外做一个切口，以减小前臂背侧骨筋膜室内压力。

后侧入路（Thompson 入路）

此入路适用于桡骨干上、中 1/3 骨折。

将患臂放在侧台上，前臂旋前，显露前臂的背侧。

7. 在肱骨外髁与 Lister 结节之间做一纵向的切口，切口的长度取决于骨折的类型和位置（图 14.2a）。

8. 将前臂筋膜与皮肤切口平行切开。

近端 1/3 和中段 1/3 骨折

9. 分开桡侧腕短伸肌腱与指伸肌腱的肌间隙，远侧显露出斜行走行于前臂的拇长展肌腱和拇短伸肌腱。

10. 分清旋后肌和骨间后侧神经。自远端向近端小心分离在旋后肌腱中的骨间背侧神经，保留所有可见的神经分支。

11. 保护骨间背侧神经并旋后前臂，从桡骨小头前侧松解旋后肌，在骨膜下剥离肌肉，并将其牵向外侧，显露骨折端（图 14.2b）。

12. 如果骨折线延长至桡骨中段或内固定物需要安放在桡骨中 1/3 段，可沿着近侧分开的肌肉间切开深筋膜，将这些肌肉一同牵离桡骨。

13. 在桡骨的背侧放置 3.5 mm 自动加压钢板固定骨折。远端 1/3 骨折前侧入路适用于桡骨干远端 1/3 骨折的复位和固定。

远端 1/3 骨折

前侧入路适用于桡骨远端 1/3 骨折的复位和固定前路是骨折复位和稳定的首选方法，如果有必要进行背侧暴露，可以在拇长伸肌和桡侧腕短伸肌之间，向远端延伸。

尺侧入路

适用于所有的尺骨干骨折。

14. 将患侧肘关节屈曲，前臂放于手台上，也可以将前臂放于胸前。

15. 沿尺骨嵴稍向背侧或掌侧做一纵向切口，切口的中心位于骨折线处。

16. 在尺侧腕伸肌腱与尺侧腕屈肌腱之间锐性切开深筋膜，近端则在肘肌与尺侧腕屈肌之间切开筋膜（图 14.3a）。

17. 切开骨膜，在骨膜下剥离肌肉，将其提起，显露骨折端。尺骨背侧有肘肌、尺侧腕伸肌、拇长伸肌、食指伸肌。掌侧有指深屈肌和旋前方肌。

18. 在尺骨鹰嘴处牵开尺侧腕屈肌前，应分清和保护尺神经。

19. 在尺骨掌侧或是背侧放置内固定物时，小心不要让内固定物突起于皮下（图 14.3b）。

闭合切口

20. 松止血带。

21. 冲洗伤口，电刀电凝止血，必要时放置引流条。

22. 尽可能用可吸收线将旋前圆肌、旋前方肌、旋后肌缝在骨膜上。

23. 松解皮下组织，深筋膜不缝合。

24. 用不可吸收线间断缝合皮肤或连续皮下缝合以关闭伤口。

25. 敷料包扎伤口，并用衬垫的掌侧夹板固定患腕，长臂夹板适合固定桡骨小头骨折或远侧尺桡关节。最后用吊带将前臂挂于胸前。

26. 如果怀疑伤口处张力会增大，可先将伤口敞开，临时用橡皮带保护皮缘，2~3 天后，可做延期缝合，或做中厚皮片移植。

27. 若伴有骨筋膜间压力过高，可以通过延期缝合伤口和（或）中厚皮片移植达到减压的目的。

28. 严重的伤口感染和软组织损伤可能也需延期缝合伤口，在受伤 1 周内，软组织缺损处用带血管蒂的组织覆盖，而骨移植要到软组织完全修复后才能进行。

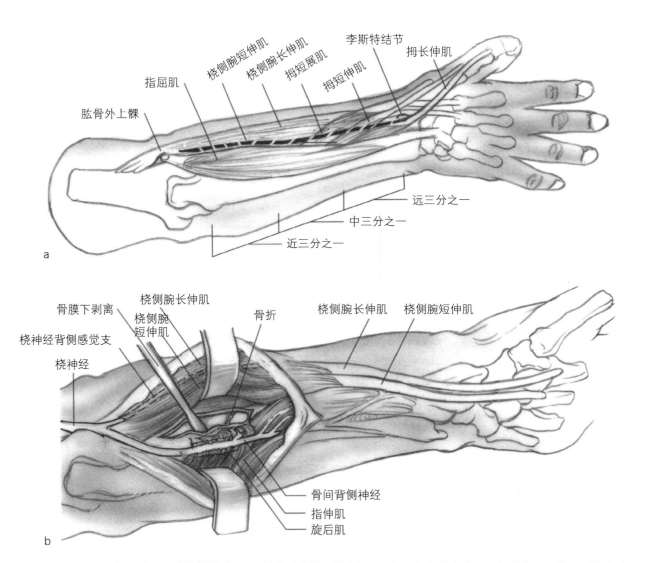

图 14.2 a. 后侧入路：沿肱骨外髁到 Lister 结节连线做一纵向切口，切口的长度取决于骨折的类型和位置。沿皮肤切口切开前臂筋膜。b. 后侧入路：（近侧和中段 1/3）分开桡侧腕短伸肌腱与指伸肌腱的肌间隙，认清骨间背侧神经。在旋后肌腱中，小心自远端向近端分离该神经。从桡侧松解。如果需要暴露桡骨中段则需要将拇长展肌和拇短伸肌剥离并牵开，并向远端延伸

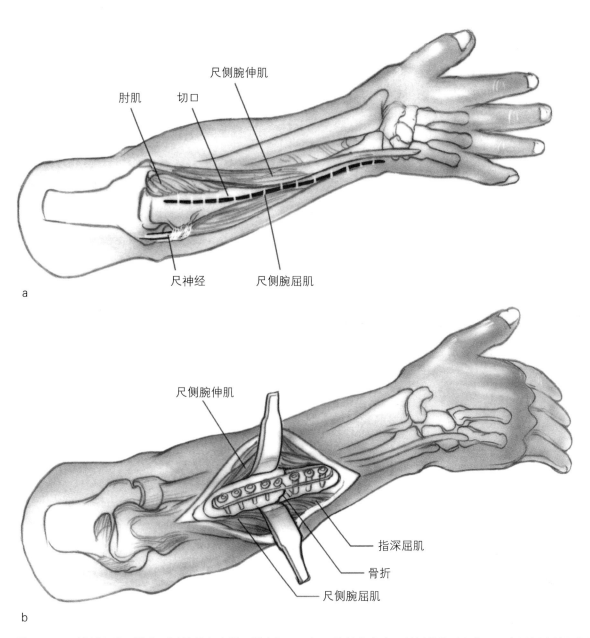

图 14.3 a. 尺侧入路：沿皮下尺骨的方向做一纵向切口，切口的长度取决于骨折的类型和位置。在尺侧腕伸肌与尺侧腕屈肌之间切开筋膜，在近端，则在尺侧腕屈肌与肘肌之间切开筋膜。b. 用 3.5 mm 自动加压钢板在背侧固定尺骨中段的骨折端

延伸阅读

1. Bot AG, Doornberg JN, Lindenhovius AL, Ring D, Goslings JC, van Dijk CN. Long-term outcomes of fractures of both bones of the forearm. J Bone Joint Surg Am 2011;93(6):527–532

2. Bottlang M, Lesser M, Koerber J, et al. Far cortical locking can improve healing of fractures stabilized with locking plates. J Bone Joint Surg Am 2010;92(7):1652–1660

3. Catalano LW III, Zlotolow DA, Hitchcock PB, Shah SN, Barron OA. Surgical exposures of the radius and ulna. J Am Acad Orthop Surg 2011;19(7):430–438

4. Godina M. Early microsurgical reconstruction of complex trauma of the extremities. Plast Reconstr Surg 1986;78(3):285–292

5. Jones DB Jr, Kakar S. Adult diaphyseal forearm fractures: intramedullary nail versus plate fixation. J Hand Surg Am 2011;36(7):1216–1219

6. Loeffler BJ, Green JB, Zelouf DS. Forearm instability. J Hand Surg Am 2014;39(1):156–167

7. Means KR Jr, Graham TJ. Disorders of the forearm axis. In: Wolfe SW, Hotchkiss RN, Pederson WC, Kozin SH, eds. Green's Operative Hand Surgery. 6th ed. Vol. 1. Philadelphia, PA: Elsevier Churchill Livingstone; 2011:837–868

8. Noonan KJ, Price CT. Forearm and distal radius fractures in children. J Am Acad Orthop Surg 1998;6(3):146–156

9. Perren SM. Evolution of the internal fixation of long bone fractures. The scientific basis of biological internal fixation: choosing a new balance between stability and biology. J Bone Joint Surg Br 2002;84(8):1093–1110

10. Schulte LM, Meals CG, Neviaser RJ. Management of adult diaphyseal both-bone forearm fractures. J Am Acad Orthop Surg 2014;22(7):437–446

11. Tannan SC, Pappou IP, Gwathmey FW, Freilich AM, Chhabra AB. The extended flexor carpi radialis approach for concurrent carpal tunnel release and volar plate osteosynthesis for distal radius fracture. J Hand Surg Am 2015;40(10):2026–2031.e1

12. Wei SY, Born CT, Abene A, Ong A, Hayda R, DeLong WG Jr. Diaphyseal forearm fractures treated with and without bone graft. J Trauma 1999;46(6):1045–1048

15

前臂筋膜切开术

著者：Michael S. Bednar，Frank J. Gerold

摘 要

骨筋膜室综合征是公认应得到及时适当治疗的为数不多的骨科急症之一。手术治疗的基本原理是在患肢开放筋膜隔减压。在本章中，我们重点讲述前臂筋膜室综合征的诊断和手术治疗的要点。前臂筋膜间室综合征的诊断首先始于病史和体格检查。前臂的间室综合征通常与创伤相关，诸如前臂骨折以及挤压伤。还与其他损伤有关，如电击后、静脉血外渗或药物治疗，以及上肢缺血再灌注综合征。骨筋膜室综合征的成人中最常见的五个症状是：与受伤程度不相称的疼痛以及受累肌肉的被动伸展（这是最敏感的），感觉异常，瘫痪，肤色苍白，无脉（通常是最后发现）。在儿童患者中，烦躁和焦虑使得镇痛要求越来越高。对骨筋膜室综合征来讲，测量前臂和腿部的隔室压力是非常有效的诊疗手段。对于因插管或精神状态改变而无法对病史和体格检查作出反应或配合的患者，室压测量尤其有用。

关键词：骨筋膜室综合征；前臂；上肢；筋膜切开术

适应证

1. 前臂筋膜间隔室压力增高：
   （1）筋膜间隔室压力超过舒张压 30 mmHg。
   （2）或比舒张压底限高出 20 mmHg。
2. 肢体缺血超过 6 小时或血管重建术后。

3. 尺骨桡骨骨折切开复位内固定合并严重的挤压伤。
4. 电击伤。

禁忌证

患者无骨筋膜室综合征的临床症状。

术前准备

完备的术前神经血管检查。

特殊器械、体位和麻醉

1. 患者取仰卧位，臂部放在手展台上。
2. 臂部上止血带。
3. 采用全身麻醉或局部麻醉（不使用 Bier 阻滞）。
4. 常规小关节矫形器械。

建议和要点

1. 要争取在前臂筋膜间隔室压力开始升高后的 6 小时内，切开减压。
2. 除了前臂背侧和掌侧室中的肌肉，需要释放的结构还有纤维乳头、活动筋膜（肱桡肌筋膜、桡侧腕长伸肌和桡侧腕短伸肌）和腕横韧带。因此，皮肤切口一定要从肘延伸到掌中部。
3. 正中神经在前臂远侧 6~8 cm 处指浅屈肌下方穿出。故在此区域做皮肤切口应靠近尺侧，以便使神经有足够的软组织覆盖。

4.除前臂筋膜外，个别肌肉的肌腱外膜应该被切开，包括前臂深肌（拇长屈肌、指深屈肌、旋前方肌）。

陷阱和误区

1.术毕，应避免露出正中神经。

2.术中避免损伤皮神经。

3.不要缝合伤口，如果可能，伤口应敞开，或用橡皮带、血管环或缝合钉部分关闭伤口。

术后护理

1.将患肢末端抬高，高于心脏的水平。

2.只要患者感觉舒适，尽早鼓励做指间的主动和被动活动。

3.首次手术后的48~72小时，可将患者送至手术室，行二次"观察"手术，进行清创和关闭伤口（延期缝合或行半厚皮瓣移植）。

手术技术

1.患者取仰卧位，臂部放置在手展台上。

2.臂部近端上止血带。

3.前臂部常规消毒铺巾。

前侧筋膜间隔室减压

4.切口起始于距肱骨内髁1~2 cm的尺神经管的前侧，沿肱桡肌向外侧至前臂中上1/3交界处，转向内侧并在前臂的下1/4处沿尺侧腕伸肌的外侧向下，到腕横纹处再转向外侧，最后移行为常规施行腕管松解术切口。可以通过从第三腕横纹间划一直线来找到腕管松解术切口，在切口的远端，要向掌部延伸3~4 cm（图15.1）。

5.在肱骨内髁处，要认清并保护前臂内侧皮神经，切口应在掌长肌腱的内侧，这样可以避免损伤正中神经的掌侧皮支。

6.切开前隔筋膜。

7.辨认并松解来自肱二头肌腱并向远侧及尺侧延伸的变性纤维束。

8.当心正中神经从前臂远端指浅屈肌出口。切开腕横韧带时保护远端神经。

9.在松解腕横韧带后，一般会减少尺神经的压力。如果在术前尺侧神经及血管已受压，或患者已出现明显的尺侧综合征，要考虑切开Guyon管。

（1）在尺侧腕屈肌下方，分辨出尺动脉及尺神经，尺动脉在外侧，因而易于找到。腕横韧带形成Guyon管底。

（2）在做前臂筋膜切开术时，要保护好神经与血管。在腕管的末端，尺动脉走向桡侧，最后形成掌浅弓。因为掌浅弓在感觉神经的掌侧，故在松解Guyon管和腕管时，要注意保护好尺动脉及掌浅弓。

（3）在保护好尺神经和正中神经之后，就要开始松解各个肌肉。一定要将掌深筋膜

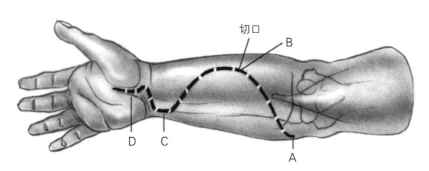

图15.1 切口起自肱骨内髁的前方（A），向桡侧延伸，切开前臂鼓起处（B），再在远侧尺侧近腕处做一皮瓣覆盖正中神经（C），最后切开腕管（D）

室内的肌肉（指深屈肌、拇长屈肌、旋前方肌）松解开（图 15.2）。

后侧筋膜间隔室减压

10. 一般来说，前侧筋膜切开减压可以减少后侧筋膜室的压力。

11. 在术中监测后侧筋膜室的压力，如果有异常，可行筋膜切开减压。

12. 切口位于肱骨外侧髁与 Lister 结节之间，起于距肱骨外侧髁 1~2 cm 远侧，止于前臂中下 1/3 交界处（图 15.3）。

13. 避免损伤前臂后侧皮神经，要切开指伸肌腱及尺侧腕伸肌腱之间的筋膜（图 15.4）。

闭合切口

14. 松止血带，检查肌肉的血管状况。在多数情况下，初次做前臂松解后，血供差的肌肉在清创前 48 小时内需反复多次检查。但是，为了防止感染，最好在第一次手术时彻底清除所有坏死的肌肉。

15. 不要缝合筋膜，只需先将腕管处的皮肤缝合。用无菌的血管环和血管钉部分缝合伤口。结扎止血。将血管环打结，并将其钉在近侧伤口转弯处 2 cm，令伤口两侧靠拢，不断在伤口上穿血管环，再钉在伤口上。

16. 直接用湿的敷料覆盖伤口，再用大而干的敷料覆盖外加石膏夹板固定。

17. 送患者回恢复室，将患臂高于心脏水平放置。

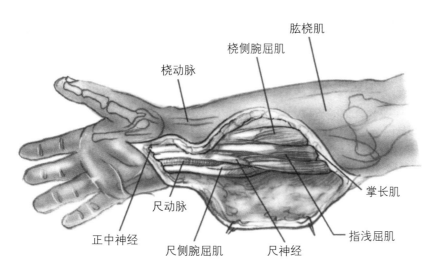

图 15.2　将皮瓣牵开，显露出前臂掌侧的肌肉

肱桡肌

桡侧腕屈肌

桡动脉

尺动脉

正中神经

尺侧腕屈肌

尺神经

掌长肌

指浅屈肌

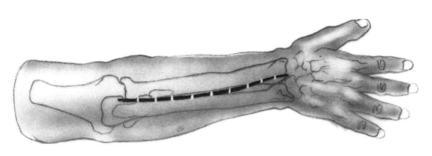

图 15.3　前臂后侧筋膜切开术切口位于桡骨外、桡侧腕长伸、桡侧腕短伸肌、拇长伸肌与 Lister 结节之间

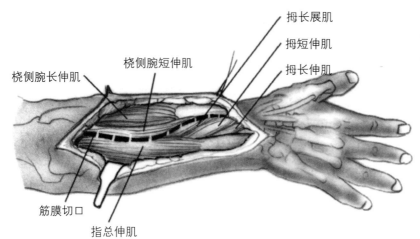

桡侧腕长伸肌
桡侧腕短伸肌
拇长展肌
拇短伸肌
拇长伸肌
筋膜切口
指总伸肌

图 15.4　将皮瓣牵开，显露出前臂背侧的肌肉

虚线表示筋膜的切口

延伸阅读

1. Shuler MS. Compartment syndrome. In: Browner BD, Jupiter JB, Krettek C, Anderson PA, eds. Skeletal Trauma: Basic Science, Management, and Reconstruction. 5th ed. Philadelphia, PA: Saunders; 2014:437–463

2. Gulgonen A. Compartment syndrome. In: Wolfe SW, Hotchkiss RN, Pederson WC, Kozin SH eds. Green's Operative Hand Surgery. 6th ed. New York, NY: Churchill Livingstone; 2010:1929–1948

16

腕管综合征的松解

著者：Charles Carroll IV，Patrick Palsgrove

摘 要

　　腕管综合征是矫形外科和手外科医师面临的一个常见问题。最常见的症状就是拇指、食指、中指及环指桡侧出现麻木、刺痛和放射痛。疼痛是多样的，尤其夜间症状更加明显。如果夹板固定和保守治疗都失败，那么手术则是最佳的治疗方案。腕横韧带切开松解术可以大大缓解症状，并且在术后 3~6 个月的时间内完全康复。门诊患者在局麻下就可以进行正中神经和腕管的松解。本文描述的这种方式对于矫形外科和手外科医师治疗腕管综合征是安全且有效的。

　　关键词：腕管综合征；腕横韧带；正中神经

适应证

1. 排除颈神经根炎、臂丛病变、旋前肌综合征、神经撕裂等，正中神经分布区出现持续的麻木、针刺感、疼痛和肌无力。
2. 体格检查阳性（Tinel 征、Phalen 征、压腕试验及可能的鱼际肌无力或萎缩）。
3. 非手术治疗无效（夹板固定和类固醇注射）。

禁忌证

1. 临床病史不详和体格检查不确切。
2. 在体格检查阴性中，电生理检查阴性为相对禁忌证。

3. 心理和社会经济问题可影响手术的效果。

术前准备

1. 完备的病史和体格检查。
2. 腕关节正侧位 X 线平片。
3. 考虑行电生理检查。
4. 考虑并发症。
5. 知情同意时，设定康复的目标和期望。

特殊器械、体位和麻醉

1. 患者仰卧，手放于手术台上。
2. 上肢上止血带，压力为 250 mmHg。
3. 手外科器械和低倍放大镜。
4. 若考虑神经松解，需准备显微镜。
5. 局麻或区域阻滞麻醉。
6. 考虑围手术期间抗感染治疗。

建议和要点

1. 暴露时充分止血。
2. 松解腕横韧带之前，注意分清掌浅弓、Guyon 管（腕部尺神经管）和腕管。
3. 用一个光滑的、弯的血管钳在腕横韧带下方锐性分离组织，用弯的、钝头剪刀剪断近端腕横韧带或前臂筋膜。
4. 沿正中神经尺侧分离时，避免损伤其运动支，该运动支可位于韧带下方或横跨韧带。
5. 要熟悉尺侧指神经在中指和环指的走行。

6. 如果切口超过腕横纹，需在掌长肌腱的尺侧进行，这是为了减少正中神经掌皮支损伤的风险，且切口需斜行通过腕横韧带，以降低皮肤挛缩的风险。

7. 最后，使皮缘在无张力下对合。

陷阱和误区

1. 避免损伤可见的正中神经掌皮支。

2. 避免延长止血带使用时间。

3. 避免在未辨清组织之前切断任何组织结构。

4. 避免损伤尺神经、正中神经（包括运动支）及掌弓。

5. 注意神经和血管结构的异常解剖。

术后护理

1. 选用厚纱布覆盖伤口，手指可自由活动，或选择掌侧石膏固定。

2. 术后立即进行手指活动，为患者提供合适的止痛药物。

3. 术后 48~72 小时患肢需抬高和冰敷。

4. 术后 3~5 天更换敷料，去除石膏外固定。

5. 指导术后伤口护理。

6. 术后 10~14 天伤口拆线。

7. 制订合理的手部治疗和重返工作的计划。

8. 术后 2~3 个月可自由活动腕关节，6~12 个月可全强度活动。

9. 评估术后麻木和刺痛症状的缓解。

10. 术后对感觉、鱼际萎缩和肌力变化的随访。

手术技巧

手术入路

1. 患者仰卧位，患肢搁置在手桌或伸展台上，上臂近端绑止血带。

2. 常规的无菌方式准备和包裹患肢远端。

3. 掌心朝上放置在手持设备上并妥善固定。

4. 术者坐在患肢的内侧。

5. 做一长 3~4 cm 的纵向切口。

6. 切口应位于大鱼际纹尺侧 0.5 cm，且与第三指蹼间隙成一直线，常规的手术切口远端需延长至掌横纹（图 16.1）。

7. 需小心地分离皮下脂肪层，注意保护掌皮神经小的分支，因为这些小分支可能横向穿过切口近端。

8. 保护正中神经，锐性切开掌筋膜（图 16.2）。

腕管的松解

9. 定位腕横韧带的远端，此处的韧带会变薄，在掌浅弓和腕横韧带远端之间切开腕横韧带（图 16.3）。

10. 使用光滑的、弯的血管钳在腕横韧带下方进行解剖分离。在正中神经的尺侧进行操作，避免损伤在 Guyon' 管内走行的尺神经，同时更多地识别腕管的背侧结构。

11. 锐性分离和切开腕横韧带，避免损伤正中神经和尺神经之间的交通支（图 16.4）。

12. 在直视下，用钝头剪刀切开近端前臂筋膜 2~3 cm，以容许一个手指通过该筋膜为准。

13. 如果仍有残存的局部压迫，可考虑行额外松解术。

闭合切口

14. 松止血带。

15. 生理盐水冲洗和双极电凝止血。

16. 皮缘用 0.5% 的丁哌卡因局麻，5-0 缝线间断闭合切口。

17. 用宽松的厚纱布覆盖切口，以使手指可自由活动。

18. 鼓励术后即刻手指活动和轻度使用。

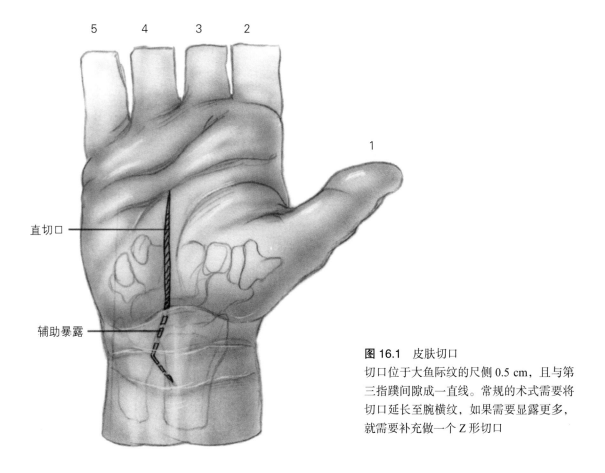

图 16.1 皮肤切口
切口位于大鱼际纹的尺侧 0.5 cm，且与第三指蹼间隙成一直线。常规的术式需要将切口延长至腕横纹，如果需要显露更多，就需要补充做一个 Z 形切口

直切口

辅助暴露

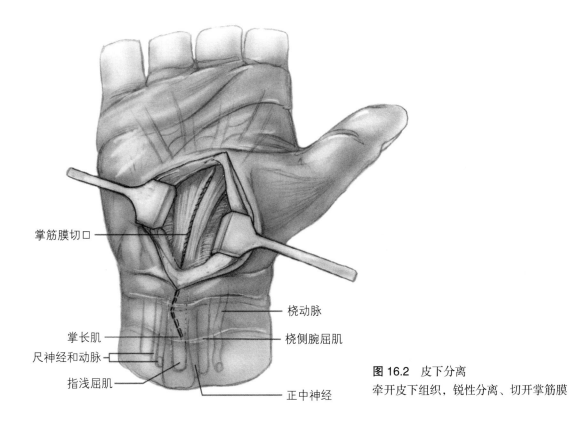

掌筋膜切口

桡动脉

掌长肌

桡侧腕屈肌

尺神经和动脉

指浅屈肌

正中神经

图 16.2 皮下分离
牵开皮下组织，锐性分离、切开掌筋膜

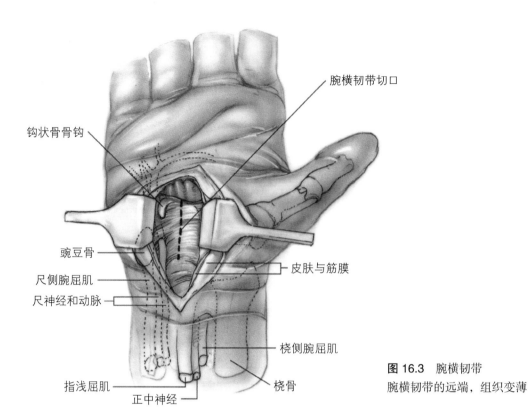

图 16.3　腕横韧带
腕横韧带的远端，组织变薄

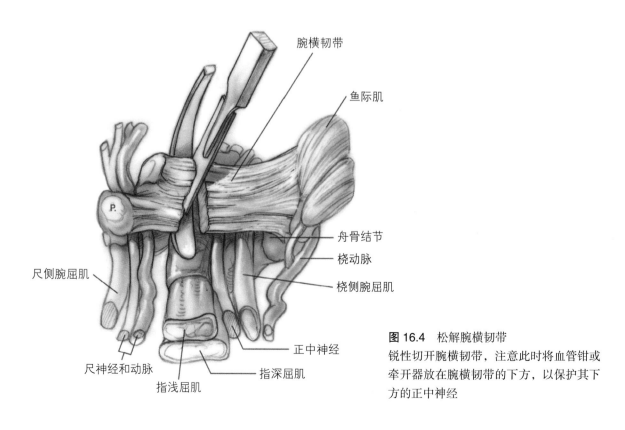

图 16.4　松解腕横韧带
锐性切开腕横韧带，注意此时将血管钳或牵开器放在腕横韧带的下方，以保护其下方的正中神经

延伸阅读

1. Brown RA, Gelberman RH, Seiler JG III, et al. Carpal tunnel release. A prospective, randomized assessment of open and endoscopic methods. J Bone Joint Surg Am 1993;75(9):1265–1275

2. Keith MW, Masear V, Amadio PC, et al. Treatment of carpal tunnel syndrome. J Am Acad Orthop Surg 2009;17(6):397–405

3. Lozano-Calderón S, Anthony S, Ring D. The quality and strength of evidence for etiology: example of carpal tunnel syndrome. J Hand Surg Am 2008;33(4):525–538

4. Phalen GS. The carpal-tunnel syndrome. Seventeen years' experience in diagnosis and treatment of six hundred fifty-four hands. J Bone Joint Surg Am 1966;48(2):211–228

5. Tomaino MM, Plakseychuk A. Identification and preservation of Palmar cutaneous nerves during open carpal tunnel release. J Hand Surg [Br] 1998;23(5):607–608

6. Verdugo RJ, Salinas RS, Castillo J, Cea JG. Surgical versus non-surgical treatment for carpal tunnel syndrome. Cochrane Database Syst Rev 2003;(3): CD001552

17

第一掌骨基底部骨折的手术修复

著者：Michael S. Gart, Matthew A. Bernstein，David M. Kalainov

摘　要

　　第一掌骨基底部骨折往往通过非手术治疗即可以得到比较满意的结果。如果不能确定骨折可以从手术治疗中获益，盲目手术则可能导致对线不良、伴有疼痛的腕掌关节炎以及对手的功能造成损害。本章中，我们对第一掌骨基底部骨折的评估、手术指征以及普遍接受的手术修复技术进行回顾。

　　关键词：拇指；掌骨骨折；Bennett 骨折；Rolando 骨折；手术

适应证

1. 闭合复位不佳者：

　　（1）掌骨基底部骨折成角 >30°。

　　（2）关节内骨折，移位 >1~2 mm。

　　（3）关节面嵌插骨折。

　　（4）拇指腕掌关节半脱位 / 脱位。

2. 复位良好，但石膏不能维持位置者。

3. 开放性骨折。

4. 合并软组织损伤，提供了较好手术入路者（如烧伤）。

禁忌证

1. 石膏固定的无移位的骨折。

2. 患者依从性差或合并严重的内科疾病。

3. 手无功能者（相对禁忌证）。

术前准备

1. 患手应拍摄正位、侧位和斜位 X 线片。

2. 患侧拇指腕掌关节准确的正位（Robert's view）和侧位（Bett's view）X 线片。

3. 健侧拇指腕掌关节的正位和侧位 X 线片（对比用）。

4. 关节内损伤通过 X 线片难以评估者，需行 CT 检查。

5. 骨折的分类：

　　（1）关节外的掌骨基底部骨折。

　　（2）关节内两部分骨折（Bennett 骨折）。

　　（3）关节内三部分骨折（Rolando 骨折）。

　　（4）关节内粉碎性骨折。

6. 检查有无合并伤（包括肌腱断裂、掌骨骨折和掌指关节不稳）。

7. 记录神经、血管的功能状态。

8. 固定方法的选择：克氏针、断端螺钉固定、钢板加螺钉固定、外固定。

9. 向患者交代拇指掌骨骨折手术治疗常见的手术并发症。

特殊器械、体位和麻醉

1. 患者仰卧位，患肢置一个手伸展台。

2. 上肢绑气囊止血带，包括患侧的前臂。

3. 局麻或全麻。

4. 低倍放大镜（2.5×）。

5. 双极电刀和吸引器。

6. 普通托盘和常规骨科器械（包括组织剪、牵开器、牙科探针、锐利的尖头复位钳、骨膜剥离器、万能牵开器、刮匙、小骨锉、锤子）。

7. 标准的或微型 C 臂透视机。

8. 电钻和克氏针（0.07、0.09、0.11 cm）。

9. 内固定器械：直径 2.0 mm 及 2.4 mm 螺钉、钢板（各种型号的锁定型或普通型），固定关节内小骨折块的小螺钉（1.0 mm 及 1.5 mm）及钢板。

10. 根据情况选择合适的外固定器械，如微型外固定器（强生 – 辛迪思公司，美国宾夕法尼亚州西切斯特市）。

11. 关节内骨折计划在关节镜辅助下行切开复位时，需准备关节镜手牵引塔和 1.9 mm 关节镜。

建议和要点

1. 在止血带充气之前，行静脉滴注抗生素。

2. 第一掌骨尺侧基底部的骨折碎片通常通过坚强的前斜韧带（即喙韧带）与大多角骨维持着解剖位置，该韧带对维持拇指腕掌关节的稳定性起着非常重要的作用。

3. 拇长展肌腱通常维持第一掌骨近端和基底部骨折远端的连接，该肌腱牵拉着整个掌骨轴的背部、桡侧和近端，并施加一种旋后力量，这些牵引力需要通过减少活动来抵消。

4. 大多数关节外不稳定型骨折（如基底部骨折）及关节内的两部分骨折（Bennett 骨折）可以通过闭合手法复位和经皮撬拨复位取得良好的治疗效果。

5. 有移位的三部分骨折（Rolando 骨折）也可以通过闭合复位和经皮撬拨复位取得良好的复位。但是，通过手术切开复位、钢板及螺钉内固定可以更精确地修复关节面和早期功能恢复。对于此类骨折，T 形、L 形和金字塔形钢板是理想的内固定方式。

6. 对于严重的骨缺损、粉碎性骨折、软组织损

伤或感染，稳定的外固定是非常适合的治疗方法。动态骨骼固定和牵引是静态外固定（例如克氏针斜向牵引、夹板和橡皮筋斜牵引）的替代方法。

7. 如果关节面缺损需要骨性支撑，植骨则是必需的。在桡骨远端和鹰嘴开一小的骨窗，用小刮匙就可以得到充足的松质骨。

8. 少数拇指腕掌关节的关节面软骨均遭破坏的患者中，可以选择关节融合。

陷阱和误区

1. 在固定时，避免损伤拇指屈肌腱和伸肌腱。

2. 回顾桡神经背侧感觉支、前臂外侧皮神经、正中神经掌皮支和腕关节桡动脉分支的解剖，避免在经皮撬拨和手术操作过程中造成损伤。

3. 避免过多骨膜下和鱼际肌的剥离。

4. 避免将前斜韧带从第一掌骨基底部剥离。

5. 避免明显的皮下异物突起感，这将阻碍肌腱的滑动而造成拇指僵硬、疼痛和外观上的缺陷。

6. 选择固定的螺钉的直径不应超过骨折块长度或宽度的 30%，如果螺钉相对于骨折块过大，有造成医源性骨折的风险。

7. 在老年患者群体中，治疗不要过于激进。这是因为，若术前早已存在的退行性拇指腕掌关节炎，手术干预没有任何优势。

术后护理

1. 敷料轻度包扎伤口，拇指用人字石膏外固定。

2. 术后 3~5 天拆除敷料，并用拇指塑型夹板固定。如果夹板固定太紧，则更换成内有衬垫的、牢固的玻璃纤维结构的拇指人字形石膏。

3. 暴露拇指的指间关节，术后即鼓励患者进行拇指指间关节和其余所有手指的活动。

4. 术后 2 周左右拆线。

5. 如果内固定稳定，并且没有超过关节面，拆线之后就可进行拇指腕掌关节的活动。

6. 治疗期间，针道引起浅表感染的风险会增大，应口服抗菌药物。

7. 术后 4~6 周，如果 X 线显示骨折已愈合，则移除牵引针和外固定装置。

8. 术后 6 周开始行轻度的肌力锻炼，术后 6~8 周移除夹板。

9. 如果内植物出现激惹或突出明显，可在骨折愈合后考虑取出。

手术技术

闭合复位和经皮撬拨复位

1. 基底部骨折：
   （1）纵向牵引掌骨远端，并轻度旋前、后伸，然后手指按压住骨折顶点，使之复位。
   （2）用两根 0.11 cm（0.045 英寸）的克氏针固定（图 17.1a）。

2. Bennett 骨折：
   （1）先纵向牵引拇指掌骨远端，并轻度旋前和外展，同时手指按压拇指腕掌关节的手背桡侧缘。
   （2）用两根 0.11 cm（0.045 英寸）的克氏针固定，不必对掌尺侧小骨块同时进行固定（图 17.1b）。

3. Rolando 骨折和粉碎性骨折：
   （1）纵向牵引拇指掌骨远端。
   （2）用尖嘴复位钳进行复位，用两根或多根克氏针固定。
   （3）考虑合并使用外固定。

切开复位内固定——桡掌侧入路（Wagner 切口），基底部骨折，Bennett 骨折，Rolando 骨折和粉碎性骨折

1. 在拇指掌骨段，在背侧毛际区和掌侧光滑区的皮缘分界线处纵向切开。在腕横纹远端，将切口向尺侧缘做弧形延伸，直至桡侧腕屈肌腱的桡侧缘（图 17.2a）。

2. 钝性分离皮下组织，暴露第一掌骨基底部、鱼际肌和腕掌关节的关节囊。注意保护桡神经的感觉支和正中神经的掌皮支，该神经支走行可能和切口平行或交叉。前臂外侧皮神经和桡动脉的掌浅弓都可在术野近端看见。

3. 将鱼际肌（拇短展肌和拇对掌肌）从第一掌骨基底部掌侧进行骨膜下剥离，同时切断腕掌关节的关节囊。应避免损伤拇长展肌在掌骨基底部的止点（图 17.2b）。

4. 横行切开腕掌关节囊，切口尽量要小，以保留连接在大多角骨和无移位的掌骨骨折块之间的关节囊。尤其要注意关节囊正中变厚处，此为前斜角韧带，应特别加以保护。清洗和

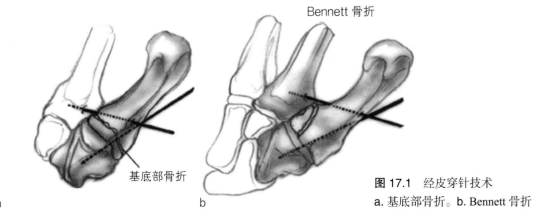

图 17.1 经皮穿针技术
a. 基底部骨折。b. Bennett 骨折

冲洗骨折断端（**图 17.2c**）。

5. 增加拇长展肌和拇短伸肌腱之间的间隙，利于放置内植物。

6. 在拇指掌骨上施加适当的复位力，并借助牙科探针、万能牵开器、克氏针和尖嘴复位钳来实现骨折块的复位。

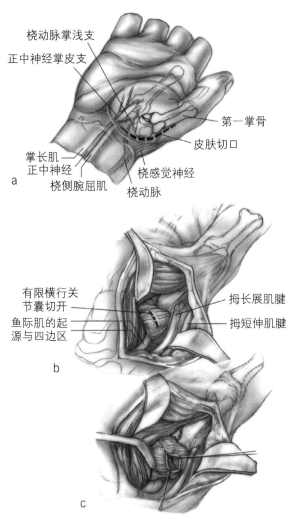

图 17.2　a. 在拇指掌骨段沿背侧毛际区和掌侧光滑区的皮缘分界线处纵向切开，在腕横纹远端，将切口向尺侧缘做弧形延伸，直至桡侧腕屈肌腱的桡侧缘。b. 将鱼际肌（拇短展肌和拇对掌肌）从第一掌骨基底部掌侧进行骨膜下剥离，应避免损伤拇长展肌在掌骨基底部的止点。c. 横向切开腕掌关节囊，切口尽量要小，尤其应该注意不要切断前斜韧带

7. 抬高关节软骨嵌插塌陷区，软骨下骨缺损区行骨移植。

8. 用克氏针作临时固定。

9. 直视下确认骨折复位成功，并行 C 臂透视证实。

10. 最后，用克氏针、螺钉和钢板进行固定（**图 17.3**）。

外固定（静态结构）

1. 通过一小切口，用 1~2 根细针横穿第一掌骨干。穿针的位置应位于掌骨外侧的正中处，以避免限制鱼际肌和拇伸肌的活动。

2. 可在大多角骨、桡骨远端或第二掌骨分别植入额外的 1 或 2 根细针，同样应避开伸肌腱。

3. 检查与针相连的钳、连接杆，避免骨折，并拧紧装置。

4. 如果复位后，仍有明显的关节面移位，应考虑切开复位和克氏针内固定。关节软骨下的骨缺损，应行骨移植（**图 17.4**）。

闭合切口

1. 用 4-0 可吸收缝线缝合腕掌关节囊。

2. 用 4-0 可吸收缝线将鱼际肌缝合到骨膜，试图用软组织来覆盖内植物，但不限制肌腱滑动。

3. 缝合深层组织之后，松开止血带，并压迫止血。

4. 充分冲洗伤口后，用双极电凝凝固小的出血血管。

5. 闭合皮缘时，可用浅表缝合或皮内缝合。

6. 剪断针的过长的部分，并将尾端弯曲或用帽加以保护。

7. 轻度加压包扎并拇指人字石膏固定。

8. 用吊带将手臂临时固定在局麻时的体位。

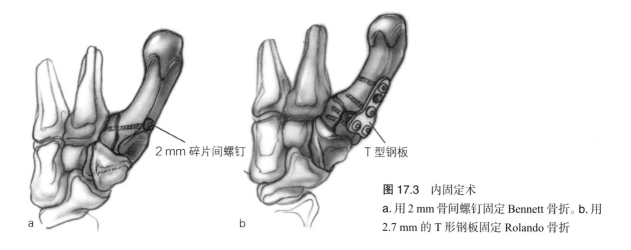

2 mm 碎片间螺钉

T 型钢板

图 17.3 内固定术

a. 用 2 mm 骨间螺钉固定 Bennett 骨折。b. 用 2.7 mm 的 T 形钢板固定 Rolando 骨折

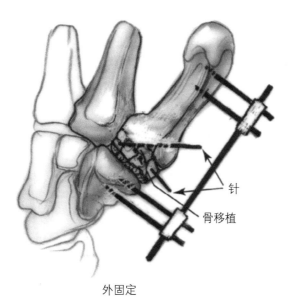

针

骨移植

外固定

图 17.4 用克氏针、外固定架和骨移植治疗粉碎性关节内骨折

延伸阅读

1. Buchler U, McCollam SM, Oppikofer C. Comminuted fractures of the basilar joint of the thumb: combined treatment by external fixation, limited internal fixation, and bone grafting. J Hand Surg Am 1991;16(3):556–560

2. Carlsen BT, Moran SL. Thumb trauma: Bennett fractures, Rolando fractures, and ulnar collateral ligament injuries. J Hand Surg Am 2009;34(5):945–952

3. Culp RW, Johnson JW. Arthroscopically assisted percutaneous fixation of Bennett fractures. J Hand Surg Am 2010;35(1):137–140

4. Day CS, Stern PJ. Fractures of the metacarpals and phalanges. In: Wolfe SW, Hotchkiss RN, Pederson WC, Kozin SH, eds. Green's Operative Hand Surgery. 6th ed. Vol. 1. Philadelphia, PA: Elsevier Churchill Livingstone; 2011:239–290

5. El-Sharkawy AA, El-Mofty AO, Moharram AN, Abou Elatta MM, Asal F. Management of Rolando fracture by modified dynamic external fixation: a new technique. Tech Hand Up Extrem Surg 2009;13(1):11–15

6. Foster RJ, Hastings H II. Treatment of Bennett, Rolando, and vertical intraarticular trapezial fractures. Clin Orthop Relat Res 1987(214):121–129

7. Gelberman RH, Vance RM, Zakaib GS. Fractures at the base of the thumb: treatment with oblique traction. J Bone Joint Surg Am 1979;61(2):260–262

8. Henry MH. Kirschner wire exposure in hand and wrist trauma. J Hand Surg Am 2015;40(10):2063–2064

9. Leibovic SJ. Treatment of Bennett's and Rolando's fractures. Tech Hand Up Extrem Surg 1998;2(1):36–46

10. Lutz M, Sailer R, Zimmermann R, Gabl M, Ulmer H, Pechlaner S. Closed reduction transarticular Kirschner wire fixation versus open reduction internal fixation in the treatment of Bennett's fracture dislocation. J Hand Surg [Br] 2003;28(2):142–147

11. Proubasta IR. Rolando's fracture of the first metacarpal. Treatment by external fixation. J Bone Joint Surg Br 1992;74(3):416–417

12. Soyer AD. Fractures of the base of the first metacarpal: current treatment options. J Am Acad Orthop Surg 1999;7(6):403–412

18

桡骨远端骨折：切开复位内固定术

著者：Chirag M. Shah

摘　要

　　桡骨远端骨折的骨折类型和稳定性各不相同。为了达到最佳的稳定和允许早期的功能恢复，需要对骨折类型和失效模式有足够的认识。本章将讨论背侧和掌侧入路用于掌侧钢板的放置、特殊骨块的固定和桥接钢板的放置。

　　关键词：桡骨远端骨折；切开复位内固定；掌侧钢板；特殊骨块的固定；桥接钢板

适应证

1. 闭合方式整复骨折复位不佳者。
2. 移位的背侧和掌侧剪切骨折（比如背侧和掌侧的 Barton's 骨折）。
3. 骨折累及月骨窝且骨块向掌侧和背侧移位。
4. 需结合外固定架 / 跨越钢板固定治疗桡腕骨折脱位及关节移位大于 2 mm 的复杂的、高能量的骨折。

禁忌证

1. 稳定的没有移位的骨折。
2. 可以通过闭合方式治疗的骨折。
3. 存在严重内科疾病或者依从性差的患者。
4. 对功能要求低的患者。
5. 局部有感染者。
6. 严重的软组织或者骨的缺失。

术前准备

1. 评估：
   （1）完整的血管神经学检查：正中神经损伤的症状并不少见，正中神经压迫症状加重需要通过腕管减压来解决。
   （2）存在相关损伤（例如：舟状骨骨折，舟月骨脱位，远端桡尺关节不稳，骨筋膜室综合征）时需抬高患肢。
2. X 线评估：
   （1）正位片 / 侧位片 / 斜位片，对侧腕关节的对比摄片是有帮助的。
   （2）确定骨折类型：关节外，关节内，关节间隙如何，移位方向，移位程度，粉碎程度，是否累及尺骨茎突。
   （3）全面理解骨折的类型比单纯描述骨折的分型更重要。
   （4）如果复杂骨折在 X 线片上不能显示清楚，可以考虑计算机断层扫描（CT）。CT 比 X 线更可靠，更能明确关节的情况。
3. 根据术前评估，为患者提供可能的治疗选择，包括掌侧钢板、特殊骨块固定、外固定和跨越钢板固定。
   着重讨论各种固定方法带来的潜在的并发症。

特殊器械、体位和麻醉

1. 体位：仰卧位，患肢放在侧方手术台上。
2. 上肢扎气动止血带。

3. 常用的手托盘与常规骨科器械。

4. 微型透视装置。

5. 熟悉钢板系统。具有固定角度的螺钉和万向螺钉的各种系统是可用的。

 精确的钢板系统并不十分重要，只要熟悉系统和它的优点、局限性，以及适用的骨折类型。

6. 术中牵引有时候是必要的，可以使用临时的外固定或者更普通的指套牵引。

7. 手术可以在局部麻醉或全身麻醉下进行。

建议和要点

1. 止血带充气前静脉注射抗生素。

2. 如果没有禁忌，患者应口服维生素 C（每日口服 500 mg × 50 天），以预防复杂的区域疼痛综合征。

3. 明确骨折类型是制订手术入路和骨折固定方法的关键。

4. 骨移植（自体 / 同种异体骨 / 骨移植替代物）在严重粉碎和（或）骨缺损的情况下也许是必要的。尤其要考虑关节面塌陷需要软骨下支撑的骨折。

5. 复杂骨折有时需要切开复位内固定和外固定，以获得桡骨远端的稳定。术中可以先用外固定装置来帮助骨折复位。在罕见的广泛的背侧和掌侧都粉碎的情况下，除了临时的外固定固定桡骨远端外，还需要钢板内固定。

6. 随着微创桥接钢板固定术的出现，以前用外固定治疗的骨折可以使用跨桡腕关节的桥接钢板治疗。桥接钢板板作为"内固定器"运用整复原则来复位骨折。

7. 没有必要在钢板的每一个孔中拧入螺钉。

8. 可以使用克氏针临时固定。

 如果通过桡骨茎突穿入，应使用单独的皮肤切口来保护桡神经浅支。

9. 当将螺钉置入桡骨远端时，要注意正常的桡偏和掌倾，以避免不慎将螺钉拧入关节。

10. 考虑到术后伸肌支持带要接近原来的长度，术中采用阶梯状切口，这样也有助于伤口的愈合。

11. 肱桡肌切开有助于远端骨折骨块的固定和复位。

12. 对于亚急性骨折和具有显著不恰当背倾的骨折，考虑要旋转近端的骨块，需切开背侧的骨膜，以允许远端骨折块的充分活动和矫正掌倾。

13. 在完成手术前评估下尺桡关节的稳定性。

陷阱和误区

1. 避免过度牵拉神经血管组织。

 在旋前方肌与正中神经之间使用自持牵开器有助于避免牵拉损伤。

2. 不要破坏掌侧关节囊，因为桡腕掌侧韧带损伤可能导致腕关节不稳。

3. 避免肌腱与钢板直接接触，这可能会导致肌腱激惹，最终会使肌腱断裂

（1）采用掌侧入路，修复保留的旋前方肌作为软组织屏障覆盖钢板。避免将钢板放置在分水岭以远以避免钢板的突出。如果骨折需要远端放置钢板，则考虑骨折愈合后移除钢板。

（2）采用背侧入路，骨膜下剥离第四伸肌间室，保留骨膜和腱鞘。伸肌支持带可作为桡侧腕伸肌和背侧钢板之间的理想缓冲物。

4. 对老年患者治疗不要太过激进。因为骨质疏松，内固定非常困难且作用不大。要求不高的老年人，相对于年轻患者来说更能耐受畸形。

术后护理

1. 术后，应用厚的纱布敷料覆盖伤口。腕关节掌托石膏固定，手指可以自由活动。

2. 如果骨折稳定性欠佳，可以用高分子树脂夹板固定。

3. 区域麻醉时需将前臂悬吊。

4. 术后鼓励患者立即进行手指锻炼。一些患者受益于职业治疗师的帮助。

5. 不要忽视肩肘关节的锻炼。

6. 如果在术中证实内固定足够稳定，那么在术后早期可以开始积极的功能锻炼。

7. 在使用外固定 / 跨越钢板固定时，一旦骨折获得稳定，通常就可以移除固定物 / 板。

手术技术

背侧入路

1. 患者仰卧，将患肢放在手台上。上臂放置一个带衬垫的气动止血带。

2. 旋转手术台，为助手和透视装置留出位置。

3. 常规消毒铺巾。根据外科医师的偏好，如果需要自体骨移植，则消毒铺巾范围包括髂嵴或尺骨鹰嘴。

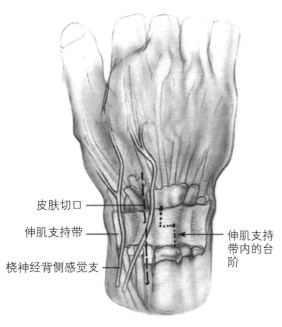

皮肤切口
伸肌支持带
桡神经背侧感觉支
伸肌支持带内的台阶

图 18.1 皮肤切口
沿 Lister 结节做一纵向直切口。识别并保护小静脉和背侧桡神经感觉支

4. 通过几个间室来暴露桡骨背侧。最常用的间隙在第二和第四伸肌间室之间。沿 Lister 结节做纵向皮肤切口（**图 18.1**）。

5. 分离组织时，仔细识别并保护小静脉和背侧桡神经感觉支。

6. 第三伸肌间室应充分松解，并将拇长伸肌腱牵向桡侧。

7. 骨膜下剥离并提起第二和第四伸肌间室。第二伸肌间室肌腱和拇长伸肌腱牵向桡侧。第四伸肌间室肌腱牵向尺侧。避免损伤第四伸肌间室肌腱的腱鞘（**图 18.2**）。

8. 使用自动牵开器或手动牵开器以最大程度显露桡骨远端。

9. 如果需要暴露桡腕关节间隙，则切开腕关节背侧关节囊。切口横向或纵向均可。

10. 用自动牵开器和牙科探针撬拨抬高骨折块。指套牵引或外固定牵引也可以帮助骨折块的复位。

11. 如果存在实质性的骨缺损，应考虑自体骨移植。较小的缺损可以填充骨替代物以防止固定后塌陷。

12. 如果需要，可以用克氏针对骨折进行临时固定。

13. 根据骨折类型，可以用掌侧锁定支撑钢板固定骨折（**图 18.3**）。或者，根据骨量和骨折稳定性，将其他低切迹板（例如，针板或钩板）塑形并用于特殊骨块的固定（**图 18.4**）。

14. 术中透视以评估骨折复位、钢板 / 螺钉位置和骨折的稳定性。

掌侧入路

1. 患者体位和术前准备与背侧入路相同。

2. 建议使用钝性牵开器以避免损伤神经血管结构。

用旋前方肌作为软组织缓冲有助于保护正中神经免受过度牵拉。

3. 根据骨折类型，可以从前臂掌侧的桡侧或尺　　侧暴露桡骨远端。

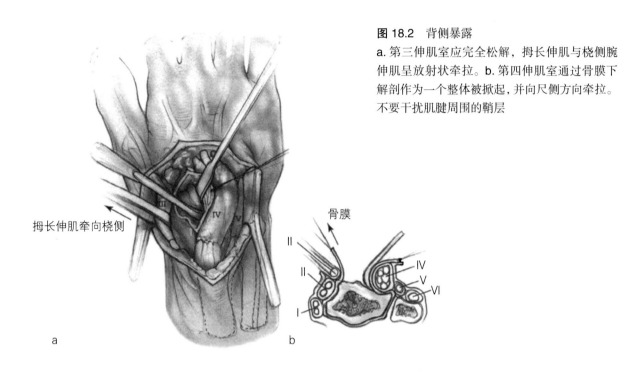

拇长伸肌牵向桡侧

骨膜

图 18.2　背侧暴露
a. 第三伸肌室应完全松解，拇长伸肌与桡侧腕伸肌呈放射状牵拉。b. 第四伸肌室通过骨膜下解剖作为一个整体被掀起，并向尺侧方向牵拉。不要干扰肌腱周围的鞘层

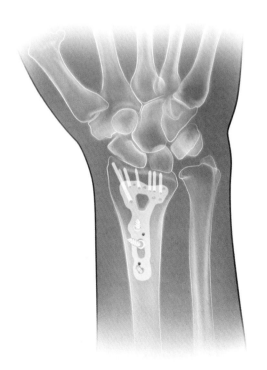

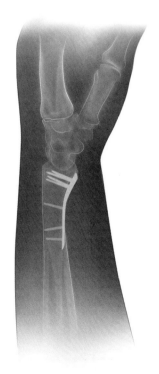

图 18.3　掌侧锁定支撑板
根据骨折类型，掌侧锁定钢板固定可获得稳定的固定

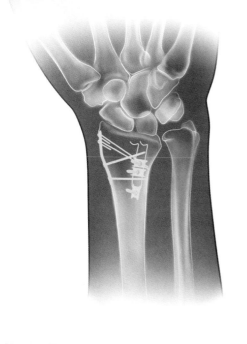
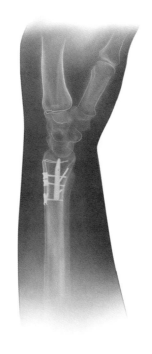
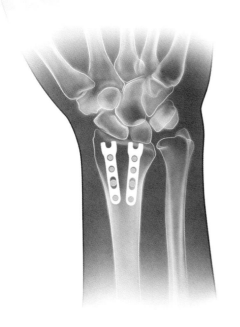
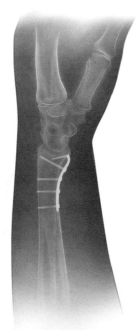

图 18.4 骨折块特异性固定
部分关节骨折可能需要骨折块
特异性固定

桡侧显露

桡侧入路是在桡侧腕屈肌腱鞘的底部进行暴露，而不是桡侧腕屈肌腱与桡动脉之间的间隙。暴露允许保留旋前方肌，但仅能有限地暴露桡骨远端的尺侧。为了避免正中神经掌皮支

的损伤，需另外做一切口进行正中神经的减压。

（1）经桡侧腕屈肌腱行纵向皮肤切口。打开肌腱腱鞘，并将桡侧腕屈肌牵向尺侧，然后打开肌腱腱鞘的底部。如果需要暴露视野，则注意保护正中神经的掌皮支。

（2）将屈肌腱和正中神经轻轻牵向尺侧暴露旋前方肌。沿其桡侧和远端边缘分离该肌肉，保留一小块肌肉组织以便以后修复（图18.5）。注意不要剥离掌侧桡腕韧带的起点并避免过度牵拉桡动脉和正中神经。

（3）将旋前方肌从桡侧牵向尺侧暴露骨折部位。

尺侧显露

尺侧入路是可以延伸的，它在尺侧腕屈肌腱/尺神经血管束与腕管内容物之间。此方式可进行腕管减压、前臂筋膜松解和显露桡骨远端尺侧。然而，大部分旋前方肌经常受损，而且桡骨茎突很难暴露。

（1）经腕管掌侧皮肤行纵向切口。切口沿尺侧向腕部延伸。当到达尺侧腕屈肌腱的桡侧缘时，切口转向前臂掌侧中线。

（2）沿皮肤切口方向切开掌筋膜和腕横韧带，

暴露腕管。沿尺侧腕屈肌腱的桡侧缘向近端松解前臂筋膜。

（3）在尺侧腕屈肌腱/尺神经血管束与腕管内容物的肌间隙进行分离，并将腕管内容物牵向桡侧。

（4）纵行切开旋前方肌并牵开显露桡骨远端。

（5）将大小合适的掌侧锁定支撑钢板塑性。从近侧向远侧分别拧入皮质骨螺钉，将掌侧骨块压向完整的背侧骨块（**图18.3**）。

（6）在评估关节内骨折复位时，避免打开掌侧腕关节囊。用透视和X线平片评估复位。微创的背侧关节切开术或诊断性腕关节镜检查可能有助于评估复位。

跨越钢板固定物（桥接钢板）

（1）在止血带控制下进行手术，患者体位和准备类似于背/掌侧入路。

（2）在第二或第三掌骨骨干中段（取决于固

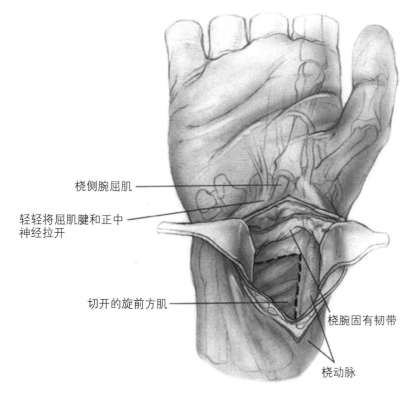

图18.5 掌侧暴露

轻轻将屈肌腱和正中神经拉向尺侧，露出旋前方肌。将该肌肉沿着其桡侧和远端边缘分开，保留一小袖带状组织方便缝合修复

桡侧腕屈肌

轻轻将屈肌腱和正中神经拉开

切开的旋前方肌

桡腕固有韧带

桡动脉

定偏好）上方做长约 4 cm 的切口。牵开伸肌腱并放置钢板。

（3）在桡骨的桡背侧做第二个切口，长 4~6 cm，切口离最近端骨块至少再向近端延伸 4 cm。使用的钢板决定了切口的长度（图 18.6）。

（4）桡骨远端桥接钢板通过两个切口放置 1 个 2.4/2.7 mm 跨越钢板。

①我们倾向于将钢板穿过腕关节背侧的第二伸肌间室下方，然后固定到第二掌骨，这样可以避免伸肌腱的粘连。

②或者，将钢板穿过第四伸肌间室放置并固定到第三掌骨。

（5）有限切开暴露关节可以复位和稳定关节内骨折以及植骨。

（6）固定在掌骨以后，通过牵引、夹紧 / 固定至桡骨（图 18.7）。

（7）避免严重粉碎性骨折的旋转复位不良，保持大约 60° 旋前位将钢板夹紧 / 固定到桡骨上。

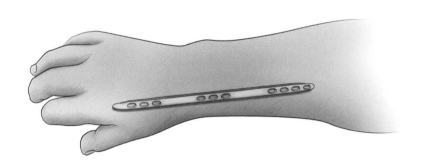

图 18.6 背侧桥接钢板的皮肤切口
以桥接板为模板，可以在第二掌骨和桡骨轴上标记皮肤切口

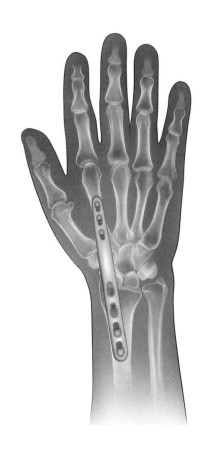
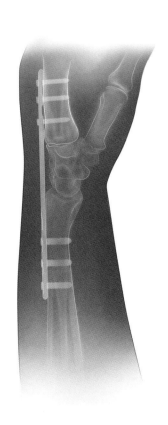

图 18.7 背侧桥接钢板
桥接钢板可以从第二掌骨到桡骨干，沿韧带轴线放置，以复位和固定骨折

闭合切口

1. 充分冲洗伤口，然后用3-0或4-0可吸收缝线（掌侧入路：旋前方肌；背侧入路：伸肌支持带）修复深部软组织。确保钢板与肌腱之间有软组织屏障。

2. 在修复伸肌支持带时，不需要修复拇长伸肌腱腱鞘。将拇长伸肌腱放在被修复的伸肌支持带的上方。

3. 缝合深部组织后，松止血带，用电刀充分止血。

4. 为防止血肿形成，可以放置引流并在术后拔除。

5. 皮肤用间断缝合或是皮下缝合。

6. 加压包扎，夹板固定。

延伸阅读

1. Distal radius fractures. In: Gelberman RH, ed. Master Techniques in Orthopaedic Surgery: The Wrist. 3rd ed. Philadelphia, PA: Lippincott Williams & Wilkins; 2010:33–130

2. The wrist and hand. In: Hoppenfeld S, deBoer P, Buckley R, eds. Surgical Exposures in Orthopaedics: The Anatomic Approach. 4th ed. Philadelphia, PA: Lippincott Williams & Wilkins; 2009:183–214

3. Treatment of intra-articular distal radius fractures. In: Trumble TE, Budoff JE, eds. Hand Surgery Update IV. Rosemont, IL: American Society for Surgery of the Hand; 2007:123–148

4. Cole RJ, Bindra RR, Evanoff BA, Gilula LA, Yamaguchi K, Gelberman RH. Radiographic evaluation of osseous displacement following intra-articular fractures of the distal radius: reliability of plain radiography versus computed tomography. J Hand Surg Am 1997;22(5):792–800

5. Hanel DP, Lu TS, Weil WM. Bridge plating of distal radius fractures: the Harborview method. Clin Orthop Relat Res 2006;445(445):91–99

6. Hanel DP. Volar plate fixation of distal radius fractures. Atlas Hand Clin 1997;2:1–24

7. Orbay JL, Touhami A. Current concepts in volar fixed-angle fixation of unstable distal radius fractures. Clin Orthop Relat Res 2006;445(445):58–67

8. Ring D, Jupiter JB. Open reduction internal fixation of the distal radius. In: Gellman H, ed. Fractures of the Distal Radius. Chicago, IL: AAOS Monograph Series; 1998:37–53

9. Young BT, Rayan GM. Outcome following nonoperative treatment of displaced distal radius fractures in low-demand patients older than 60 years. J Hand Surg Am 2000;25(1):19–28

10. Zollinger PE, Tuinebreijer WE, Breederveld RS, Kreis RW. Can vitamin C prevent complex regional pain syndrome in patients with wrist fractures? A randomized, controlled, multicenter dose-response study. J Bone Joint Surg Am 2007;89(7):1424–1431

19

桡骨远端骨折：传统的桥接外固定

著者：Michael S. Gart, Franklin Chen，David M. Kalainov

摘 要

桡骨远端骨折是常见的骨折。对于高能量损伤，可能存在明显的骨碎裂、污染和（或）软组织损伤，这妨碍了石膏的使用或简单开放性骨折的修复。在这些情况下，桥接外固定作为单独的或辅助的骨折固定技术是有用的。本文就桥接外固定术的适应证、手术方法及提高骨折稳定性的相关手段做一综述。

关键词：桡骨远端骨折；科雷氏骨折；外固定；桥接钢板

适应证

1. 严重污染的骨折。
2. 不稳定的多发伤患者。
3. 不能耐受长时间手术的患者。
4. 当软组织肿胀影响开放骨折修复时，作为骨折临时固定的方法。
5. 开放骨折伴有严重软组织损伤。
6. 作为切开复位内固定术中的牵引装置或者辅助的固定。

禁忌证

1. 通过石膏固定可以达到稳定的骨折。
2. 伴有同侧肢体的骨折妨碍固定针的安全植入。
3. 患者依从性差或者并发严重的内科疾病。

术前准备

1. 患侧腕关节的标准前后位（AP）、侧位、斜位片和同侧前臂和肘的标准 AP 和侧位 X 线片。
2. 健侧腕关节的对比放射学观察可以作为恢复适当掌倾、桡倾和桡骨高度（即尺骨变异）的模板。
3. 在骨折明显粉碎的情况下，可以考虑腕关节的计算机断层（CT）扫描。
4. 评估桡骨远端骨折块和尺骨头/茎突骨折块的大小和位置，桡骨远端和尺骨远端的整体力线，以及复位前和复位后腕关节 X 线片上腕骨与桡骨远端的关系。
5. 评估整个肢体的相关损伤（例如舟状骨骨折，下尺桡关节不稳，正中神经挫伤/压迫）。
6. 当最初通过闭合复位石膏固定治疗桡骨远端骨折时，获得前 3 周的每周 X 线图像，以评估骨折的移位情况。

特殊器械、体位和麻醉

1. 仰卧位，侧方手术台
2. 上肢的充气止血带。
3. 标准或微型透视 C 臂机。
4. 双极电凝和吸引器。
5. 常规骨科器械的手托盘（例如：组织剪、牵开器、牙用探针、尖头的点式复位钳、骨膜剥离器、自动牵开器、刮匙、小骨凿、锤子）。

6. 准备充分的外固定装置。熟悉该系统并理解其使用范围和局限性。

7. 确保有内固定钢板（例如，桡骨远端掌侧锁定钢板）、克氏针 [0.11 和 0.16 cm（0.045 和 0.062 英寸）] 以及动力钢丝驱动器，作为骨折的补充固定。值得注意的是，没有一种骨折固定方法被证明优于其他的骨折固定方法。

8. 手术可在局部麻醉或全身麻醉下进行。

建议和要点

1. 传统的桡腕外固定装置依赖于韧带整复术进行骨折复位。克氏针和内固定可提供额外的骨折稳定性。

2. 在有压缩的关节内骨折或干骺端骨折的情况下，外固定结合植骨是有效的。压紧的自体骨、同种异体骨或骨移植替代物将为关节面提供结构支撑。从尺骨鹰嘴或髂骨嵴可获得足量的松质骨。

3. 功能上，桡骨远端有 3 个不同的关节面：舟骨面、月骨面和乙状切迹。月骨面骨块的掌侧移位与桡腕关节半脱位有关，可能需要额外的内固定。

4. 尺骨茎突骨折累及尖部和中部，通常是稳定的损伤，不需要额外的固定。尺骨茎突基底部骨折偶尔伴有下尺桡关节不稳。在桡骨远端骨折复位稳定后，应评估下尺桡关节的稳定性。如果下尺桡关节不稳定，应考虑修复尺茎突基底部骨折。

5. 老年人同时发生的尺骨颈及尺骨头骨折通常是稳定的损伤，不需要额外的固定。

6. 术前应在止血带充气前使用抗生素。

7. 外固架的放置尽量减少对拇指运动的干扰。此外，针、连接杆和夹子的位置不应该干扰桡骨远端冠状面和矢状面的射线成像。

8. 美国矫形外科医师学会在 2009 年公布了治疗桡骨远端骨折的实践指南。有中等证据支持

以下几点可以实现桡骨远端的力线：小于 3 mm 的桡骨短缩，小于 10° 的背侧倾斜，小于 2 mm 的关节内移位。其他报告建议不超过 20° 的掌侧倾斜。研究表明，老年人和活动量少的患者可以耐受更大程度桡骨远端骨折的移位。

9. 固定物不坚强并不意味着固定不牢固。如果掌骨能用较小直径的克氏针，就没必要用大的克氏针。

10. 考虑在皮肤表面深处放置一个牵张桥接板，用于治疗严重桡骨远端粉碎性骨折，这可能需要长时间的固定。桥接板起到"内固定架"的作用，这种内固定架没有外固定针。用螺钉将钢板远端固定在第二或第三掌骨，近端固定在桡骨干。通过钢板的中心孔放置的螺钉有助于将桡骨远端骨折碎块和（或）腕骨稳定到桡骨的末端。需要二次手术取出钢板进行来允许腕关节活动。

11. 告知患者桡骨远端骨折及使用外固定架常见的潜在并发症。

12. 如果出现正中神经压迫加重的征象，需行腕管松解术。

13. 准备合适的扳手或类似工具用于术后随访期间调整及收紧外固定架。

陷阱和误区

1. 不要经皮置针，这可能增加皮肤感觉神经损伤的风险。

2. 不要过度牵开腕关节，因为这会增加手指僵硬、延迟愈合和复杂的区域性疼痛综合征的可能性。

3. 避免腕部过度弯曲和尺偏。腕关节的明显屈曲会导致腕管压力升高，可能导致正中神经病变。如果用外固定架将腕关节维持在近中立位却不能保持骨折对位，则应考虑额外的骨折固定。

4. 避免固定针周围皮肤缝合过紧，因为这样可

能会刺激皮肤。

5. 避免克氏针对肌腱和肌肉活动的限制。

术后护理

1. 在穿针处应运用力度较小的加压包扎，并在第一次随访时更换。

2. 鼓励立即活动手指。不要忽视肩、肘、前臂活动度的锻炼。

3. 大约 2 周拆线。

4. 在骨折愈合过程中获得定期随访的 X 线片。

5. 固定架移除的时机是有争议的。一般来说，外固定架放置 6 周。在有骨移植和（或）运用加强固定时，可考虑早期拆除固定物。

手术技术

1. 患者仰卧位，应使腕关节的桡背侧得到足够的暴露。

2. 肢体消毒铺无菌单。切口周围备皮。

3. 透视机器便于进入手术区域，尤其是手术台的远端。

4. 闭合复位骨折，然后应用外架。指套牵引［约 4.5 kg（10 lb）］有助于在应用外架时保持骨折对位。

5. 止血带在组织切开前充气，以便于放置针时清楚地暴露。

6. 固定针应该与额状面成 35°~45°，以避免干扰拇指的活动。固定架以同样的角度安装，不影响前后位及侧位 X 线摄片。

7. 通过两个穿刺切口或一个纵向切口进行远端针的放置（图 19.1）。

（1）暴露至桡骨时，应注意避免损伤背侧静脉和皮肤感觉神经。

（2）暴露掌骨的中心部分，以利于克氏针准确地植入双侧骨皮质。

（3）外固定架中的定向性克氏针，通常用于钻孔前的定位和穿针定位。

（4）AO 系统（比如 DePuy Synthes、Small External Fixator、West Chester、PA）允许将掌骨的克氏针以汇聚的角度放置，以使骨的杠杆作用达到最大（推荐汇聚角度为 40°~60°）。其他一些固定器系统需要垂直于掌骨轴放置。

（5）另外，可在第三掌骨的桡侧置入 2 根克氏针，以加强杠杆作用。所有的固定针需与额状面对齐。

（6）置针时避免干扰第一背侧骨间肌。

8. 近端克氏针一般在桡骨的中远三分之一处置入。

（1）近端克氏针的穿针角度与远端一样（与额状面成 35°~45°）。

（2）建议采用开放入路置针，因为经皮穿刺可能会损伤桡侧感觉神经和前臂外侧皮神经的分支。切口长度一般为 4~5 cm，以桡骨中、远三分之一交界处为中心。

（3）辨认桡侧腕长伸肌与桡侧腕短伸肌腱之间的间隙，并扩大该间隙。在手术切口的远端即可看见拇长展肌和拇短伸肌腱（图 19.2）。

（4）桡骨的背侧和掌侧缘应该被充分暴露，以确保克氏针的中心置入。

（5）模板或定向针可用于钻孔前的定位和穿针定位。

9. 透视来确保 4 根固定针都植入双侧骨皮质。

10. 冲洗伤口，间断缝合皮肤，张力不要太大。

11. 松止血带。

12. 将外固定架与克氏针链接，并通过 X 线来评价骨折断端复位情况。

13. 在拧紧固定架之前，对骨折复位做最后的调整。

（1）克氏针可用作骨折复位的操纵杆和辅助固定。

（2）对于大多数固定器系统，可以对骨折对位进行微调。

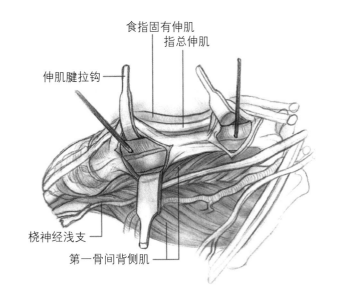

食指固有伸肌
指总伸肌
伸肌腱拉钩
桡神经浅支
第一骨间背侧肌

a

图 19.1 a. 远端骨针放置。远端骨针置入是通过两个针刺切口或一个纵向切口进行的。当解剖到骨面时，应注意避免损伤背静脉和皮肤神经分支。b. 远端骨针放置。以 40°~60° 的汇聚角度固定，以最大限度地把持掌骨。使两根针与前平面成 35°~45° 角，以避免干扰拇指运动

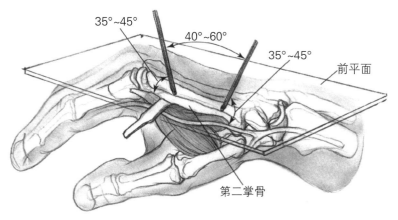

35°~45°
40°~60°
35°~45°
前平面
第二掌骨

b

（3）腕关节的理想位置是中立位屈伸和中立位桡/尺偏。如果需要过度屈曲或尺偏以维持骨折对位，建议额外增加固定（**图 19.3**）。

（4）透视下检查腕骨是否过度牵拉。正位上桡腕间隙宽不应该比腕骨之间间隙的宽度大 1~2 mm。与未受伤的腕关节相比，腕高指数也有助于判断是否过度牵拉。然而，建议不能过度依赖射线照相参数。

（5）确保手指能充分握拳，以避免过度牵引。

14. 克氏针被置入后，其针尾应弯曲或加帽保护。

15. 检查针道周围皮肤张力是否过大，必要时可拆线减压。

16. 应用敷料适度加压包扎，患者一旦稳定就可以转移到恢复室。

17. 术后可以应用吊带将上臂固定在舒适的体位。指导早期手指活动，采用抬高和冰敷等措施以减轻术后肿胀。

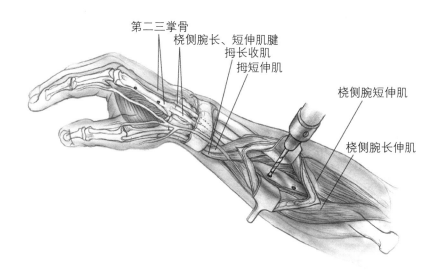

第二三掌骨
桡侧腕长、短伸肌腱
拇长收肌
拇短伸肌
桡侧腕短伸肌
桡侧腕长伸肌

图 19.2　近端骨针放置
近端骨针置入切口的长度一般为 4~5 cm，中心位于桡骨中部和远端三分之一的交界处。可利用桡侧腕长伸肌与桡侧腕短肌腱之间的间隙。切口远端可见拇长展肌和拇短伸肌。应暴露桡骨干的背侧和掌侧边缘，以确保骨针在骨骼中心位置

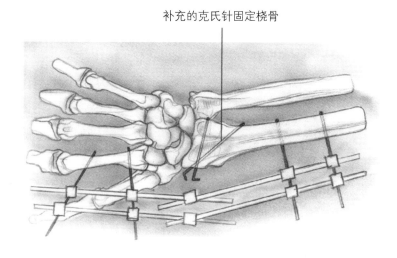

补充的克氏针固定桡骨

图 19.3　外固定器放置
手腕的理想位置是屈曲 / 伸展和桡偏 / 尺偏均中立。如果需要过度屈曲或尺偏来维持骨折对齐，建议额外增加固定

延伸阅读

1. Brogan DM, Richard MJ, Ruch D, Kakar S. Management of severely comminuted distal radius fractures. J Hand Surg Am 2015;40(9):1905–1914

2. Brogan DM, Ruch DS. Distal radius fractures in the elderly. J Hand Surg Am 2015;40(6):1217–1219

3. Daneshvar P, Chan R, MacDermid J, Grewal R. The effects of ulnar styloid fractures on patients sustaining distal radius fractures. J Hand Surg Am 2014;39(10):1915–1920

4. Gelberman RH, Szabo RM, Mortensen WW. Carpal tunnel pressures and wrist position in patients with colles' fractures. J Trauma 1984;24(8):747–749

5. Graham TJ. Surgical correction of malunited fractures of the distal radius. J Am Acad Orthop Surg 1997;5(5):270–281

6. Gupta R, Bozentka DJ, Bora FW. The evaluation of tension in an experimental model of external fixation of distal radius fractures. J Hand Surg Am 1999;24(1):108–112

7. Hanel DP, Lu TS, Weil WM. Bridge plating of distal radius fractures: the Harborview method. Clin Orthop Relat Res 2006;445(445):91–99

8. Kaempffe FA, Wheeler DR, Peimer CA, Hvisdak KS, Ceravolo J, Senall J. Severe fractures of the distal radius: effect of amount and duration of external fixator distraction on outcome. J Hand Surg Am 1993;18(1):33–41

9. Lee DJ, Elfar JC. Dorsal distraction plating for highly comminuted distal radius fractures. J Hand Surg Am 2015;40(2):355–357

10. Lichtman DM, Bindra RR, Boyer MI, et al. Treatment of distal radius fractures. J Am Acad Orthop Surg 2010;18(3):180–189

11. Nishiwaki M, Welsh MF, Gammon B, Ferreira LM, Johnson JA, King GJW. Effect of volarly angulated distal radius fractures on forearm rotation and distal radioulnar joint kinematics. J Hand Surg Am 2015;40(11):2236–2242

12. Payandeh JB, McKee MD. External fixation of distal radius fractures. Hand Clin 2010;26(1):55–60

13. Richards TA, Deal DN. Distal ulna fractures. J Hand Surg Am 2014;39(2):385–391

14. Williksen JH, Husby T, Hellund JC, Kvernmo HD, Rosales C, Frihagen F. External fixation and adjuvant pins versus volar locking plate fixation in unstable distal radius fractures: a randomized, controlled study with a 5-year follow-up. J Hand Surg Am 2015;40(7):1333–1340

15. Wysocki RW, Ruch DS. Ulnar styloid fracture with distal radius fracture. J Hand Surg Am 2012;37(3):568–569

20

指伸肌腱修复

著者：Michael S. Bednar，Frank J. Gerold

摘 要

指伸肌腱损伤常见于手、腕部和前臂外伤。与主要在手术室进行手术治疗的屈肌腱损伤不同，许多伸肌腱损伤最初可以在急诊室局部麻醉下进行关节内修复。手指伸肌的解剖在前臂的腱腹腱膜交界处发生了巨大的变化，在手指处过渡到复杂的伸肌机制。因此，注意肌腱在不同损伤程度上的大小和形状将决定手术的修复方式。如果肌腱足够大的话，可以采取核心缝合法，否则建议使用褥式缝合或"8"字缝合。与所有肌腱修复一样，患者严格遵守术后固定（制动）和参与康复计划是手术成功的关键。

关键词：指伸肌腱损伤；指伸肌腱断裂；指伸肌腱修复

适应证

1. Ⅰ ~ Ⅷ区指伸肌腱撕裂伤（**图 20.1**）。
2. 指伸肌腱切开后暴露近节指骨（Chamay's 入路）。

禁忌证

1. 近中缝在腱间联合近端的第Ⅵ区撕裂，超过21 天的Ⅶ、Ⅷ区撕裂（肌肉的静止性挛缩会阻止肌腱被拉到正常长度；如果试图在张力过大的情况下进行修复，则修复将会太紧）。
2. Ⅰ区（锤状指）或Ⅲ区（急性纽扣状畸形）伸肌腱闭合断裂的初步治疗。这些损伤首先

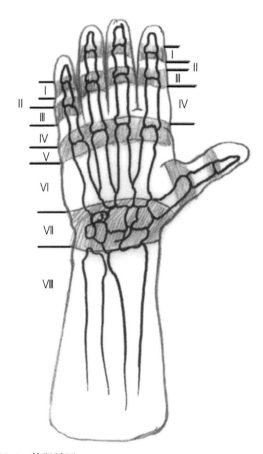

图 20.1 伸肌腱区
注意奇数编号的区域覆盖在关节上

应该保守治疗。
3. 挤压损伤与伴有肌腱缺失的挤压伤（视皮肤状况需要初次或延迟移植修复）。
4. 感染伤口（缝合肌腱前需先对伤口进行清创）。

术前准备

1. 详细进行术前神经血管检查。
2. 如果需要延迟修复，首先要清创并闭合伤口。然后在保持手腕伸直20°、手指完全伸直的情况下，用夹板固定。

特殊设备、体位和麻醉

1. 患者仰卧于手术台上，手臂放置在手臂板上。
2. 扎上臂止血带时应用管型衬垫。
3. 手术可以在全身麻醉或区域阻滞麻醉下进行（患者在清醒状态下，首选区域阻滞麻醉更有助于保护修复）。
4. 常规小关节矫形外科器械。如果肌腱断端向近端回缩，需要 Bunnell 肌腱寻回器或 8 号小儿喂养管。

建议和要点

1. 指伸肌腱很薄，在指骨上的厚度为 0.5~0.8 mm，在掌骨上的厚度为 1.5~1.8 mm。处理时要小心，以免撕裂。
2. 在中缝远端，指伸肌腱间隙不会超过几毫米。不是将肌腱的两断端拉向彼此，而是将关节轻度过伸，以产生无张力的修复。因为在 I ~ V 区肌腱断端很容易被探查到，所以大部分的修复工作可以在急诊室完成。
3. 中缝在腱间联合的近端（VI ~ VIII 区），肌腱近端断端可能会回缩。由于这种回缩需要行近端切口，所以该位置的大多数修复工作是在手术室完成的。

陷阱和误区

1. 手术器械使用不当，会损伤肌腱。
2. 不要使肌腱过紧。在第 3 区，肌腱缩短 3 mm 就会导致近端指间关节的屈曲功能明显丧失。

术后护理

1. 修复部位需要固定 4 周。
2. 对于第 I、II 区的修复，需在伸直远端指间关节的情况下夹板固定。
3. 对于第 III、IV 区的修复，需在同时伸直远端指间关节和近端之间关节的情况下夹板固定。
4. 对于 V ~ VIII 区的修复，腕部伸直 30° 用夹板固定，掌指关节完全伸直，近端指间关节和远端指间关节允许主动运动。

手术技术

1. 患者取仰卧位，将手臂放在手臂板上。将上臂止血带置于上肢近端并垫以医用衬垫。
2. 按照常规的无菌方式准备和铺巾。
3. 用弹性绷带或驱血绷带驱血，将止血带充气至 250 mmHg 或超过收缩压 100 mmHg。
4. 在任何区域，都需要对肌腱断端进行充分的显露探查。如有必要，可延长伤口，注意避免在关节皱褶皮纹处行纵向切口。
5. 在 I ~ V 区，肌腱两断端通常很接近，可通过过伸指间关节使肌腱断端接近。
6. 在 VI ~ VIII 区，近端肌腱断端可能已经回缩（**图 20.2a**）。VI 区的撕裂伤，肌腱断端通常位于伸肌腱支持带下方：
   （1）通过用 Bunnell 肌腱寻回器抓住近端肌腱末端。
   （2）如果不成功，在近端指总伸肌上，靠近伸肌支持带做切口（Lister 结节附近）（**图 20.2b**）。
   （3）仔细探查撕裂的肌腱，尝试将肌腱断端拉向伤口。
   （4）如果不成功，用 8 号小儿喂养管从伤口近端拉向伤口远端。
   （5）用缝合线将撕裂的肌腱缝合到管子上。
   （6）用管子将肌腱拉向远端。

（7）用 25 号规格，3.8 cm（1.5 英寸）长的针刺穿肌腱，将肌腱固定。

修　复

7. 肌腱修复：

（1）在 Ⅰ～Ⅳ区，由于肌腱很薄，用 4–0 不可吸收编织缝线以 8 字或垂直褥式缝合的方式进行修复。

（2）在 Ⅴ～Ⅷ区，由于肌腱较厚，以 Kessler 或改良 Kessler–Tajima 方式，用 4-0 不可吸收编织缝合线进行修复。双股（单圈）对于修复伸肌腱是足够的。

（3）在第Ⅲ区，如果没有足够的肌腱来修复中央滑脱，则将每侧腱束的一半切开，并在中线处缝合起来，重建肌腱（图 20.3）。

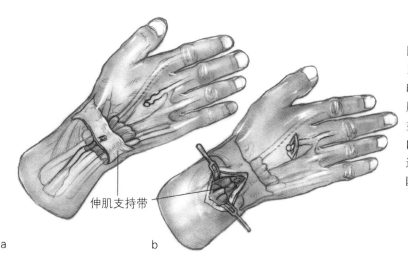

图 20.2　a. 近端伸肌腱撕裂伤。当伸肌腱在腱间联合近端被切断时，近端肌腱的断端通常位于伸肌支持带下方。b. 近端探查切口。如果近端肌腱断端不能被寻回并向远端拉出，则在靠近支持带的近端切开第二切口，并找到肌腱断端

伸肌支持带

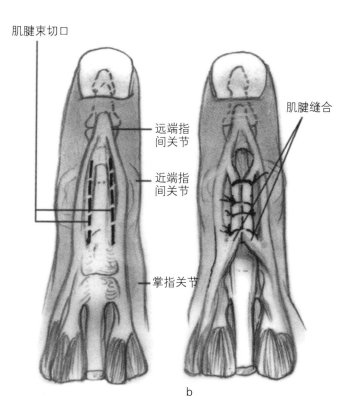

肌腱束切口

远端指间关节

近端指间关节

掌指关节

肌腱缝合

图 20.3　a. 近端指间关节背侧皮肤撕脱伤。在近端指间关节背侧皮肤撕脱伤后，可能没有足够的肌腱来修复中央滑脱。b. 近端指间关节背皮肤撕脱伤。如果没有足够的肌腱来修复中央滑脱，那么尺侧腱束的桡侧半部和桡侧腱束的尺侧半部在指间关节上游离，然后将它们缝在一起，以重建肌腱

闭合切口

8. 用 4-0 尼龙线缝合皮肤。

9. 用抗粘连敷料覆盖伤口。

10. 松止血带。

11. 术后敷料的应用：

（1）对于 I～IV区，在保持远端指间关节和近端指间关节充分伸直的情况下，使用一块大而厚的手指敷料覆盖。

（2）对于 V～VIII区，在腕部伸直30°，掌指关节、近端指间关节、远端指间关节完全伸直的情况下，应用大块敷料和夹板固定。

（3）如果拇长伸肌在指间关节近端修复，则在腕部伸直30°，腕掌关节伸直、内收，掌指关节和指间关节伸直的情况下，用大块敷料覆盖及夹板固定。

12. 患者转移到恢复室，手臂高于心脏水平。

延伸阅读

1. Dolye JR. Extensor tendon injury. In: Wolfe SW, Hotchkiss RN, Pederson WC, Kozin SH, eds. Green's Operative Hand Surgery. 6th ed. New York, NY: Churchill Livingstone; 2010:159–188

2. Matzon JL. Extensor tendon injury. In: Chung KC, ed. Hand Surgery Update 5. Rosemont, IL: American Academy of Orthopaedic Surgery; 2011:193–204

21

屈肌腱修复

著者：Michael S. Bednar，Frank J. Gerold

摘 要

　　当前肌腱损伤的治疗方式是基于屈肌腱的生物学、手术技术及术后的康复技术的改良，以往不建议行一期修复的滑膜腔内的肌腱（2区）损伤，也不再被视为外科无人区。

　　在此章节中我们回顾目前外科技术：屈肌腱的修复技术遵守外科技术和在肌腱损伤中细致的修复是降低术后并发症发生的必要条件，如粘连形成和肌腱断裂等并发症。具有代表性的屈肌腱的损伤修复包括屈肌腱的核心缝合（core suture）以及腱鞘的连续缝合。与此同时，发现缝合强度与修复部位交叉的线的数目呈现相关性。因此，我们推荐4-8号线进行缝合，而非3-0和4-0的不可吸收线、编织线和6-0的单丝尼龙线进行腱鞘的连续缝合。虽然本书的重点在手术技术上，但不能过分强调患者在康复过程中的依从和参与，一位训练有素的专业手外科治疗师是医疗团队不可或缺的。

　　关键词：屈肌腱损伤；屈肌腱撕裂；屈肌腱修复

适应证

1. 在 Ⅰ 区的屈肌腱的断裂（**图 21.1**）。

2. 指深屈肌腱的撕裂。

3. 屈肌腱断裂。

禁忌证

1. 屈肌腱撕裂时间超过 4~6 周。

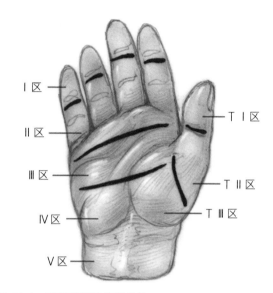

图 21.1 手和手腕的伸肌机构
手腕（Ⅶ区）有 6 个伸肌间室。中指、无名指和小指的伸肌在Ⅵ区通过中缝相互连接。当肌腱被切断到中缝远端时，可以防止伸肌腱的近端移位

2. 已经发生肌腱挛缩的屈肌腱断裂或屈肌腱止点撕脱性骨折患者。

3. 伴有肌腱缺失的挤压伤（需要一期或者二期肌腱移植与否取决于皮肤、滑车、骨的情况而定）。

4. 感染伤口（在肌腱缝合前先进行坏死切除）。

术前准备

1. 记录术前血管神经检查情况。

2. 如需行延期一期修复，首先对伤口行清创缝合，上肢须使用夹板固定，使腕关节屈曲于30°，掌指关节屈曲于 50°。

特殊器械、体位和麻醉

1. 患者仰卧于手术床上，手置于手架上。
2. 上肢下垫一层石膏垫纸。
3. 行全麻或局麻（患者在清醒状态下，首选局麻可帮助保护修复）。
4. 常规备小关节外科整形包、如若肌腱回缩至近端则需要一个 Bunnell 取腱器或 8 号小儿喂养管。

建议和要点

1. 肌腱断裂常用的诊断方法就是查体：与其关联的手指伸展功能受限，提示其屈肌腱的撕裂；此外，肌腱作用的丢失（腕关节被动屈曲活动或被动伸展活动丢失）也提示肌腱撕裂的发生；最后，如若屈肌腱是完整的，前臂屈肌的压迫可以引起手指弯曲。

2. 检查某指的指浅屈肌腱时，必须使其他手指处于完全伸直位，以防屈曲的指深屈肌腱会带动其他相邻的近侧指间关节屈曲；记住某些患者的环指和小指的指深屈肌腱中有共同的肌腹，因此如若小指的指深屈肌无法屈曲，就让环指和小指同时保持屈曲位，与此同时，让食指和中指保持伸直位。

3. 充分的切口暴露才能使得肌腱、关节、神经血管的组织结构获得良好的显露。组织的充分暴露是依赖于皮肤的切口的延长扩展，而非用布鲁纳切口或者正中切口来暴露组织。

4. 如若条件允许，最好对指深屈肌腱及指浅屈肌腱进行修复。如若必要，在 2 区的损伤修复中切除一束指浅屈肌腱来保持指深、指浅屈肌腱的光滑。

5. 部分肌腱撕裂的宽度大于 50% 需要行修复；撕裂的宽度小于 50% 时，需要修复或清创，避免引起或发展为晚期的撕裂。

6. 2 区的屈肌腱必须行修复术时，需保存好 A2 及 A4 滑车，最难的修复是发生于邻近滑车

的损伤。假如可能，通过屈曲远侧指间关节，缝合滑动结构近端的肌腱；假如不能做到，将肌腱牵出至滑动结构远端，进行核心缝合（core suture），修复后放回近端（图 21.1，21.2）。

7. 近端肌腱如若发生回缩则很难寻找，屈曲腕关节，按压屈肌末端可以促使肌腱的显现。此外，用肌腱牵引钳通过 1 或 2 个通道可以协助将肌腱从鞘管近端拉回。然而，多次回位失败将会导致鞘管内形成粘连。

8. 如果有必要，根据损伤平面，近端肌腱断端可以在腕管近端或手掌中部发现。1 个 8 号小儿喂养管通过手指伤口引导至近侧切口。将近侧肌腱断端与喂养管缝合在一起，喂养管向远侧牵引。假如进行了中心缝合，肌腱再次被拉至近端，喂养管的缝线被拆除后，喂养管从手指撤走。

陷阱和误区

1. 避免用镊子等金属器械夹腱鞘，被夹后的腱鞘均会发展为粘连的潜在位置。
2. 避免切除 A2 或 A4 滑车，以防发生弓弦状畸形，弓弦状畸形可限制屈指时肌腱的运动，甚至可能最终导致屈曲挛缩（图 21.2）。
3. 避免将肌腱拉长超过 1 cm，如果存在较大的肌腱缺损时，则需要进行肌腱移植。

术后护理

1. 肌腱修复部位的运动目的是最大可能减少粘连形成，然而，过度运动会导致修复部位接触不紧密甚至再撕裂。
2. 早期的活动技巧要在保护性的背侧阻挡夹板中被动屈曲和主动伸直手指，夹板保持腕关节屈曲于 20°，掌指关节屈曲于 50°。在应用改良 DURAN 技术中，远侧指间关节、近侧指间关节和掌指关节由健侧手被动屈曲和

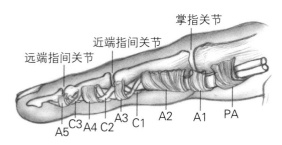

图 21.2　滑轮带系统
奇数的滑轮在关节上。环形（A）滑轮带将屈肌腱固定在骨骼旁边。十字（C）滑轮带则允许屈肌腱鞘随着手指弯曲而塌陷

主动伸直。在 Kleinert 技术中，被动屈曲是由一根连接到粘在指甲上的挂钩上的橡皮筋完成，被动屈曲要持续到术后 4~5 周，复合屈曲运动才开始，夹板去除后，患者开始伸展腕关节，屈曲手指。

（1）术后第 3 周开始行手指的被动伸展。

（2）术后第 8 周开始行强化锻炼。

（3）术后第 10~12 周开始强化不受限制活动。

3. 随着四束屈指肌腱修复技术发展（见手术技巧中的阐述），在术后第 1 周行主动手指屈曲活动，允许患者主动伸腕和被动屈指，手指屈曲维持约 5 秒，方案的其他部分，无本质改变。

手术技巧

1. 使患者仰卧，上肢置于手架上，于上肢近端绑止血带，止血带下垫一层石棉纸填充。

2. 在上肢常规术区准备消毒铺单。

3. 用弹力绷带或 Esmarch 绷带，将止血带充气至 250 mmHg。

4. 无论在何区均需要适当暴露肌腱断端，如有需要，则在 I 区和 II 区扩创，伤口的扩创暴露可以选择 Bruner "之"字形切口，或者正中中外侧切口（图 21.3a），在 III、IV 区 Bruner 切口更加合适。

5. 当切口经过时，保护切口区域的神经血管、

A2 及 A4 区的滑车、腕横韧带等结构，如果可能，也要尽可能保护好 A1、A3、A5 区的滑车（图 21.2）。

6. 在屈肌鞘管的撕脱点开窗，肌腱末端牵拉至此处（近端肌腱末端的找寻可以参考建议和要点中的阐述）（图 21.3b），至少需要暴露 1 cm 的切口窗来作为核心缝合的放置点。将肌腱的末端牵拉至临近切口窗在置放点行缝合，注意在 2 区重建指深屈肌腱及指浅屈肌腱的解剖对应关系。

7. 设法握住肌腱末端，首先将每一个肌腱的末端进行核心缝合，再用一个 25 号针穿过肌腱和滑车将肌腱断端固定在合适的位置。还阐述许多其他类型的核心缝合，其中有一个详细的阐述的方法（Strickland），用 3-0 和 4-0 的不可吸收编织线，以一种改良的 Kessler-Tajima 方式进行缝合（图 21.3c）。

（1）将第一个核心缝合点穿过肌腱的断端，固定于尺侧或者桡侧点，丝线从肌腱末端约 1 cm 穿出。

（2）将丝线穿过肌腱的一小部分固定在此点上；通过肌腱的小部分穿过缝线并在这个位置打结。

（3）丝线再横向缝合肌腱，将其固定在另一边，然后再将丝线拉回到断端；将缝线横行穿过肌腱，在穿出肌腱断端另一端前打结。

（4）在撕脱的肌腱对侧重复以上步骤。

（5）进行腱膜背侧半的锁边缝合。用 6-0 尼龙线，缝线距腱膜远端 3~4 mm（图 21.3c）。

（6）以褥式缝合方式进行第二种核心缝合，同 Kessler-Tajima 一样，用 3-0 或 4-0 不可吸收线缝合。不同的是，此缝合方法不在角落打结，而是同一根线置于临近肌腱的末端，这样只需要打一个结。

（7）将缝合的丝线打结，完成掌中部分掌侧

半腱鞘缝合，在打结后维持腕关节和手于屈曲位（图21.3d）。

8. 用 6-0 尼龙线修复屈肌腱鞘。

9. 不可吸收线缝合皮肤切口。

10. 用松软的敷料和夹板维持腕关节屈于 30°，掌指关节屈于 60°。

11. 将患者转移至复苏室，并将手置于心脏以上的位置。

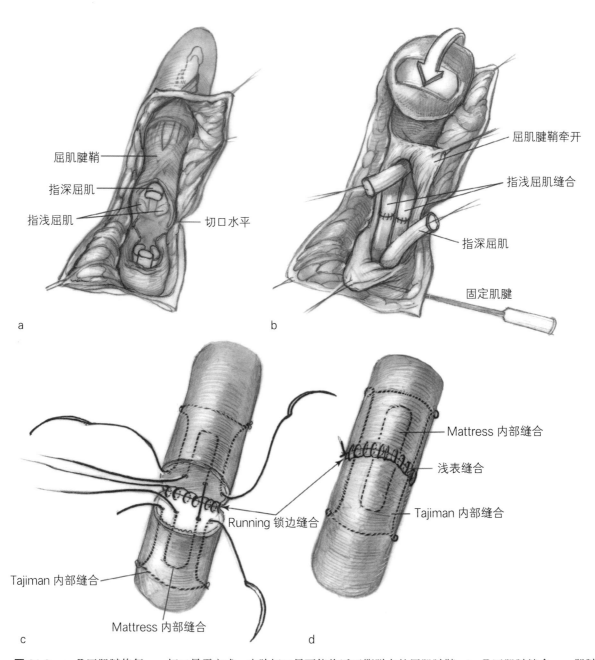

图21.3　a. Ⅱ区肌腱修复——切口暴露方式，皮肤切口尽可能临近于撕脱点的屈肌腱鞘。b. Ⅱ区肌腱缝合——肌腱末端，末端指间关节被动屈曲使得末端的指深屈肌腱从腱鞘内出来，一旦近端肌腱被找到，则用 25 号针穿过肌腱，防止其回缩再使其从回缩状态拉直。c. Ⅱ区肌腱修复——缝合，为了完成四肌腱的修复，一个 Kessle-Tajima 缝合，一个褥式缝合，并且将结打于肌腱中，背侧锁边缝合处应先打结。d. Ⅱ区肌腱修复——完成修复。腱鞘缝合完成并于起点处打结

延伸阅读

1. Mostofi A. Flexor tendon injury. In: Chung KC, ed. Hand Surgery Update 5. Rosemont, IL: American Academy of Orthopaedic Surgery; 2011:181–192

2. Seiler JG. Flexor tendon injury. In: Wolfe SW, Hotchkiss RN, Pederson WC, Kozin SH, eds. Green's Operative Hand Surgery. 6th ed. New York, NY: Churchill Livingstone; 2010:190–238

22

第二至第五掌骨骨折：手术修复

著者：Michael S. Gart，David M. Kalainov

摘 要

　　大多数孤立的掌骨骨折可以通过制动和在保护下作手指运动进行非手术治疗。这些骨折的手术指征取决于掌骨骨折的部位和数量以及骨折的粉碎程度。在这一章中，我们回顾了第二至第五掌骨折的评估、手术适应证以及普遍接受的手术修复技术。

　　关键词：掌骨骨折；拳击手骨折；手术

适应证

1. 闭合复位不良或不稳定性骨折：
   （1）头部：关节内移位大于 1~2 mm，关节面受累大于 20%，伴有超过 2 mm 移位的侧副韧带撕脱骨折，旋转不良。
   （2）颈部（拳击手骨折）：第二至第五掌骨颈骨折通常向头端的背侧方向移位，可能出现掌骨突出的症状。一般来说，与第二和第三掌骨颈相比，第四和第五掌骨颈可以容忍更大的成角。虽然没有达成的共识，但当第二和第三掌骨颈向背侧成角超过 15°、第四掌骨颈超过 30°~40°、第五掌骨颈超过 50°~60° 时，考虑行手术治疗。
   （3）干部：第二掌骨到第五掌骨骨折，通常在头端向背侧成角和短缩。由于掌横韧带的支持，孤立的第三和第四掌骨骨折可能比孤立的第二和第五掌骨骨折畸形更少。超过 3 mm 的短缩改变了手内在肌的长度张力关系，可能会对手的功能产生不利影响。在干骨折中，10° 的旋转不良相当于手指握紧拳头手指重叠 1.5 cm。在第二和第三掌骨中，小于 10° 的头背侧成角畸形通常是可以接受的，而在第四和第五掌骨中，小于 20° 的头背侧成角畸形通常是可以接受的。任何掌骨骨折如果出现更大程度的成角畸形，骨对位小于 50%，短缩超过 3~4 mm 以及合并手指旋转不良均考虑手术治疗。

   （4）基底部：大于 1~2 mm 关节内移位，腕掌关节半脱位或脱位，在第二和第三掌骨基底头背侧成角畸形超过 5°，在第四和第五掌骨基底头背侧成角畸形超过 10°~15°，手指旋转不良或移位的腕伸肌腱撕脱性骨折均考虑手术治疗（例如：桡侧腕长伸肌腱从第二掌骨基底部撕脱，桡侧腕短伸肌腱从第三掌骨基底部撕脱，尺侧腕伸肌从第五掌骨基底部撕脱）。值得注意的是，关节协调性的恢复可能对关节基底部骨折的长期预后影响不大。

2. 充分的闭合复位，但不是通过石膏、夹板或功能性支具来维持。

3. 开放性骨折。

4. 粉碎性骨折（相对适应证）。

5. 节段性骨缺损。

6. 多发性掌骨骨折（相对适应证）。合并两处或两处以上掌骨骨折通常为不稳定性骨折，大多需要手术治疗来尽量恢复手部功能。

7. 伴随的软组织损伤需要频繁接触伤口（如烧伤）。

8. 肌腱修复需要早期手指活动（相对适应证）。

禁忌证

1. 稳定的和已复位骨折。

2. 患者拒绝或自身合并有严重疾病。

3. 非功能性手（相对禁忌证）。

术前准备

1. 受伤手的标准前后位、侧位、斜位 X 线平片。

2. 特殊的成像研究：

（1）Brewerton 位——头部骨折。手背面水平放置在 X 线片盒上，掌指关节屈曲约 65°，光束呈 15° 从尺骨照到桡骨。

（2）关节损伤需行计算机断层扫描（CT）检查。

（3）关节损伤的多角度旋转投影透视检查。

3. 骨折的描述：

（1）位置：头部、颈部、干部、基底部。

（2）损伤类型：横断、斜形、螺旋形、粉碎性、节段性骨缺损。

（3）移位的程度和方向。

（4）稳定性。

4. 评估软组织完整性、腕关节/手部肌腱功能和神经血管状况。

5. 评估肢体的合并创伤。

6. 计划固定的方法：克氏针、骨折块间螺钉、钢板和螺钉、张力带钢丝、缝合锚钉、髓内钉、外固定。

7. 告知患者掌骨骨折手术治疗相关的潜在并发症。

特殊器械、体位和麻醉

1. 仰卧位，手伸直放置于桌面。

2. 上肢气动止血带设置于 250 mmHg（收缩压以上约 100 mmHg）。

3. 局部麻醉或全身麻醉。

4. 低倍环状放大镜（2.5×）。

5. 基本的手托盘与常规的骨科器械（例如：组织剪刀、拉钩、牙科探针、尖头的点状复位钳、骨膜剥离器、剥离子、刮匙、骨刀、骨锤）。

6. 标准或微型透视 C 臂装置。

7. 电钻和克氏针（0.7 mm/0.028 英寸，0.9 mm/0.035 英寸，1.1 mm/0.045 英寸，1.6 mm/0.062 英寸）。

8. 带有 2~2.4 mm 螺钉和钢板的内固定装置（各种形状的锁定或非锁定钢板）；带有 1~1.5 mm 的螺钉和钢板的内固定装置用于小的关节内骨折块的固定。

9. 极少的掌骨骨折患者需要外固定架固定（例如：微型外固定器、宾夕法尼亚州西彻斯特强生 – 辛迪思公司；Hoffmann Ⅱ 微型外固定系统，密歇根州卡拉马祖史赛克公司）。

10. 如果术中需要用到张力带钢丝或骨内布线，可使用 26 号可弯曲钢丝。

11. 小的缝合锚钉可用于侧副韧带撕脱损伤的修复。

12. 掌骨干和掌骨颈骨折可以考虑使用髓内针固定，标准的克氏针也可以满足[1.1 mm（0.045 英寸）和 1.6 mm（0.062 英寸）]。

建议和要点

1. 在给止血带充气之前静脉注射抗生素。

2. 开放性骨折在固定前应彻底冲洗清创。

3. 评估由打斗咬伤引起的掌指关节周围伸肌腱损伤。人的咬伤容易感染各种病原菌，包括艾肯氏菌、葡萄球菌、链球菌和棒状杆菌。伤口冲洗、清创和静脉注射抗生素治疗应先于骨折和肌腱修复（即延迟修复）。

4. 骨折固定有多种技术。但应考虑使用对软组织破坏最小最简单的方法。

5. 经皮穿克氏针时，用手将针的尖端顶着骨头插入，并在图像增强辅助下确定位置。第二步将克氏针接上电钻，将克氏针和电钻作为一个整体这样更易于控制。

6. 当靠近皮肤神经放置克氏针时，切一个小切口，仔细地行组织分离以及使用针引导以防止医源性神经损伤。

7. 当在肌腱周围放置克氏针时，切开一个小切口并剥离骨膜以防止损伤肌腱组织。

8. 克氏针应从骨折部位的近端或远端穿过。在骨折端水平线穿过可能导致张力增大从而影响骨折愈合。

9. 通过使用套筒，低速通过并避免重复进出同一个孔，这样克氏针松动的可能性可降到最低。

10. 当用空心螺钉固定螺旋形和斜行骨折时，拉力螺钉固定的基本原理很重要：

    （1）骨折线长度应该至少是掌骨轴直径的两倍，以容纳两个或更多的螺钉。

    （2）每个螺钉应位于离最近皮质边缘至少两个螺纹直径的位置，并沿着平分骨折线和掌骨纵轴的平面。在靠近骨折边缘的地方钻孔可能会导致骨折。

    （3）在肌腱下方的螺钉头部应该做埋头处理。

11. 一块钢板可以应用于中和、桥接、支撑、锁定或加压模式。如果钢板的设计包括两个或两个以上的近端螺钉孔，将钢板的近端部分固定在骨头上，以避免产生旋转畸形。

12. 伴有明显的骨缺损和软组织破坏的骨折应考虑早期植骨和软组织覆盖治疗。少量的自体松质骨可从桡骨远端或尺骨鹰嘴中获得，从髂前上棘可获得大量自体松质骨和皮质骨。

13. 在适当的稳定后，在所有植入物放置之前，对骨折复位情况进行临床评估：

    （1）被动屈曲和伸直腕关节。肌腱固定术会导致腕关节屈曲时部分手指伸直，腕关节伸直时部分手指屈曲。手指应保持良好的对齐，没有重叠，所有指尖在屈曲时应指向舟骨结节。小指基底部的肿胀可能导致小指假性的内旋畸形，应通过完全被动屈曲手指予以纠正。

    （2）手指伸直时，将指甲平面与健侧手进行比较。指甲的排列应该几乎相等。

14. 在少见的掌骨头破坏的情况下，骨骼牵引、钢针固定、关节置换或关节融合术可能是必要的。

15. 在拆除钢针之前评估骨折临床愈合情况（即无压痛和稳定性骨折）。骨折临床愈合通常先于骨愈合的影像学表现（成熟的骨痂和消失的骨折线）几周或几个月。

陷阱和误区

1. 避免在固定中损伤侧副韧带和伸肌装置。

2. 熟悉正中神经、尺神经和桡神经分支在手部的走行。避免在经皮穿针和开放手术时意外损伤。

3. 在分离暴露过程中尽可能保留较大的背侧静脉。

4. 避免不必要的骨膜和骨间肌的剥离。

5. 避免从掌骨头处松解侧副韧带的止点。这可能导致游离骨块的无菌性坏死。

6. 避免在皮下有突出的硬物，这样会妨碍肌腱的正常滑动，导致手指僵硬、疼痛和畸形。

术后护理

1. 应用轻便敷料，用尺侧沟形石膏夹板固定腕关节和手。

2. 1周内换药。如果肿胀允许，制作前臂热塑形夹板，维持手指掌指关节于屈曲位，手指间关节可自由活动。

3. 假如固定牢固的话（例如：骨折端间加压螺

钉、钢板／螺钉、外固定），可以考虑使用不过手指的腕关节夹板或将邻近手指捆绑在一起。

4. 2 周拆除皮肤缝线。

5. 尽早开始手指锻炼，以减少肌腱粘连和关节挛缩的风险：

（1）如果固定是牢固的，在术后第一次查房后开始掌指关节和指间关节锻炼。

（2）如果固定欠佳，3 周内避免掌指关节的活动，但鼓励积极指间关节的活动。

（3）假如从掌指关节穿出的针影响活动，延迟关节活动直至针被拔除，但鼓励积极指间关节活动。

6. 针对在治疗过程中可能发生的浅表针道感染，口服 1 周抗生素。持续的针道脓毒症可能需要早期拔针。

7. 如果有骨愈合的临床证据，术后 4~6 周取下固定针和外固定装置。

8. 开始加强抓握锻炼，并在拔针后恢复整个手指的运动。

9. 术后 6 周取防护夹板。

10. 如果内固定是刺激性的和（或）突出的，考虑在骨折愈合后取出植入物。

手术技术

闭合复位和经皮穿针

1. 头部骨折：倾向采用开放式治疗。

2. 颈、干骨折：

（1）通过纵向牵引和通过屈曲近侧指骨顶着掌骨头上的压力来复位。掌骨干骨折需要在骨折成角对侧施加压力。

（2）用巾钳或骨折复位钳经皮钳夹来协助复位。

（3）使用以下技术之一进行固定：

①交叉克氏针：从掌骨头的后髁间窝开始，逆行穿过 2 枚克氏针。将克氏针穿过骨折线的近端或远端，穿透远端骨皮质（图 22.1a）。

②髓内克氏针：通过掌骨基底部的小洞，以顺行方式打入几枚克氏针。将针尾剪短并埋在髓腔内（图 22.1b）。目前髓内钉可能需要二期取出内固定，或者通过掌骨的非关节缘逆行钻入 1 或 2 枚髓内克氏针（图 22.1c）。

③横向克氏针：如果是斜行或螺旋形骨折，可以考虑放置 2 枚或更多垂直于骨折线的克氏针在受伤的掌骨上固定。在骨折处近端放置 1 枚克氏针，远端放置 1 枚或 2 枚克氏针，将末端固定在相邻的掌骨上（图 22.1d）。

3. 基底骨折：

（1）通过纵向牵引和朝着掌骨基底的手指压力来复位。

（2）使用以下技术之一进行固定：

①分散克氏针：通过掌骨基底部穿过 2 枚克氏针，1 枚穿入相邻的掌骨基底部，另 1 枚穿入腕关节。通常可接受的固定是没有骨折块的分离（图 22.1e）。

②髓内克氏针：掌骨指关节弯曲，将 1 枚克氏针逆行穿过掌骨头。将克氏针向下穿进掌骨干，再穿过腕掌关节进入腕骨。克氏针向近端前进进入掌骨髓腔能使掌指关节早期活动。

（3）当腕掌关节骨折半脱位／脱位时，切开一个小切口，向下切开掌骨头，避免损伤伸肌腱。沿着逆行方向打入克氏针，将远端埋在腕骨中，近端剪短留于皮外并予以皮套保护。

切开复位内固定

4. 头部和颈部骨折：

（1）在掌指关节背侧纵向切开。为了减少皮

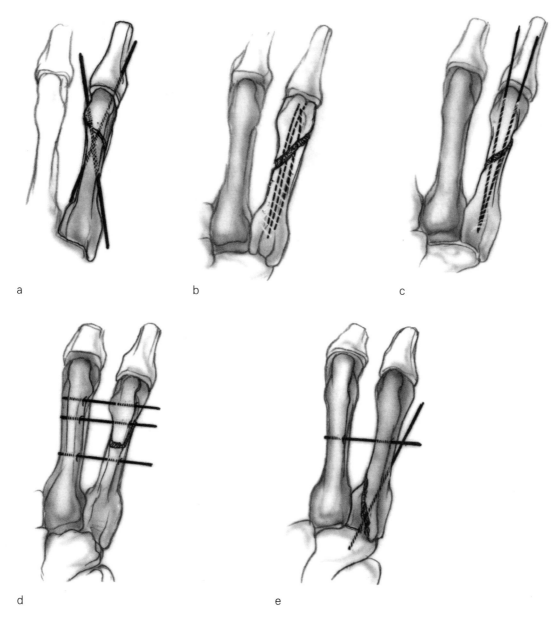

a   b   c

d   e

图 22.1 经皮置钉技术
a. 交叉克氏针。b、c. 髓内克氏针。d. 横向克氏针。e. 分散克氏针

肤和伸肌腱之间的粘连，可将切口偏向一侧（图 22.2a）。当显露相邻的掌骨头 / 颈骨折部位时，可以考虑在掌骨间隙上做一个切口。

（2）部分松解桡侧或尺侧矢状带，保留软组织瓣供日后修复时用（图 22.2b）。连

接相邻指的联结腱可能需要切开暴露。

（3）拉出伸肌腱，确认并保护掌指关节侧副韧带。

（4）清除骨折断端的碎片。尽可能用螺钉固定头部关节内骨折，以便于关节早期活动。

（5）通过钢钉、张力带和钢板固定的方式来处理颈部骨折。微型髁钢板可以用在伴有关节内骨折的伸直型颈部骨折，理想的位置是放在骨的外侧面（**图22.3**）。

（6）对于移位的侧副韧带撕脱伤，采用小的锚钉缝合固定是较好的选择，亦或采用骨内布线技术。

5. 干与基底部骨折：

（1）在骨折部位做纵向切口，偏向一侧，并牵开伸肌腱。当显露相邻的掌骨和基底骨折时，可以考虑在掌骨间隙上做一个切口。

（2）做有限骨膜下剥离（保护骨膜对于骨愈合是重要的）暴露骨折端。保护位于第二、第三和第五掌骨基底部的尺侧腕伸肌腱的止点。

（3）清除骨折断端的碎片。

（4）至少用2个断端间螺钉固定螺旋形和斜行干部骨折（**图22.3b**）。

（5）用单排或双排钢板治疗粉碎性骨折和需要植骨的掌骨干骨折。保证背侧钢板在骨折两端至少各有2枚螺钉（穿过4层骨皮质）（**图22.3c**）。T形、L形、锥形和微型髁钢板可能有助于稳定累及干骺端或基底部的掌骨骨折。短斜行干部骨折最好采用单拉力螺钉和中和钢板治疗。

（6）对于难以通过其他方法稳定的骨折，考虑用环扎或张力带钢丝固定。用1枚或2枚克氏针加上26号钢丝环扎可以提供相当的稳定性（**图22.3d**）。

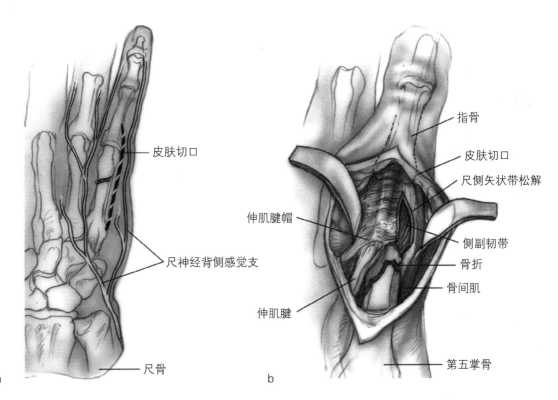

图22.2 头部和颈部骨折暴露

a. 在骨折处做一个纵向切口，向一侧偏移。b. 松解尺侧矢状带，牵拉开伸肌腱。在暴露骨折时，骨膜和骨间肌肉的剥离程度很小。副韧带保存完好

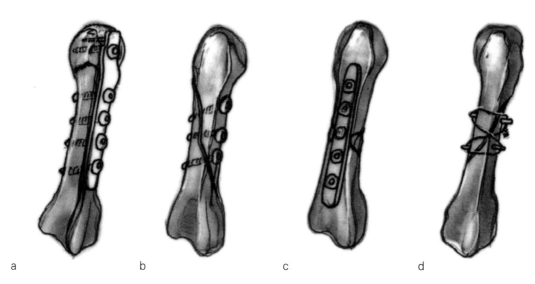

图 22.3 开放式稳定方法
a. 微型髁钢板。b. 碎片间螺钉。c. 直板。d. 克氏针和张力带

外固定

1. 在伴有明显骨缺损、粉碎性骨折、软组织损伤或感染的掌骨骨折，考虑使用。

2. 在损伤区域远近端各放置 1~2 枚钢针。穿入钢针时要避免损伤伸肌腱。

3. 在钢针上安装夹子和连接杆，恢复肢体长度，复位骨折块，拧紧外固定架。

4. 如果仍然存在骨折移位，考虑切开复位并固定。小的骨缺损可能需要自体松质骨移植，而大的骨缺损可能需要结构性骨移植。

闭合切口

1. 如果可能的话，用 4-0 可吸收缝线在内植物外缝合骨膜。

2. 如果腱联合和一侧或双侧外侧束已经被分离，用 4-0 不可吸收缝线修复。

3. 修复深层结构后，松开止血带并对伤口加压。

4. 充分冲洗伤口，用双极电凝止血。

5. 用间断缝合或皮下缝合闭合伤口。

6. 把所有露在皮肤外的钢针尾端加帽保护。

7. 应用轻便敷料和石膏夹板固定。

8. 前臂吊带悬吊手臂。

延伸阅读

1. Al-Qattan MM. Outcome of conservative management of spiral/long oblique fractures of the metacarpal shaft of the fingers using a palmar wrist splint and immediate mobilisation of the fingers. J Hand Surg Eur Vol 2008;33(6):723–727

2. Bach HG, Gonzalez MH, Hall RF Jr. Locked intramedullary nailing of metacarpal fractures secondary to gunshot wounds. J Hand Surg Am 2006;31(7):1083–1087

3. Beredjiklian PK. Small finger metacarpal neck fractures. J Hand Surg Am 2009;34(8): 1524–1526

4. Bushnell BD, Draeger RW, Crosby CG, Bynum DK. Management of intra-articular metacarpal base fractures of the second through fifth metacarpals. J Hand Surg Am 2008;33(4):573–583

5. Dailiana Z, Agorastakis D, Varitimidis S, Bargiotas K, Roidis N, Malizos KN. Use of a mini-external fixator for the treatment of hand fractures. J Hand Surg Am 2009;34(4):630–636

6. Kozin SH, Thoder JJ, Lieberman G. Operative treatment

of metacarpal and phalangeal shaft fractures. J Am Acad Orthop Surg 2000;8(2):111–121

7. Marjoua Y, Eberlin KR, Mudgal CS. Multiple displaced metacarpal fractures. J Hand Surg Am 2015;40(9):1869–1870

8. Ochman S, Doht S, Paletta J, Langer M, Raschke MJ, Meffert RH. Comparison between locking and non-locking plates for fixation of metacarpal fractures in an animal model. J Hand Surg Am 2010;35(4):597–603

9. Ozer K, Gillani S, Williams A, Peterson SL, Morgan S. Comparison of intramedullary nailing versus plate-screw fixation of extra-articular metacarpal fractures. J Hand Surg Am 2008;33(10):1724–1731

10. Soong M, Got C, Katarincic J. Ring and little finger metacarpal fractures: mechanisms, locations, and radiographic parameters. J Hand Surg Am 2010;35(8):1256–1259

11. Weinstein LP, Hanel DP. Metacarpal fractures. J Am Soc Surg Hand 2002;2(4):168–180

12. Yaffe MA, Saucedo JM, Kalainov DM. Non-locked and locked plating technology for hand fractures. J Hand Surg Am 2011;36(12):2052–2055

13. Zhang X, Huang X, Shao X. Reduction of fifth metacarpal neck fractures with a Kirschner wire. J Hand Surg Am 2015;40(6):1225–1230

23

全髋关节置换术：混合与非骨水泥型

著者：Lalit Puri，Douglas E. Padgett

摘 要

全髋关节置换术是一种非常成功的手术，它依赖于彻底的术前检查，对手术适应证的彻底理解，以及利用细致的外科技术以达到优异的结果。成功的髋关节置换可以通过不同的手术入路和技术来实现，然而，术中髋关节解剖、下肢长度、偏心距和前倾角的调整是这些入路和技术的关键。

关键词：全髋关节置换术；下肢长度；前倾角；偏心距；血栓栓塞预防；内翻；外翻

适应证

1. 全髋关节置换的主要指征是解决任何髋关节疾病引起的髋关节疼痛和髋关节功能障碍的问题。这些指征包括：
   （1）骨性关节炎。
   （2）炎症性关节炎（类风湿性关节炎、银屑病关节炎等）。
   （3）创伤性关节炎。
   （4）股骨头坏死。

禁忌证

1. 活动性感染（绝对禁忌）。
2. 活动性神经疼痛/反射性营养不良（绝对禁忌）
3. 神经源性关节炎（相对禁忌）。
4. 无能力或不愿意坚持术后注意事项（相对禁忌）。

术前准备

1. 完成病史和体格检查。记录髋关节疼痛部位、疼痛性质和引起关节疼痛相关的活动。还要记录步态、下肢长度和关节活动范围、非手术治疗史。
2. 适当的全身情况和麻醉评价。
3. 术前神经血管状态。
4. X线片包括骨盆正位、患肢侧位、腰椎正侧位片。
5. 术前X线片应与假体模板进行比对（胶片的或数字的），以确定髋臼和股骨假体的大致尺寸。髋臼的骨量，以及髋臼的穿窿或边缘的任何缺陷，都会影响髋臼假体的大小。股骨模板测量有助于确定：
   （1）髋关节假体的类型和固定方法。
   （2）股骨颈切除的平面。
   （3）股骨假体大小。
   （4）从股骨的固定点到髋关节旋转中心的距离，以帮助优化术后肢体长度。
   （5）是否股骨植入物充分重建偏心距和适当的髋关节力学。

特殊器械、体位和麻醉

1. 髋关节后外侧入路的首选患者体位是侧卧位。为了避免对臂丛和腓总神经的损伤，需要适当加护垫保护腋窝和下侧小腿。把患者固定在手术床时，避免过度压紧侧方挡板，这会损害健侧下肢的神经血管状态（**图23.1**）。

2. 所有的压力点和骨隆凸部位都应该加垫保护。

3. 手术可通过全身麻醉、硬膜外麻醉或腰麻麻醉完成。有证据表明，区域阻滞麻醉降低了深静脉血栓形成的风险，并减少了全髋关节的失血量。

4. 全髋关节置换术所需的器械包括自动牵引器、直和弯曲 Hohmann 拉钩、股骨颈拉钩，以及电池动力的铰刀和摆锯。此外，特定的器械、髓腔锉及要植入假体的试模部件要充分备齐。

5. 考虑使用封闭头盔和太空式手术衣，这可能有助于减少围手术期感染的风险。

6. 应在手术前给予静脉注射抗生素预防感染，并在手术后至少持续 24 小时。

建议和要点

1. 充分地暴露以得到合适的假体位置正确植入和将软组织损伤风险最小化是至关重要的。

2. 术前测量（股骨颈切除的高度，从小转子到髋关节旋转中心的距离）应在手术期间重新评估，因为射线照相放大率变化范围为 10%~15%。

3. 确保所有明显的骨赘在手术时被识别和去除。髋臼内侧骨赘可能导致杯的外置，这可能会影响外展力学。位于髋臼边缘或股骨颈上的骨赘可引起撞击，导致髋关节运动减弱和（或）髋关节不稳定。

4. 关闭切口前评估髋关节的稳定性。特别注意骨赘或股骨颈假体与臼杯边缘撞击。稳定性常常反映了长度和偏心距重建的充分性。未能恢复偏心距可能导致撞击和髋关节不稳定。然而，必须注意不要过度增加偏心距，因为这可能会损害关节功能。检查髋关节运动，以评价稳定性、偏心距和下肢长度的最优组合：

（1）髋关节屈曲 90° 无旋转（模拟坐在椅子上）。

（2）髋关节屈曲 45°，髋关节内收 15°，内旋 15°（模拟睡眠姿势）。

（3）髋关节伸直、外展、外旋，以评估前方是否稳定。

5. 考虑使用氨甲环酸（静脉、局部或口服），以尽量减少术中失血和输血的需要。

6. 考虑使用关节周围注射封闭，以尽量减少术后疼痛。这些注射通常由局部麻醉剂和（或）止痛剂组成。

7. 应在股骨髓腔注入骨水泥开始时提醒麻醉师警惕。一些患者可能对水泥注入有反应，引起低氧血症和低血压，并需要适当的复苏。

陷阱和误区

1. 感染相关的问题：需要非常小心以减少这种并发症的发生。应尽量减少手术室的进出，术前需使用抗生素。

2. 避免髋臼假体的垂直或后倾植入。

3. 避免过度锉磨髋臼，去除较多骨量。相反，也要避免在髋臼锉磨不够，导致使用过大的力打入臼杯，从而增加髋臼骨折的风险。推荐使用可控制髋臼锉。如果髋臼假体的压配稳定性不理想，建议使用辅助髋臼固定螺钉。

4. 避免股骨假体的内翻或后倾。

5. 避免股骨髓腔的过多锉磨，特别是计划使用骨水泥假体时。过度去除松质骨会削弱骨—水泥界面，并可能导致早期松动。股骨扩髓准备应以可控的方式进行。

6. 非骨水泥股骨假体行股骨扩髓时要避免过度用力，而且需要耐心，以尽量减少骨折的风险。

在扩髓和插入柄时，检查股骨距是否有骨折的迹象。如果发生骨折，评估假体稳定性是至关重要的。如果在扩髓或植入物插入时识别出骨折，则拔出假体或取出髓腔锉并暴露骨折。参考术中影像学检查。如果股骨柄可以超过骨折线（至少 1.5 个股骨干直径），那么股骨应该用 16 号铬钴线捆扎带或用 2.0 mm 钢缆捆扎。此时，可以重新插入髓腔锉或最终植入物。如果假体轴向或扭转不稳定，则可能需要换更大型号假体。如果稳定性可疑，可考虑更换骨水泥柄。有时，会发生不超过小转子的股骨距骨折。在这些情况下，外科医师可以根据临床判断来确定是否需要辅助固定。

7. 避免插入一个尺寸较小的非骨水泥型股骨柄。使用过小的植入物可能会损害初始假体稳定性，从而导致植入物松动，并可能诱发早期失败。术前模板有助于指示植入物的大致尺寸。如果术前预测假体大小与术中植入物大小之间存在显著差异，则参考术中影像学检查。股骨柄尺寸不足的一个常见原因是不能将其充分沿股骨粗隆外侧壁放置从而将柄置于内翻位。

术后护理

1. 建议使用预防血栓栓塞的措施。选择包括术中肝素、阿司匹林、华法林、低分子肝素和间歇性气压泵。

2. 通常情况下，患者可以在手术后负重，根据个体患者状况和临床考虑。

手术技术

所描述的技术用于后外侧入路。然而，其他方法也可以有效地用于髋关节置换术。

步 骤

1. 将患者置于侧卧位。护垫保护所有的压力点，包括腋窝和下侧腿。当患者固定在手术台上时，避免过度压紧侧方挡板，这会损害健侧肢体的神经血管状态（图 23.1）。

2. 以医院标准的无菌的方式消毒和铺巾。

3. 做一个以股骨粗隆后 1/3 为中心的外侧切口。

4. 直接通过皮下组织进行解剖。注意止血。

5. 直接将臀大肌的纤维在阔筋膜的近端分离。

6. 插入一个牵开器以增加后方结构的暴露。

7. 获得清晰的股骨颈上下方的暴露。

8. 轻轻内旋髋关节，识别梨状肌和联体肌腱，同时轻轻地牵开臀中肌。用电刀在股骨后外侧切开识别的肌腱和髋关节囊。可以通过 L 形或 T 形切开髋关节囊。用不可吸收缝线标记肌腱和关节囊（图 23.2）。

9. 通过轻轻地内旋和内收股骨使髋关节脱臼。

10. 下肢保持内旋（脚板朝向天花板），显露股骨近端和股骨颈准备截骨。

11. 根据术前影像学测量和术中解剖标志确定股

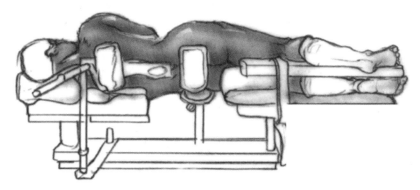

图 23.1 患者体位
后外侧入路的首选患者体位髋关节是侧卧位。腋窝和下侧足适当的护垫保护是避免臂丛神经损伤所必需的。避免过度收紧盆底，这会损伤健侧肢体的神经血管

骨颈截骨术的最佳部位。使用摆锯进行股骨颈截骨术（**图 23.3**）。取出股骨头并将其保存。有时，在人工髋关节置换术中需要自体骨移植，而股骨头是一种方便的骨来源。

12. 将拉钩放在髋臼周围。前侧放置一个弯曲的髋臼拉钩将股骨向前平移。下方插入眼镜蛇形拉钩，松解髋臼横韧带可以增加显露。如果暴露困难，可以考虑进一步牵拉和软组织松解。此外，股骨的向前平移可以通过松解在股骨上的臀大肌腱来辅助。

髋臼侧准备

13. 从髋臼边缘切除髋臼盂唇的残余物。接下来，去除髋臼底马蹄凹的纤维脂肪组织。在髋臼横韧带附近除去纤维脂肪组织时，注意避免损伤闭孔动脉的上行支。电烧灼此血管是必要的。如果髋臼内侧有较多的骨赘存在，马蹄凹内的组织可能不可见。这意味着髋臼锉磨需要继续向内进行到真正的内侧壁。

14. 使用动力髋臼磨锉准备髋臼（**图 23.4**）。

从较小的磨锉开始，顺序地锉磨髋臼，以确保最佳的假体边缘匹配、软骨去除和杯内置。刚开始用较小的髋臼锉磨锉，以确保充分内置，这将有助于防止偏心锉磨。如果识别内

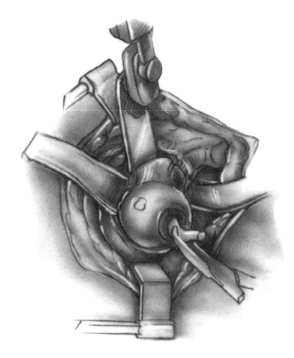

图 23.3 股骨颈截骨术
电锯用于股骨颈截骨术

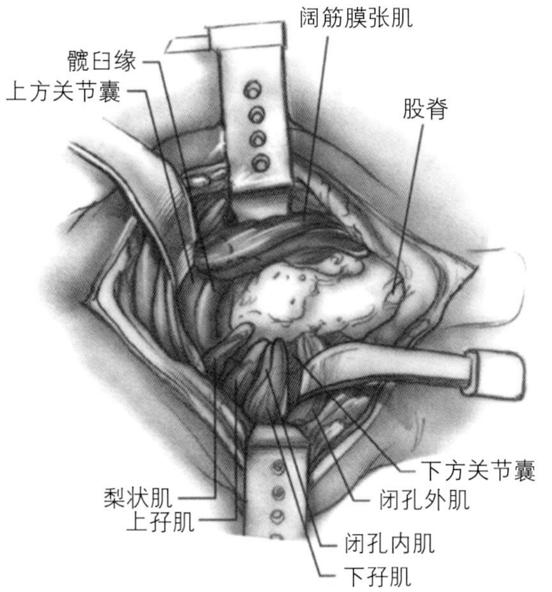

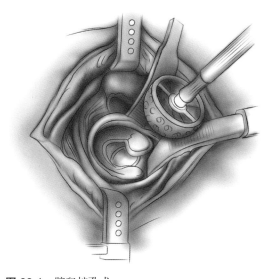

图 23.2 外转子暴露
通过髋关节轻柔的内旋可以暴露梨状肌和联合肌腱（上睑肌、闭孔内肌和下梨状肌）

阔筋膜张肌
髋臼缘
上方关节囊
股脊
下方关节囊
闭孔外肌
梨状肌
上孖肌
闭孔内肌
下孖肌

图 23.4 髋臼扩孔术
动力髋臼扩孔器用于髋臼的制备。注意拉钩的位置。一个弯曲的髋臼牵开器用于股骨向前平移。眼镜蛇牵开器位于下方

侧壁是困难的，使用动力钻穿过内侧壁做一个小孔。

15. 引导磨锉，使它们大致在外展 40° 和前倾 20°。在使用每个磨锉后，检查髋臼前后柱和内侧壁的完整性。

16. 继续进行连续锉磨，直到所有软骨被移除，并获得同心扩髓髋臼。

17. 在使用非骨水泥的髋臼假体时，决定安放偏大一点（假体大小略大于最后的磨锉）或与磨锉一样大小的假体取决于个体的外科医师偏好和假体设计。如果认为辅助螺钉固定是必要的，那么在放置这些螺钉时，记住髋臼螺钉插入的"安全区域"是很重要的。通常，在后上象限神经血管损伤的风险最低。

18. 将半球形髋臼假体置于插入装置上，然后将其打入髋臼窝。注意打入角度约40° 外展和20° 前倾角。力线对准装置有助于确定部件的正确对准，但它们不是"万无一失"的。确保髋臼假体打入后完全贴内侧壁并且完全坐入髋臼内。固定位置不良的假体有早期松动的风险（**图 23.5**）。

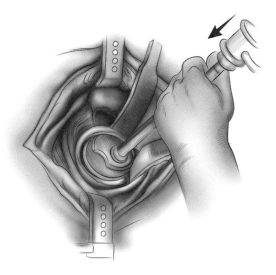

图 23.5 髋臼假体插入
髋臼假体的外壳撞击髋臼。一般来说，目标是将外壳插入大约 40° 的外展和 20° 的前倾角

19. 插入内衬。使用标准的无高边或有高边内衬垫取决于外科医师的偏好。请记住，高边内衬垫通常有助于提高髋关节在一个方向上的稳定性。相反，它们可能是在相反方向上撞击的来源。因此，当植入高边内衬垫时，需要仔细评估。

20. 去除髋臼牵开器。

股骨侧准备

21. 保持下肢屈曲、内旋和内收。将股骨颈牵开器放置在股骨近端，这有助于通过将股骨抬出伤口来进行暴露。将一个 Hohmann 拉钩放在外展肌下并牵开肌肉。放置一个眼镜蛇牵开器在股骨颈下方，并牵开软组织和髂腰肌腱。

22. 去除股骨颈外侧软组织。这些软组织是短外旋肌群的残留物。使用盒形骨凿或圆凿在股骨颈截面上方切除残存部分骨组织。然而，要小心不要过多凿除大转子边缘的骨质。充分地紧贴股骨粗隆外侧壁进入髓腔对于减少植入物的内翻倾向是必要的。

23. 用手轻轻将一个直管探查器插入髓腔。轻轻插入是必不可少的，尤其是在严重骨质疏松症患者，因为可能发生股骨皮质穿孔。特别注意管道探测插入髓腔内的方向。

骨水泥柄

（1）用股骨髓腔锉从小到大序列锉磨，直到合适地贴合（**图 23.6**）。与扩髓一样，不要"过度锉磨"。一个好的松质骨床是优化骨水泥界面固定的必要条件。扩髓时，应注意髓腔锉应与股骨每个平面都要对齐（内翻—外翻，屈曲—伸展和旋转）。一般来说，插入髓腔锉与天然股骨颈的自然旋转对线一致（通常有轻微的前倾角）。如果宿主股骨有异常的旋转，考虑在适当的旋转中插入较小的

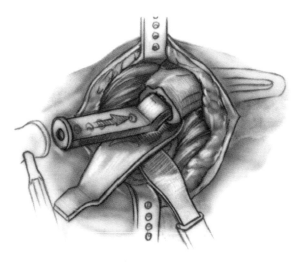

图 23.6　股骨髓腔扩髓
用股骨试模型号从小到大连续扩髓，直到发生合理的贴合。与髋臼扩孔一样，不要"过度扩髓"。扩髓时，应注意扩髓的力线对齐方式（内翻、外翻、屈曲—伸展和旋转）。一般来说，插入试模，使它们的旋转与天然股骨颈（通常轻微的前倾角）对齐

假体，以优化髋关节的对线和稳定性。前倾角不足可能导致髋关节不稳。

（2）插入最终股骨试模。将试模股骨头置于锥形柄上。通常，从标准（"加零"）颈长开始。

（3）进行髋关节复位。如果需要，改变股骨头的颈长，这可能会影响髋关节的稳定性、下肢长度和偏心距。使用临床判断来选择合适的颈长，同时试图优化这些变量之间的关系。请记住，使用长颈的股骨头假体，特别是有裙边的假体，可能产生撞击。然而，在某些临床情况下，它们是必需的。

①评估股骨和髋臼假体的组合角度。

②特别注意撞击的可能部位，包括假体柄的颈部与髋臼的撞击或股骨柄对骨赘的撞击。

③评估髋关节不同活动位置的假体稳定性。

④评估下肢长度。虽然恢复"正常"的肢体长度是必需的，但并不总是可能的。可能需要接受一定程度的肢体不等长，以优化假体匹配、软组织张力和关节稳定性。

（4）在确定最佳股骨头长度后，将髋关节脱臼并取出试模。将髋关节恢复到屈曲和内旋的位置。

（5）更换股骨牵开器。测量股骨髓腔直径和远端骨水泥限制塞的大小。插入限制塞，使其位于股骨柄远端约 2 cm 处的髓腔内。这有助于确保远端有足够的骨水泥。通过推挤限制塞，发现很紧推不动时说明限制塞到达正确的深度。

（6）用脉冲式冲洗枪彻底冲洗股髓腔。去除髓腔松质骨，用纱布条填塞压迫髓腔，获得一种清洁、干燥的骨床，这有助于骨水泥结合。

（7）混合丙烯酸树脂骨水泥。可用真空搅拌技术以提高水泥均匀度，降低骨水泥整体孔隙率。

（8）当骨水泥达到"面团"状态，不再黏附到手术手套时，可用水泥枪注入骨水泥。推骨水泥枪喷嘴向下进入，但不超过远端骨水泥限制塞。给水泥枪施以缓慢、稳定的压力，允许髓腔内水泥的压力缓慢地将枪推出。当股骨髓腔充满骨水泥时，取出枪断开喷嘴，用股骨近端密封垫继续对股骨髓腔内的骨水泥加压（**图 23.7**）。通常，这会使骨髓内骨水泥挤压出股骨近端的滋养孔。麻醉医师应在股骨髓腔注入骨水泥开始时警惕。一些患者可能产生低血压和（或）低氧血症的反应，需要适当地复苏。

（9）沿髓腔锉的同一轴线插入股骨柄，另外，要注意控制股骨柄的旋转。插入柄时主要使用手动力，而不是使用锤子。可以

看到被挤压出来的骨水泥。最后几毫米使用滑锤打入植入物到颈部截骨的水平。最后，确认股骨柄轴向和前倾角度（图23.8）。

（10）去除多余的水泥。尽量把持假体最小的移动直至骨水泥聚合完成。

（11）清洁和干燥股骨颈部，装入和试模一样大小的股骨头。

（12）复位髋关节并重新检查髋关节稳定性（图23.9）。

非骨水泥柄

在插入非骨水泥股骨柄之前，股骨的手术技术很大程度上取决于每个髋关节系统特有的手术器械。因此，以下应作为植入非骨水泥股骨柄的一般操作指南，但是，确切的步骤应参照具体股骨部件制造商建议的技术手册进行。

（1）如果需要，依次使用逐渐增大的扩髓器扩髓，直到有皮质骨的咬合。术前模板是一个很好的检测髓腔大小的指引，避免过度扩髓。

（2）从小到大依次使用髓腔锉锉磨。锉髓腔应该是序列的，如果尝试快速的锉髓可能会造成灾难性的后果。使用稳定的锤击，逐步扩大髓腔。使用髓腔锉评估股骨柄轴向和扭转稳定性。如果髓腔锉在髓腔内有明显的活动（超过1~2 mm），则插入下一号较大的髓腔锉继续（图23.6）。

　①对于直柄，插入试模时，使它们的旋转与天然股骨颈（通常轻微的前倾角）对齐。前倾角不足可能导致髋关节不稳。如果股骨变异畸形，考虑插入组配式的假体以优化髋关节的对线和稳定性（罕见的情况）。

　②对于解剖型（曲）柄，试模将"符合"股骨近端髓腔的自然形态。不要试图

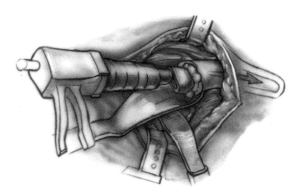

图23.7　骨水泥注入
骨水泥枪用于将骨水泥注入髓腔，通过缓慢、稳定的压力将骨水泥引入髓腔

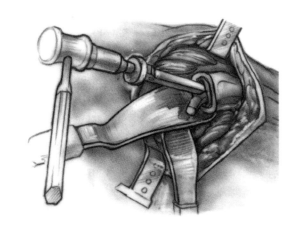

图23.8　股骨柄插入
股骨柄沿着相同的轴向和前倾角度插入髓腔。手动插入股骨柄，最后几毫米使用滑锤打入植入物到颈部截骨的水平

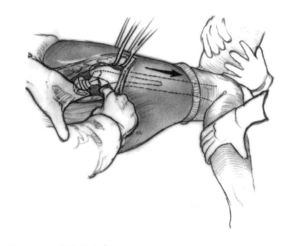

图23.9　髋关节复位
髋关节复位并重新检查其稳定性

将髓腔锉旋转成前倾或后倾。

（3）当使用到最后的髓腔锉时，仔细评估髋关节的稳定性和股骨皮质完整性。如果确定骨折，使用先前概述的步骤进行。

（4）通常，从标准（"加零"）股骨头颈长开始试模。

（5）试行髋关节复位。如果需要，改变股骨头的颈长，以调节髋关节的稳定性、肢体长度和偏心距。选择合适的股骨头颈长达到这些变量的最优化。请记住，使用长颈的股骨头假体，特别是有裙边的假体，有可能发生撞击。然而，在某些临床情况下，它们是必需的：

①评估股骨和髋臼假体的组合角度。

②特别注意撞击的可能部位，包括柄的颈部与髋臼的撞击或股骨柄对骨赘的撞击。

③评估髋关节不同活动位置的假体稳定性。

④评估下肢长度。虽然恢复"正常"的肢体长度是必需的，但并不总是可能的。可能需要接受一定程度的肢体不等长，以优化假体匹配、软组织张力和关节稳定性。

（6）在确定最佳股骨头长度后，将髋关节脱臼并取出试模。将髋关节恢复到屈曲和内旋的位置。

（7）放置股骨拉钩。

（8）用滑锤锤击股骨柄进入髓腔。避免过快或过大的力敲击，这可能会导致骨折。

通常，由于涂层的厚度，实际假体略大于最后的试模。试模和假体之间的差异在制造商之间差别很大，这来源于制造的公差、假体设计和涂层类型。熟悉所使用的假体系统是必要的。

当股骨假体显示稳定，并且敲击时无进一步移动时，假体基本到位。最终的位置可能是

假体在基线位置要么高出或者埋头几毫米，但关键是要实现股骨假体髓腔内的最佳稳定性。不要通过不完全植入假体来实现整体的稳定性。下肢长度可以通过使用适当长度的股骨头来调节。相反，不要试图用过多的力量来"埋头"一个已经完全稳定但又稍高出基线几毫米的股骨柄（图23.8）。

（9）股骨柄插入后，重新评估近端皮质完整性。如果确定骨折，使用先前概述的步骤进行。

（10）评估股骨柄的最终位置并重新评估股骨头的长度是否最合适。必要时，将试模股骨头放置在真实假体上进行复位测试。

（11）用纱布擦干假体。放入合适的股骨头并轻轻地敲击。

（12）复位髋关节，再次检查髋关节屈曲和伸展的稳定性。如果稳定性足够，开始关闭切口（图23.9）。

闭合切口

24. 用大量抗生素溶液冲洗伤口。

25. 切口内适当止血。

26. 如果可能的话，对标记的关节囊和短外旋肌

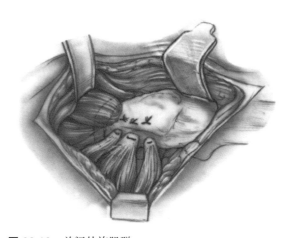

图23.10　关闭外旋肌群
将标记的关节囊和短外旋肌群缝合在腱性软组织或骨组织上进行修复是必要的

　　群进行修复（图 23.10）。

27. 细致缝合关闭深筋膜层。

28. 以分层缝合关闭皮下组织。

29. 关闭缝合皮肤切口。

30. 应用无菌敷料。

31. 将患者从手术台上移开，注意避免过多的髋关节旋转或屈曲。将患者转移到复苏室。

延伸阅读

1. Berry DJ, Lieberman JR, eds. Surgery of the Hip. Philadelphia, PA: Elsevier Saunders;2013

2. Lieberman JR, Berry DJ, eds. Advanced Reconstruction: Hip. Rosemont, IL: American Academy of Orthopaedic; 2005

3. Lieberman JR, Berry DJ, eds. Advanced Reconstruction: Hip 2. Rosemont, IL: American Academy of Orthopaedic; 2016 (eBook),2017 (Print)

4. Ninomiya JT, Dean JC, Incavo SJ. What's new in hip replacement. J Bone Joint Surg Am 2016;98(18):1586–1593

24

髋部骨折的内固定

著者：Roshan P. Shah，Steven H. Stern

摘　要

　　本章将回顾治疗许多常见髋部骨折的基本技术：动力加压髋螺钉和钢板，以及多根经皮螺钉固定技术。我们回顾了使用内固定治疗髋部骨折术前、术中和术后的情况。这是任何治疗和管理创伤患者的骨科医师必须掌握的核心知识。

　　关键词：内固定；加压螺钉；髋部钉；股骨颈骨折

适应证

加压螺钉和侧钢板

1. 稳定的股骨转子间骨折（**图 24.1a**）。

2. 低位股骨颈骨折（"股骨颈基底部"骨折）。

多枚空心螺钉

1. 股骨颈嵌插骨折（**图 24.1b**）。

2. 移位的股骨颈骨折（年轻患者、满意复位后）。

3. 张力侧应力骨折与股骨颈非移位骨折。

禁忌证

1. 有不适合手术的全身情况。

2. 肿瘤和病理性骨折。

3. 高剂量辐射或其他条件阻碍骨愈合。

4. 不稳定型和反转子间骨折。

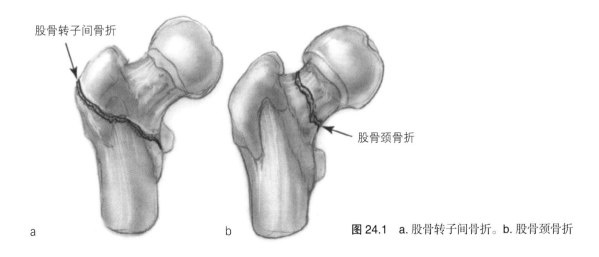

股骨转子间骨折

股骨颈骨折

a

b

图 24.1　a. 股骨转子间骨折。b. 股骨颈骨折

术前准备

1. 区域阻滞麻醉有利于术前疼痛控制，减少谵妄。
2. 髋部和骨盆 X 线片：可从健侧测量股骨颈角度。
3. 磁共振成像（MRI），如果临床怀疑骨折，但 X 线照片不能显示。
4. 适当的医疗和麻醉评价。如果可能的话，髋部骨折在 48 小时内治疗有更好的结果。
5. 术前神经血管检查。
6. 术前牵引不是必需的。

特殊器械、体位和麻醉

1. 患者仰卧在骨折牵引床上（图 24.2）。
2. 另一种情况是，患者可以仰卧，在一个可透视的手术台上，在腿下有一个透 X 线的托。牵引弓牵引有助于维持这种位置。
3. 所有的压力点和骨隆突处都应该加护垫保护。
4. 手术可采用全身麻醉、腰麻或硬膜外麻醉。

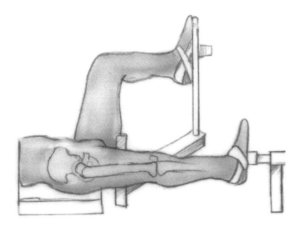

图 24.2　患者体位
患者应该放置在会阴部直接顶在牵引床的对抗牵引柱上。注意确保患者的体位取得足够清晰的透视。双侧前臂交叉放于胸前。患足放在垫好垫的骨折鞋内。确保所有易受压部位垫软垫。肢体的放置是为达到理想的骨折复位

5. 对健侧肢体进行固定，使其不妨碍透视。通常，将健侧下肢置于屈曲外展的位置。同侧上肢用束缚带固定在胸前。

建议和要点

1. 将患者放置在牵引床后，在准备消毒铺巾前，评估骨折整复的充分性，使用正侧位透视来评估复位情况。
2. 大多数股骨转子间骨折可通过纵向牵引和内旋复位。
3. 股骨颈骨折可能要求透视下来帮助复位。
4. 在皮肤切开前根据院内感染细菌谱，静脉注射合适的抗生素。
5. 注意脚部和下肢的适当垫护。

陷阱和误区

1. 避免内翻复位，这可能导致螺钉切割股骨头。
2. 对于股骨转子间骨折，尽量避免近端骨折块的内侧移位和股骨干因此出现的外侧移位。
3. 对于股骨颈嵌插性骨折，避免过度牵引，这可以导致断端分离。
4. 避免将空心螺钉放置在小转子水平以下。这会导致股骨外侧皮质的"应力集中"，并增加股骨转子下骨折的风险。
5. 避免导针穿过股骨头进入髋关节面或髋臼。

术后护理

1. 假如可能的话，尽量术后一段时间动员患者活动。如果医疗情况允许，患者应尽可能早地采取坐位。
2. 使用药物预防静脉血栓形成。
3. 根据骨折的稳定性、复位的满意度和患者的骨骼质量，逐步开始进行非负重行走，足趾负重行走或根据自身耐受负重行走。
4. 应在术后重新对肢体远端神经血管状态进行检查。

手术技术

加压螺钉和侧钢板

1. 将患者仰卧于牵引床上，患者的会阴部需直接顶在牵引床的柱子上。在肢体骨突部位下垫软垫。大多数骨折在牵引和内旋下能得到复位。内旋的度数可以通过观察膝关节旋转状态来评估（图24.2）。

2. 在消毒铺巾前进行正侧位透视评估骨折复位情况。在铺巾前评估患者的位置是重要的，确定在C臂机透视下能充分获得满意的正侧位影像。这时是复位骨折理想的时机。

3. 按照医院常规消毒方法消毒铺巾。通常使用大的塑料防水护膜。

4. 进行髋关节正位透视来定位皮肤切口。在大腿前方放置一个金属钳或克氏针作为透视的标记。

5. 沿着大腿外侧皮肤切口，触摸股骨确定切口位于股骨的前后方的中部。皮肤切口大约长15 cm。切口的上端延伸至小转子近端1~2 cm（图24.3）。如果是肌肉和皮下组织丰富的患者，切口可适当延长。

6. 直接切开皮下组织。彻底止血，暴露阔筋膜（图24.4）。

7. 纵行切开阔筋膜，在阔筋膜深部放置拉钩显露股外侧肌。

8. 向前牵开股外侧肌，纵行切开股外侧肌筋膜层。这个切口位于股外侧肌的后1/3。注意，仅仅切开筋膜层而不是肌肉层（图24.5）。

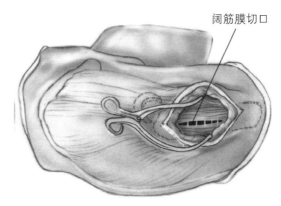

图24.4 浅层切开
筋膜层在皮下组织的下方。筋膜层的切口应该纵行切开，并与皮肤切口保持一致

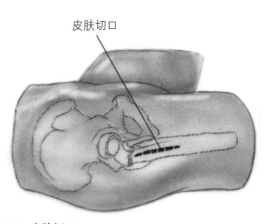

图24.3 皮肤切口
切口的近端应该延伸至小转子近端1~2 cm。沿着大腿外侧面向远侧延伸。切口的长度取决于具体的术式。放置压力螺钉和侧钢板比放置多枚空心螺钉要求更长的切口

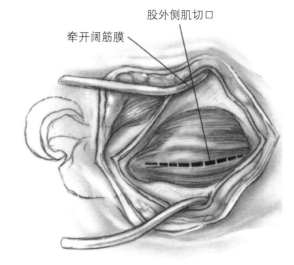

图24.5 深部切开
股外侧肌筋膜层应该在筋膜层的下方得到确认。股外侧肌筋膜切口应该纵行切开，并与皮肤切口一致

9. 使用骨膜剥离器钝性分离股外侧肌纤维。向下分离直至股骨。在股骨前方放置 Bennett 拉钩使其紧贴在股骨内侧皮质。用它向内侧牵开软组织来显露视野（**图24.6**）。

10. 使用中等尺寸钻头（直径大约 3.5 mm，通常钻头将在后面使用皮质骨螺钉的手术时使用）来定位股骨外侧皮质的位置，为使用加压螺钉准备。通过评估髋关节正位的透视图像来取得钻孔的位置。通常开始钻孔的位置位于小转子水平或下方。触摸股骨确定开始钻孔的位置位于股骨前后皮质的中间（**图24.6**）。

11. 通过股骨外侧皮质钻孔。首先，与骨长轴垂直开始钻孔以便在股骨外侧皮质形成一个支点。然后，将钻对准加压螺钉将进入的预计角度进行粗略钻孔。这个粗略的孔提高了下个步骤导针放置的精确性。

12. 将导针插入股骨外侧皮质的孔内。将导针通过股骨颈钻入股骨头。利用手钻或者电钻将导针放在合适的位置。此外，也可以通过一个预先放置的角度引导器（通常130°、135° 或者140°）或者徒手来将导针放置在股骨头内。作者习惯徒手来放置导针。

13. 使用正侧位透视图像优化导针在股骨头中的位置。理想情况下，通过正侧位透视图像定位导针，使其在股骨头中心。一般来说，在正位上稍微偏下，而在侧位上稍微向后放置的导针是可接受的。要避免向上或向前的导针位置（**图24.7**）。股骨头顶端到导针尖端的距离从正位和侧位的距离之和应小于 20 mm。

14. 在获得最佳导针位置后，将导针继续钻入股骨头，使其尖端位于软骨下骨几毫米内。

15. 用深度测量器测量导针在股骨内的长度，用角度测量器测量导针的角度。通常针的位置沿着解剖方向或者轻度外翻比较满意（135°或更大）。但是，由于一些患者的骨骼解剖情况和骨折类型，不太可能做到这点。

16. 设定限深位置，使其在钻孔时不至于超出导针的测量深度。

17. 在透视下，沿导针钻孔。保持沿着导针的路径钻孔，并检查透视，确认导针没有因为疏忽进入股骨头过深。

18. 去除钻孔器。若由于疏忽使导针被钻孔器移

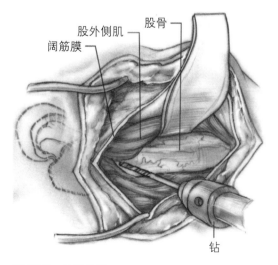

图24.6 导针钻孔
在股骨前方放置 Bennett 拉钩，顶住股骨内侧皮质。向内侧牵开软组织来更好地显露视野。注意加压螺钉钻孔的位置位于小转子水平或在其下方

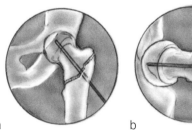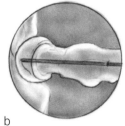

a   b

图24.7 a.导针位置（前后位）。用正侧位透视来评估导针的位置。在正位透视像上，导针应该位于股骨头的中心。一般来说，在正位像上，导针轻度偏下方是比较满意的。尽量避免导针位置偏上。b.导针位置（侧位）。导针在侧位上理想的位置应该位于股骨头的中心。总之，在侧位像上，导针轻度偏后方是比较满意的。尽量避免导针位置偏前

除，重新通过已钻过的隧道将导针插入股骨头中心。用正侧位透视来确定重新插入的导针被正确地放置。

19. 在手术视野放置合适尺寸的加压螺钉和侧钢板。加压螺钉的长度应该是深度测量器的测量长度。侧钢板通常选用四孔钢板，角度用角度测量器来测量。

20. 沿导针放入加压螺钉。根据外科医师的习惯，侧钢板可以预先套在螺丝改锥上或者可以作为一个独立的步骤在后面的手术中插入。进行正侧位透视确定加压螺钉沿着导针的路径正确插入。因为大多数转子间骨折发生在骨质疏松的骨质，在放入加压螺钉前很少需要攻丝。

21. 在加压螺钉上方放入侧钢板直到它贴紧股骨外侧皮质。许多加压螺钉仅仅允许侧钢板以特定的旋转角度放入。在这些情况下，确定加压螺钉在插入时进行正确的旋转。确认侧钢板完全贴在股骨外侧皮质和加压螺钉在侧钢板的孔内。

22. 将侧钢板与股骨钳夹固定。

23. 用 3.5 mm 的钻头从侧钢板的一个孔钻一个穿通双侧皮质的骨洞，要避免钻通股骨内侧皮质损伤内侧的神经血管。使用深度测量器来测量螺钉的深度。

24. 插入一个 4.5 mm 的皮质骨螺钉，目的是穿过股骨内侧皮质 1~2 个螺纹来取得双皮质固定，螺钉尖端应在内侧皮质表面触及（图 24.8）。

25. 重复同样的操作。进行其他螺钉的钻孔。

26. 用正侧位透视评估侧钢板和螺钉的最后位置（图 24.9）。一些外科医师在加压螺钉内插入一个带锁螺钉来帮助加压。许多外科医师不进行这个操作。

27. 大量冲洗伤口。维持良好的止血效果。伤口关闭应根据软组织和皮肤的情况，按照标准程序进行。

多枚空心螺钉固定

1. 使患者仰卧在骨折牵引床上，特别注意不要进一步移位股骨颈骨折。应用正侧位透视评估骨折。如果是新鲜骨折并能复位，则在动

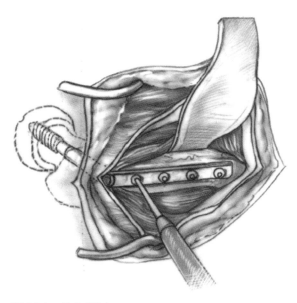

图 24.8 拧入螺钉
通过加压螺钉顶住股骨外侧皮质来固定侧钢板。用多枚皮质螺钉（通常 4 个）来固定侧钢板

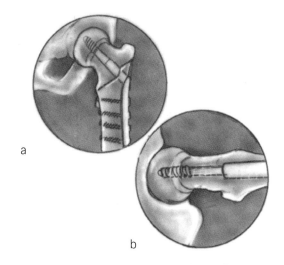

a

b

图 24.9 a. 最终的固定情况——加压螺钉和侧钢板（正位）。正位显示加压螺钉和侧钢板的位置合适。通过正侧位 X 线透视来评估。**b.** 最终的固定情况——加压螺钉和侧钢板（侧位）。侧位显示加压螺钉的位置合适。通过正侧位 X 线透视来评估

态透视下尝试复位。

2. 首选的复位技术利用髋关节屈曲到90°，轻微内收和牵引，放松软组织。然后，内旋、内收和屈曲将实现复位。在保持内旋的同时，缓慢地将腿返回到轻微的外展和伸直状态。使用正侧位透视评估复位。

3. 然后将患者置于会阴部直接顶在牵引柱上的体位。把四肢骨突处垫软垫。对于股骨颈嵌插性骨折，避免过度牵引，这可能会产生骨折端分离。髋关节旋转的程度可以通过评估膝关节旋转来评估（图24.2）。

4. 在准备消毒和铺单之前，正侧位透视再次评估骨折。在消毒铺单之前，评估患者的位置很重要，以确保C臂透视获得满意的正侧位髋关节图像。

5. 按照医院的常规消毒方法准备并铺单。通常使用大的塑料防水薄膜。

6. 进行髋关节正位透视来定位皮肤切口。在大腿前方放置一个金属钳或克氏针作为透视的标记。

7. 沿着大腿外侧面做皮肤切口，触摸股骨确定切口位于股骨的前后方中部。切口长度应足够长便于放置3枚螺钉。切口近端延伸至小转子近端1~2 cm（图24.3），或只用螺钉钻入部位的小切口完成经皮螺钉固定。

8. 直接切开皮下组织。彻底止血，暴露阔筋膜（图24.4）。

9. 纵行切开阔筋膜，在阔筋膜深部放置拉钩显露股外侧肌。

10. 对于大多数骨折，不需要切开股外侧筋膜或向前牵开肌肉。

11. 通过股外侧肌将导针直接放在股骨外侧骨皮质上。通过正位透视图像来明确理想的进针位置。导针应位于小转子水平或者上方。避免将导针放在小转子水平的下方。总之，大多数骨折可以采用倒三角形的3枚螺钉固定。通常先插入下方螺钉的导针。

12. 使用电钻将导针通过股骨颈插入股骨头。正侧位透视将导针置于股骨头的理想位置。理想情况下，将第一个导针定位在正位图像上的股骨头的下部，沿着颈部的下缘，以及侧位上位于股骨头的中心。

13. 在获得最佳导针位置后，将导针继续向深部钻至股骨头，使其尖端正好位于距离软骨面几毫米内。

14. 使用徒手技术或用三角模板导引器插入2枚或多枚导针。通常采用倒三角。因此，另2枚针，1枚在第1枚导针的前上方，另1枚在其后上方。用正侧位透视确认导针在股骨头内的位置理想。

15. 检查确认所有导针都位于股骨头内，距离软骨几毫米。从下方的导针开始，用测深器测量导针在股骨内的长度。

16. 沿导针插入长度合适的空心螺钉。若使用自攻螺钉或骨质疏松明显时，没有必要对外侧骨皮质过多钻孔。但必要时，用空心钻在导针上的股骨外侧皮质做一个初始孔。

17. 插入螺钉直至完全拧入。检查确保所有的螺纹位于股骨头近端部分。理想的情况是当螺钉完全拧入后，在骨折断端间没有螺纹。

18. 使用相似技术，在保留的2枚导针上插入其他2枚空心螺钉。

19. 用正侧位透视评估螺钉的最后位置（图24.10）。

20. 大量盐水冲洗伤口，良好地止血，基于软组织和皮肤的情况，按照标准外科缝合关闭切口。

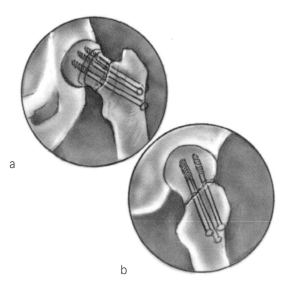

图 24.10　a. 最终的固定情况——多枚空心螺钉（正位）。正位显示多枚空心螺钉的位置，可以使用正侧位 X 线透视来评估多枚空心螺钉的位置。避免螺钉位于小转子水平的下方。总之，大多数骨折可以使用 3 枚空心螺钉倒三角形固定。b. 最终的固定情况——多枚空心螺钉（侧位）。侧位片显示多枚空心螺钉的位置合适

延伸阅读

1. American Academy of Orthopaedic Surgeons. Management of Hip Fractures in the Elderly. Evidence-Based Clinical Practice Guideline. Rosemont, IL: American Academy of Orthopaedic Surgeons;2014

2. Bartlett CS III, Buly RL, Helfet DL. Intertrochanteric and subtrochanteric fractures of the proximal femur. In: Craig EV, ed. Clinical Orthopaedics. Baltimore, MD: Lippincott Williams & Wilkins;1999:439–478

3. Brennan MJ. Intertrochanteric femur fractures. In: Levine AM, ed. Orthopaedic Knowledge Update: Trauma. Rosemont, IL:American Academy of Orthopaedic Surgeons; 1996:121–126

4. Cornell CN. Intracapsular fractures of the femoral neck. In: Craig EV, ed. Clinical Orthopaedics. Baltimore, MD: Lippincott Williams & Wilkins;1999:479–490

5. Turen CH. Intracapsular hip fractures. In: Levine AM, ed. Orthopaedic Knowledge Update: Trauma. Rosemont, IL: American Academy of Orthopaedic Surgeons;1996:113–120

25

髋关节骨折：半关节成形术

著者：Lalit Puri，Douglas E. Padgett

摘 要

半关节成形术是一种非常成功的术式，完善的术前准备和对手术适应证和骨折分型的准确把握以及仔细的术中操作是该手术取得良好预后的关键。尽管有很多方法和技术能够成功地完成半关节成形术，然而，关键的解剖原则、下肢长度、股骨偏心距和前倾角是它们共同的关键要素。通常合理的医疗管理也是手术成功的重要环节。

关键词：半关节成形术；下肢长度；前倾；偏心距；血栓栓塞的预防；内翻；外翻；股骨颈骨折

适应证

1. 不适用复位内固定治疗的移位的股骨颈骨折。
2. 不适用复位内固定治疗的移位的低位股骨颈骨折（基底型）。
3. 对于活动量大或已经存在严重髋关节炎的患者推荐行全髋关节置换术。

禁忌证

1. 存在感染的股骨近端骨折。
2. 存在神经源性关节病的股骨近端骨折（相对禁忌）。
3. 不能够或不愿意遵照术后医嘱来减少脱位风险的股骨近端骨折患者（相对禁忌）。
4. 在计划手术切口附近存在褥疮创面的患者（相对禁忌）。

术前准备

股骨近端骨折是几乎所有人一生中的前哨事件［关节委员会（TJC）将前哨事件定义为在医疗环境中发生的任何意外事件，导致患者死亡或严重的身体或心理伤害，而不是与患者疾病的自然病程有关］。在 50 岁以下的患者中，股骨颈骨折通常是由高能量创伤引起的，或者是严重的代谢性骨病削弱了股骨的强度。老年人的股骨颈骨折通常不是由于高能量损伤，而是经常发生在有严重内科并发症的患者身上。这一类骨折的老年患者在围手术期有很高的发病率及死亡率。所以在治疗这类股骨颈骨折患者时必须重视这些因素。

1. 完整的病史和全面的体格检查。
2. 恰当的医疗和麻醉评估。
3. 记录术前神经血管等情况。
4. 检查并记录皮肤的完整性，因为一些患者会有术后褥疮溃疡的风险。
5. 影像学检查应包括骨盆的前后位片和股骨近端的侧位片。对普通 X 线不能明确的隐匿性骨折，需要核磁共振或骨扫描来明确诊断。
6. 术前的影像学评估需结合适当的髋关节假体模板（醋酸纤维素模板或数字模板）来决定近似的假体大小。术前的模板用以决定：
   （1）髋关节假体的类型和固定方法。
   （2）股骨颈的截骨平面。
   （3）股骨假体的型号。
   （4）从观测点（股骨固定点）到髋关节旋转

中心的距离，这能帮助得到最好的术后下肢长度。

（5）股骨假体植入后能否恰到好处地重建偏心距和髋关节力学关系。

（6）是否能够利用近似型号的双极头。

特殊器械、体位和麻醉

1. 患者被置于侧卧位，患侧臀部朝上，在患者腋下及下方腿下垫足够的垫料以避免臂丛神经及腓总神经损伤。虽然要保证患者在手术床上的安全，但应该避免过度收紧骨盆固定装置，因为这可能会损害"下方腿"的神经血管（图 25.1）。

2. 所有的受压部位和骨性凸起位置均要用垫软垫加以保护。

3. 手术可以通过全身麻醉、硬膜外麻醉或脊髓麻醉完成。有证据显示局部麻醉可以减少深静脉血栓的风险和术中出血。

4. 半髋关节置换所需器械包括自维持牵开器，直和弯式 Hohmann 拉钩，能够便于显露股骨近端的股骨颈电梯式拉钩和动力锯。此外，一些专用器械、铰刀、假体组件的试模在假体植入过程中也是必需的。

5. 考虑使用封闭式头罩和身体排气装置，这可能有助于减少围手术期败血症的风险。

6. 应在手术开始前进行静脉注射对医院细菌敏感的抗生素，并至少应用至手术后 24 小时。

技巧和要点

1. 为了方便植入假体同时使软组织损伤的风险最小化，恰当的显露是至关重要的。

2. 在有移位的股骨颈骨折中，准确恢复患肢长度是很难做到的。有时，我们可以通过对侧肢体长度来估计患肢的大致长度。

3. 由于急性髋部骨折引起的水肿，后关节囊周围的软组织层次鉴别困难。尤其是当很难区分后关节囊和段外旋肌群时可以考虑将它们作为一个巨大的肌瓣切开。切开关节囊后经常发生血肿。

4. 圆韧带刀的使用有助于将股骨头从髋臼中取出。

5. 如果骨质疏松非常明显，考虑仅仅使用钻来做股骨准备（压缩松质骨），而不同时使用钻和扩大器（这会破坏松质骨床）。通常非骨水泥股骨假体用于半髋关节成形术效果更好，然而，严重的骨质疏松可能是骨水泥型假体的相对适应证。

6. 双极型头部的大小是由手术中假体与患者的髋臼匹配的评估决定的。考虑测量被切除的股骨头的直径。这可以粗略地指导双极型头部的适当尺寸。双极型头部应该很容易地进入髋臼。然而，试验组件应该有轻微的吸力。

7. 当注入股骨水泥时，麻醉组应注意。特别是髋部骨折患者，水泥插入反应可能会产生低血压和（或）低氧血症的，需要适当的复苏。

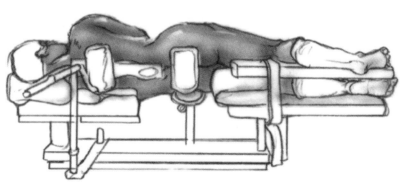

图 25.1　患者体位
髋关节后外侧入路的首选患者体位是侧卧位。为避免臂丛损伤，腋窝和小腿必须有足够的填充物。避免骨盆柱过度收紧，这会损害"下肢"的神经血管状态

陷阱和误区

1. 由于感染会带来很多问题，因此，要非常小心地减少这种并发症的发生。应尽量减少手术室流动，并术前应用抗生素。

2. 避免用大号的双极假体将髋臼窝装填过度，这可能是股骨沟通的原因，或者在一些患者增加了脱位的风险。类似地，对髋臼窝的填塞不足也会导致术后出现前突畸形。

3. 一个充分的骨水泥罩对于全髋关节成形术和双极半关节成形术是很关键的。一定要使用合适的方法来进行髓腔的准备和骨水泥的加压。

4. 避免过度钻孔和扩髓，尤其是在股骨假体计划用骨水泥固定时。将松质骨去除过多会减弱骨与骨水泥的接触，容易导致早期假体的松动。故准备应该以控制性的、系统的方式进行。

5. 不要过度前倾或后倾股骨假体。对股骨自身扭转的仔细评估是插入假体柄前倾程度的非常好的参考。

6. 避免股骨假体力线的内翻和后倾。

术后护理

1. 推荐进行血栓栓塞的预防措施。可选择的方法包括术中肝素、阿司匹林、华法林、低分子肝素和间歇式气力压缩。

2. 许多接受髋关节置换手术的患者都是老年人，他们有一种困惑和迷失方向的倾向，这增加了脱位的风险。考虑使用膝盖固定器来帮助减少脱臼的风险，因为它将膝盖保持在一个伸展的位置，从而使臀部弯曲变得困难。

3. 负重情况取决于固定、转子的完整性和其他相关骨折的存在。这些情况必须告诉理疗人员和护理人员。半髋关节成形术后适度的负重是非常普遍的。

手术技术

本书所描述的后外侧入路的手术技术法。然而，其他方法也可以有效地应用于髋关节置换手术。

手术入路

1. 患者的体位为侧卧位。在包括腋窝所有的受压点处垫软垫。避免骨盆柱过紧，这样会妥善处置腿下垂时的神经血管状态。

2. 用标准的消毒方式做术前准备和包裹肢体。

3. 在转子的后 1/3 做一个直侧切口。

4. 直接切开皮下组织，进行适当地止血。

5. 在阔筋膜的近端起点上，直接钝性分离臀大肌。

6. 放置牵开器以便暴露后侧结构。

7. 更好地显露股骨颈。

8. 在后髋关节囊和股直肌之间，股骨颈下部周围放置蛇形拉钩。在髋关节囊和臀肌之间，股骨颈上部周围放置弯曲的 Hohmann 拉钩。向下牵开股直肌纤维，向上牵开臀小肌纤维来帮助完全显露后关节囊。

9. 由于关节内水肿和出血以及股骨颈骨折后的短缩，很难分清短外旋肌所在的层次。用电刀或组织刀做一个大的后方的梯形的组织瓣，包括短外旋肌和后关节囊。用不可吸收缝线将皮瓣的末端标记为待方便之后再缝合（图 25.2）。注意不要破坏关节唇盘。

10. 通过轻微地弯曲、内收和内部旋转股骨，来暴露股骨颈骨折。股骨头会留在髋臼中。

11. 将下肢置于内旋位，用电刀将胶囊和软组织从后股骨（现在向上）剥离，直到显露小转子。

12. 根据术前的放射学测量和术中的解剖标记来决定理想的股骨颈截骨部位。使用摆锯做股骨颈截骨。假如骨折发生的位置正好在将要进行截除的水平，再次进行股骨颈截除以获得平滑的截骨平面（图 25.3）。

13. 放入髋臼拉钩或股骨拉钩来显露保留在髋臼内的股骨头。

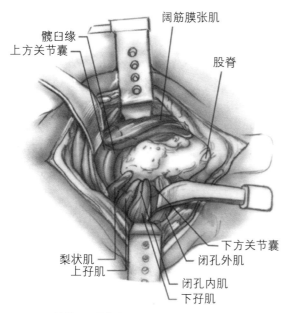

图 25.2　外旋肌群暴露
髋轻度内旋时辨别梨状肌和联合肌腱（上孖肌、闭孔内肌和下孖肌）

髋臼准备

14. 从髋臼中取出股骨头。如果股骨头由于圆韧带而难以取出，那么用弯曲的手术刀（圆韧带刀）或 Bovie 电刀来切断韧带。

15. 评估股骨头和髋臼窝的关节炎改变的程度。如果出现了明细的关节炎改变，可以考虑直接进行全髋关节置换手术。

16. 检查，但不要切除髋臼上唇。这对增加半髋关节成形术的稳定性是有益的。类似地，不要去除内侧纤维脂肪物质，除非它过度增生干扰了双极假体的植入。

17. 将试模的双极盖放入髋臼窝中。测量被切除的股骨头的直径。切除的股骨头的大小可以合理估计合适的双极头大小。试验双极盖应该顺利地放入髋臼而不需要过度外力。过度紧绷的盖可能是导致术后腹股沟疼痛的原因，并且会增加脱臼的风险。相反地，一个太松的盖可能会导致双极性的髋臼接触界面的过度运动，并成为髋臼软骨变性和术后疼痛的来源。记录要使用的双极盖的尺寸（**图 25.4**）。

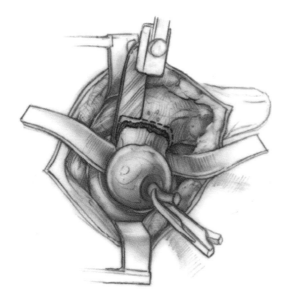

图 25.3　股骨颈截骨术
用锯做股骨颈截骨术。这通常在股骨颈骨折远端进行

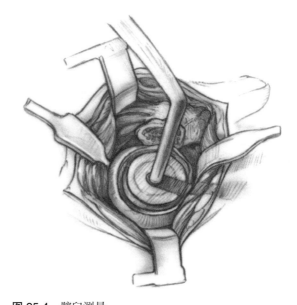

图 25.4　髋臼测量
在髋臼窝中插入一个双极壳。试用的双极壳应紧贴在髋臼窝内，而不需要使用过大的力量将其固定

股骨准备

本章介绍的是骨水泥型股骨假体的操作技术。非骨水泥行假体技术请参见髋关节置换章节。

18. 保持腿弯曲、内旋和内收。在股骨近端下方放置股骨颈拉钩，通过将股骨从伤口中抬出来帮助暴露。在外展肌群下放置一个牵开器，迁向肌肉的起始部。在股骨颈下放置一个蛇形拉钩（Aufranc），牵开软组织和髂腰肌腱。

19. 去除股骨颈外侧的软组织。这些软组织代表了短外旋肌群的残留物。用骨刀或圆凿清除股骨颈上方的残留骨质。然而，注意不要从大转子上去除骨质。对转子床的充分外侧显露对于减少钻和植入物的内翻倾向是至关重要的。

20. 用手轻轻地将直的髓腔探测器放入股骨髓腔。轻柔地插入，尤其是严重骨质疏松患者，因为这类患者容易发生股骨皮质的穿通骨折。特别注意髓腔探测器在股骨髓腔内的方向。

21. 用连续型号的扩髓扩大器扩大股骨近端，直至扩到合适的大小（**图25.5**）。根据定义，髋骨骨折患者的股骨有一定程度的代谢性骨病，因此有再发骨折的风险。在扩髓腔时，不要过度扩髓。一个好的松质骨床对于在骨与骨水泥界面的理想固定是至关重要的。在钻的过程中，注意在各个平面上的对线（内翻—外翻、屈曲—伸直和旋转）。一般来说，插入扩髓器时，其旋转对线要与自然的股骨颈状态一致（通常是轻微的前倾）。如果自体骨有不正常的倾斜，可以考虑以合适的旋转角度插入一个较小的假体来优化髋部的力线和稳定性。不充分的前倾可能导致髋关节不稳定。

22. 插入最后的实验钻和试验假体。最后的钻应该顺利地进入股骨髓腔，但是不能影响皮质的完整性。

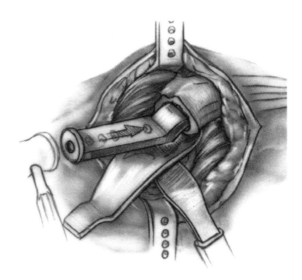

图25.5 股骨扩髓

逐级增大的骨锉会被塞进股骨髓腔，直到达到合适的匹配度。使用骨锉时，不要过度扩髓。扩髓时，注意维持锉在各个平面上成直线（内翻—外翻、屈曲—伸展和翻转）。一般来说，插入锉时，使其旋转与自然股骨颈（通常轻微前倾）对齐

23. 在干的锥形端放入股骨头试模。通常从标准的股骨头长度开始（0号）。测量小转子至髋关节旋转中心的距离。

24. 在取得合适的头颈结合后，在股骨假体上放置试验用双极盖，进行试验性髋关节复位。若有必要，可以改变股骨头的长度。这可能影响髋关节的稳定性、腿的长度和偏心距。在尝试优化这些变量之间的关系时，可凭借临床判断来选择合适的股头长度。

25. 在试验性复位时，评估复位的容易性、双击盖的同心性和重建的稳定性。

（1）尤其注意撞击损害的可能位置，包括假体颈部对髋臼的撞击和股骨假体对骨赘的撞击。

（2）评估假体在多个位置的稳定性。

（3）评估腿的长度。恢复正常肢体的长度的期望并不是总能实现的。为了理想的假体匹配、软组织张力和髋关节稳定性，接收一定程度的肢体不等长是

必要的。

26. 在确定理性的股骨长度后，将髋关节脱位，取出试验假体。将髋关节置于开始屈曲、内旋的位置。

27. 重新放置股骨拉钩。测量股骨髓腔的大小是为了放入远端骨水泥塞。将骨水泥栓放入，使它位于假体干末端大约 2 cm 的地方。这有助于确保远端有足够的水泥。当到达正确的插入深度时，进一步地向内推，检查栓的尺寸，应该感到骨水泥栓较紧。

28. 用脉冲式冲洗系统冲洗股骨髓腔。去掉所有游离的松质骨用阴道填料或海绵填塞股骨髓腔。我们的目标是获得一个干净、干燥的骨床，以便与水泥进行交互接触。

29. 混合丙烯酸骨水泥。考虑使用真空混合技术来提高骨水泥的黏稠度，减少骨水泥空隙。

30. 当骨水泥达到一个"面团"状态时，不再黏附在外科手套上，使用骨水泥枪注入骨水泥（图 25.6）。向下朝骨水泥栓推骨水泥喷嘴，但不要太快。导入骨水泥时，对骨水泥枪使用缓慢的、稳定的压力。允许压力轻轻地将骨水泥抢推出髓外。当股骨充满骨水泥时，

取出骨水泥枪，取下喷嘴。将近端增压装置固定在枪上并将其放置在股骨上。用缓慢、稳定的压力插入水泥。一般来说，这样会导致骨髓从近端股骨滋养孔溢出。当使用骨水泥时，麻醉人员应该警惕。一些高血压和（或）低氧血症患者可能对骨水泥放入有反应，可能需要适当复苏。

31. 沿着与插入钻同样的轴线和对线方向插入假体柄（图 25.7）。除此以外，注意重建假体倾斜程度。插入假体时使用手力来控制，而不是使用锤子。额外的骨水泥压力在这时最明显。在距离股骨颈截骨水平最后几毫米，用锤将假体完全打入。对轴向和扭转方向进行最后检查。

32. 切除多余的骨水泥。保持假体柄和股骨之间最小活动度，直到骨水泥聚合完成。

33. 清洁和擦干假体干的锥形头。安上试验性复位时合适的假体头。在假体头上安上合适的双极盖。双极盖必须完全固定在干的假体头上（图 25.8）。

34. 冲洗髋臼窝。检查髋臼窝，确保没有残留的骨碎屑、游离的骨水泥和软组织存在。

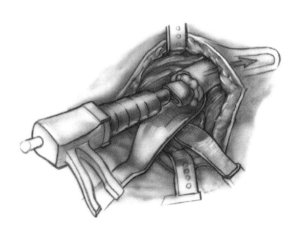

图 25.6 水泥插入
用水泥枪将水泥导入股管。通过向水泥枪施加缓慢、稳定的压力引入水泥

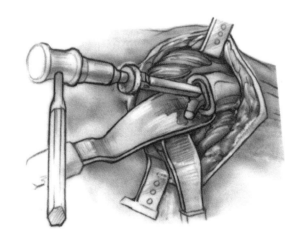

图 25.7 股骨组件插入
沿股骨干同一轴线插入髓腔，与锉的轴线、前倾相同。植入物应使用优势手的力量用木槌插入，将植入物完全固定在颈部截骨水平的最后几毫米处

35. 将双极半关节还原回髋臼。进行假体位置和髋关节稳定性的最后评估（**图 25.9**）。

闭合切口

36. 用大量抗生素溶液冲洗伤口。

37. 进行彻底地止血。

38. 尽量修复后方的关节囊和外旋肌群（**图 25.10**）。

39. 仔细地缝合深筋膜层。

40. 分层闭合皮下组织。

41. 应用标准的皮肤缝合。

42. 盖无菌敷料。

43. 将患者运出手术室时注意避免髋关节的过度旋转和屈曲。将患者转入术后恢复室。

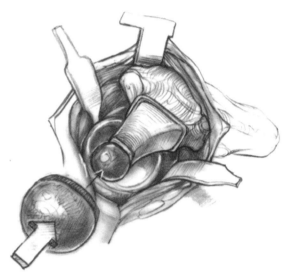

图 25.8　双极头的装配
将适当的双极盖插入模块化头部。双极盖必须完全固定在柄的模块化头部上

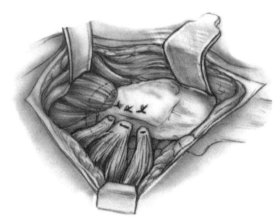

图 25.10　关闭外旋肌群
后关节囊和短外旋肌的标记缝线穿过软组织或骨骼，然后扎紧

延伸阅读

1. Choi JY, Sung YB, Kim JH. Comparative study of bipolar hemiarthroplasty for femur neck fractures treated with cemented versus cementless stem. Hip Pelvis 2016;28 (4):208–216

2. Koval KJ, Zuckerman JD. Hip Fractures: A Practical Guide. New York, NY: Springer-Verlag;2000

3. Berry DJ, Lieberman JR, eds. Surgery of the Hip. Philadelphia, PA: Elsevier Saunders;2013

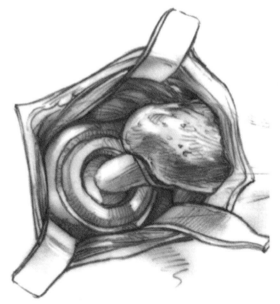

图 25.9　双极头复位
复位髋关节，重新评估稳定性

26

髋关节镜

著者：Luke Spencer-Gardner，Rafael J. Sierra

摘　要

　　本章总结了在评估和治疗可能受益于髋关节镜检查的患者时应该考虑的关键概念。通过应用适当的手术适应证，确保有详细的术前计划，认识和避免潜在的陷阱，并遵循本章概述的外科技术原则，外科医师将给他们的患者在髋关节保留手术后取得成功的最佳机会。本章应作为髋关节镜检查的介绍，并提供基础知识，以确保适当和成功地治疗患者的髋关节疼痛。

　　关键词：髋关节镜；手术技术；保留髋关节；适应证；髋臼撞击

适应证

1. 髋臼撞击（FAI）。
2. 髋关节盂唇病变。
3. 滑膜软骨瘤病。
4. 松动假体的移除。
5. 软骨的损伤。
6. 圆韧带病理改变。
7. 微观不稳定性。

禁忌证

1. 术前放射线检查显示关节间隙小于 2 mm 的退行性关节疾病。
2. 髋臼的发育不良。
3. 明显的髋臼后倾或突出。
4. 广泛的畸形需要开放矫正与外科髋关节脱位。

术前准备

1. 髋部射线照片：
　（1）前后位。
　（2）Dunn 侧位。
　（3）交叉侧位。
　（4）False profile。
2. 磁共振成像（MRI）。
3. 考虑带有股骨和髋臼形态测量的计算机断层扫描（CT）和 3D 重建。
4. 考虑兼具术前于诊断和治疗目标关节造影。

特殊器械、体位和麻醉

器　械

1. 骨折手术台或髋部牵引系统(作者优先选用)。
2. 30° 及 70° 髋关节镜及髋关节镜检查仪器。
3. 关节镜刀用于关节囊切开术，4 mm 弯刀，5.5 mm 关节镜探钩。
4. 为髋部设计的射频或消融棒，其尖端呈 50° 角。
5. 特制的缝合锚，2.9 mm 或以下。
6. 髋部特异性缝合通道和 2 号编织不可吸收缝合线。

体　位

1. 仰卧位（作者偏好）和侧卧位均可。
2. 确保双脚固定在牵引靴上，以便有足够的牵引力维持。

3. X 线透视检查是否有足够的牵引，然后在准备和悬垂之前除去牵引。

麻　醉

4. 全身或脊髓麻醉。

技巧和要点

1. FAI 患者术前骨性切除的计划是很重要的，应在术前的 X 线片上做标记测量，以确保避免切除过少 / 过度。
2. 患者置于手术台上，不要倾斜或旋转，以确保可以根据术前髋部和骨盆的影像学检查模板进行准确的骨切除术。

陷阱和误区

1. 避免延长牵引时间（一般不多于 60 分钟；最多 90 分钟），以免阴部和腓神经麻痹。
2. 监测核心体温，触诊腹部，发现腹腔室综合征。

手术后护理问题

1. 患者可以在足部平放的情况下承受部分重量，为期 2~4 周。然而，当进行微骨折时，在术后 6 周内应限制负重。
2. 术后 2 天开始指导理疗。
3. 以 3~6 个月后恢复跑步和术前运动为目标，实施分级治疗方案。
4. 通常在术后 14 天拆线。

手术技术

1. 应用牵引，以达到大约 10 mm 的髋关节间隙。
2. 透视下用 15 cm（6 英寸）的腰穿针进入关节。在大转子前方约 1 cm，上方约 1 cm 处的前外侧（AL）入针。
3. 注意不要在关节盂唇上穿孔。将空气射入关节，形成充气的关节图像。这使得针及其在

囊或唇瓣中的位置易于辨认（图 26.1）。
4. 通过针插入导丝，拔出针，切开皮肤，然后依次扩大通道直到关节镜鞘被引入。
5. 插入镜头，确定光源方向，以定位前三角。三角形的边缘是髋臼 / 上盂唇、股骨头和关节囊，以及图像的边缘（图 26.2）。

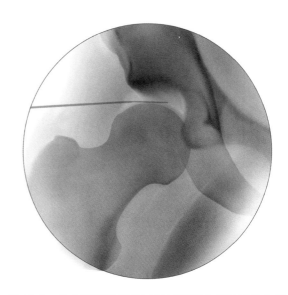

图 26.1　术中透视图像显示通过避开上唇和股骨头安全进入髋关节。在进行了气动关节造影后，镍钛合金线已经穿过了脊髓针

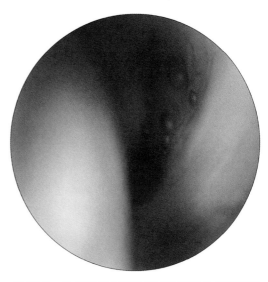

图 26.2　从前外侧入路看前三角区的关节镜视图

6. 建立前正中入口（MAP）。这个入口点定位在由 AL 入口和真正的前入口形成的三角形的远端顶点（**图 26.3**）。

7. 将腰椎穿刺针插入所需的入口点。关节镜检查针是否穿透前三角的关节囊。

8. 再次插入镍钛合金导丝穿过针头，取出针头，切开皮肤。

9. 依次扩张入口，插入关节镜刀。

10. 通过在 AL 和 MAP 入口之间切开囊壁来完成关节囊切开术。如有必要，可切换手术入口，以确保手术完成。

11. 完成髋关节中央腔室的诊断性关节镜检查。观察股骨头软骨、前、上 / 外侧及后侧盂唇和软骨，以及圆韧带。

12. 用射频或消融棒或 4 mm 弯刀在关节囊和盂唇之间形成间隔。确保关节囊被保存以备稍后关闭。

边缘切除

（1）如果要切除边缘，要暴露髋臼的骨缘。

（2）根据术前模板使用 5.5 mm 圆磨完成骨切除术。术中使用透视检查来确认切除是否足够。注意不要过度切除边缘和使髋部发育不良。

盂唇的修复

（1）如果需要进行唇瓣修复，步骤的顺序将取决于是否使用无结锚。这种技术描述了无结锚的使用方法。

（2）通过其中一个入口将缝合线穿过软骨唇交界处。在盂唇周围形成一个环后从关节内取出缝合线，或使用唇基针刺入唇组织后从关节内取出缝合线。

（3）在 MAP 点上钻出锚。在钻孔时，应注意将钻头对准髋臼前平面并观察髋臼，以避免穿透关节。

（4）将缝线固定到锚上，并通过 MAP 点插入。确保盂唇不会因锚的嵌入而过于紧张。把缝线剪开重复以上操作。从 3~6 个锚都可以放置在边缘，每个锚之间大约有 10 mm 的空间（**图 26.4**）。

凸轮切除

（1）如果需要进行凸轮切除，通过通道关节囊切开术，通过不同程度的屈曲和旋转来定位腿部来完成手术。这使得外科医师可以看到凸轮病理的范围。

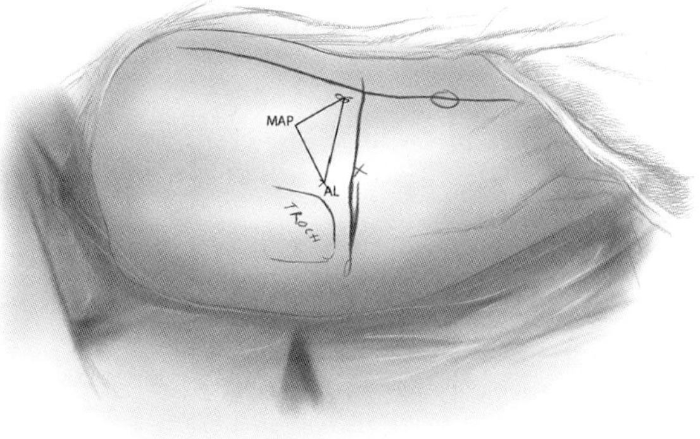

图 26.3　放置前外侧（AL）和中前（MAP）入路的标志和间距

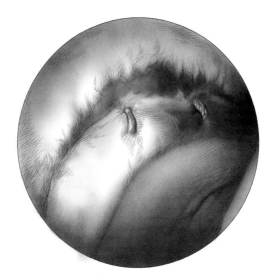

图 26.4　关节镜图像显示盂唇完全修复，并与缝合锚钉之间有适当间距

（2）或者，也可以采用 T 形囊切开术，这应该用关节镜刀沿着股骨颈的纵轴，在臀小肌外侧和髂嵴内侧之间的平面上进行。

（3）观察凸轮病变，用 5.5 mm 圆磨切除。运动范围的动态评估和 X 线成像的组合可以用来确保完整的骨切除（**图 26.5**）。

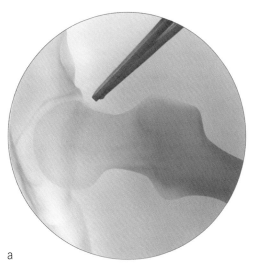

a

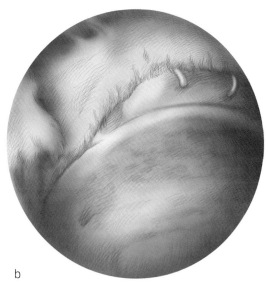

b

图 26.5　a. 凸轮切除后的透视图像显示股骨头和颈部连接处的凹陷恢复。b. 凸轮切除后的股骨头和颈部连接处的关节镜图像

（4）了解在韧带上皱褶处的旋股内侧血管和韧带中的血管解剖对于避免在凸轮切除过程中对股骨头的血液供应造成损害至关重要。

关　闭

13. 通过穿梭缝合关节囊，然后打一个关节镜结关闭关节囊。完全封闭关节囊可能需要 3~4 个结。这在今天的大多数病例中都被推荐，尤其是对于那些存在不稳定的患者来说，这是非常重要的。

延伸阅读

1. Domb B, Hanypsiak B, Botser I. Labral penetration rate in a consecutive series of 300 hip arthroscopies. Am J Sports Med 2012;40(4):864–869

2. Gautier E, Ganz K, Krügel N, Gill T, Ganz R. Anatomy of the medial femoral circumflex artery and its surgical implications. J Bone Joint Surg Br 2000;82(5):679–683

3. Larson CM, Wulf CA. Intraoperative fluoroscopy for evaluation of bony resection during arthroscopic management of femoroacetabular impingement in the supine position. Arthroscopy 2009;25(10):1183–1192

4. Robertson WJ, Kelly BT. The safe zone for hip arthroscopy: a cadaveric assessment of central, peripheral, and lateral compartment portal placement. Arthroscopy 2008;24(9):1019–1026

27

股骨干骨折的髓内钉治疗

著者：Scott D. Cordes

摘　要

髓内钉是治疗不稳定股骨干骨折的首选方法。手术通常可以通过闭合复位技术和辅助透视成像来完成。对骨科手术床熟练的应用和控制有助于手术。一般建议在骨折部位的远近端均置入螺钉，在骨愈合过程中保持骨干的解剖长度及旋转稳定性。

关键词：股骨干骨折；髓内钉；梨状肌和大转子入钉点；导针；透视引导；骨科床；牵引；远近端螺钉定位

适应证

1. 闭合性移位的股骨干骨折。
2. 1 度或 2 度开放性股骨干骨折（在开放伤口彻底清创后急诊手术）。

禁忌证

1. 伤口严重污染。
2. 无活性软组织覆盖。
3. 伴有明显的骨骺损伤的远近端骨干骨折。

术前准备

1. 包括髋关节和膝关节的 X 线片。
2. 模板，可预知髓内钉的合适长度及直径。
3. 神经血管检查，重点评估动脉血流和远端神经功能。
4. 评估皮肤和软组织；是否存在骨筋膜室综合征。

特殊器械、体位和麻醉

1. 全麻或局麻；避免长效的局部麻醉，因为会使骨筋膜室综合征诊断困难。
2. 患者仰卧于骨科床上。
3. 铺巾前检查 C 臂，确定手术中 C 臂位置可充分拍摄髋膝关节前后位及侧位图像。

建议和要点

1. 将患者置于骨科床上，使腿部和躯干保持内收。内收程度取决于患者的体型。内收肢体可确保最佳入钉点。不同的髓内钉，入钉点可以是梨状窝也可以是大转子顶点。
2. 确保远端螺钉入钉处的皮肤没有超出消毒区域。
3. 确保能获得满意的股骨颈 X 线影像。因股骨干骨折合并同侧股骨颈骨折并不罕见且难于发现。
4. 以股骨近端为入钉点进入髓腔有很多方法。首先，确定梨状肌或大转子入钉点是否合适。大多数髓内钉系统使用能通过动力钻的置于解剖入钉点的导向。当导向通过透视确定处于正确位置，就可以通过导向推进空心铰刀，或者使用开路锥。
5. 如果使用电钻，由于梨状窝中部位骨质致密，需要稳定、可控的推进力量。避免让钻头从骨头上滑落或穿透后壁。
6. 钝头导针在通过股骨近端 1/3 时可能是困难的。考虑使用 T 形手柄或钳夹固定钝头导针。

这将使导针更容易通过，导针弯曲的可能性会更小。

陷阱和误区

1. 在入钉时，尽量避免骨折端旋转对线不良。髌骨应朝向天花板，以便调整肢体旋转的对线。远端锁定之前应再次确认对线。
2. 避免粗暴穿针。凭手术医师手感来缓慢细致地穿过骨折端是很重要的。
3. 扩髓时应避免退针。

术后护理

1. 一开始大多数患者可以非负重或足趾轻触地负重行走。
2. 根据骨折的稳定性，可在手术后约6周增加受保护的负重。这取决于放射学评估结果和临床症状。

手术技术

1. 将患者转移至手术室。进行适当地麻醉。
2. 充分麻醉后，将患者置于骨科床上，保持适当的腿部和躯干内收。肢体内收程度取决于患者的体型。内收可保证钉顺利地进入梨状窝，减少插钉时的撞击。注意患者体位以确保透视的充分。在骨突位置垫软垫，同侧手臂放在胸前。将患肢的足部放在带衬垫的牵引架鞋套中（图27.1）。
3. 通过骨科床做纵向牵引。若已行胫骨牵引，

去除牵引钢针。用碘络酮消毒钢针。用钢针剪紧贴皮肤剪断钢针，在对侧拔除钢针，贴无菌敷料。

4. 采用正侧位透视评估复位情况。通常，在侧位上可看到骨折部位向后成角。如必要，可用支持器械（在骨折水平处放置在大腿下方的标准支撑器）维持骨折碎片来改善骨折端的对线。有时也可用手控制大腿以改善骨折端对线。
5. 用常规消毒方式准备并铺单。消毒范围从髂嵴到膝盖远端的水平。如果标准半透明贴膜不足以覆盖此区域，可使用半透明的胶布。胶布可缠绕股骨的远端区域，半透明贴膜则置于髋部中心，确保髋及股骨整个长度得到满意的无菌覆盖。
6. 开始手术之前，确认是否标记了正确的肢体，已经给予抗生素，并且手术团队已做好准备。

入 路

7. 自大转子顶端做纵向皮肤切口，向近端延伸3~4 cm（图27.2）。可以根据体型延长手术切口长度。
8. 切开软组织直至筋膜。平行切口纵向切开筋膜。
9. 分离臀大肌纤维入钉点处（图27.3）。

导针插入

10. 根据所选择的髓内钉，在大转子或梨状窝上建立一个入钉点。根据患者的体型，有可

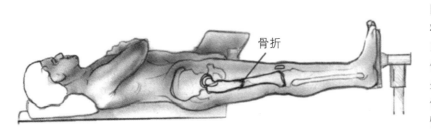

图27.1 患者体位
将患者置于骨科床上，保持适当的腿部和躯干内收。内收可保证钉顺利地进入梨状窝，减少插钉时的撞击。注意患者体位以确保透视的充分。同侧手臂放在胸前。将患肢的足部放在带衬垫的牵引架鞋套中

骨折

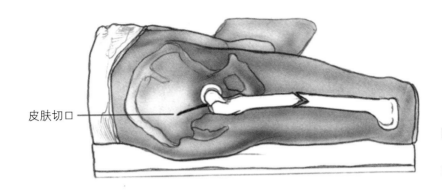

图 27.2 皮肤切口
自大转子顶端做纵向皮肤切口，
向近端延伸 3~4 cm

皮肤切口

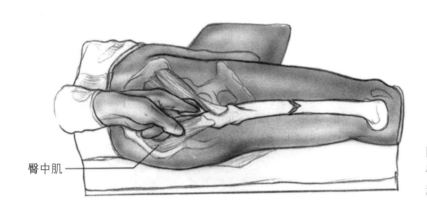

图 27.3 肌肉分离
臀大肌纤维被分离至股骨近端
起点处

臀中肌

能需要极度内收以确保得到满意的入钉点。正侧位下透视确认导针或钻正确插入股骨近端。如果使用导针，则通过扩髓铰刀沿导针创建入钉口。在插入导针之前将两者都取下（图 27.4）。

11. 通过股骨近端的入钉点将钝头导针插入髓腔。可以使用 T 形手柄或老虎钳和锤子来辅助导针的插入。根据骨折类型，略微弯曲导针的远端以帮助穿过骨折端。

12. 将导针的钝头沿股骨长轴向下推至骨折端。使用透视有助于导针穿过骨折端。导针应缓慢、轻柔、细致地穿过骨折端。用手感来判定导针是否穿过骨折端。骨科床能很好地复位，以便导针通过。在困难的情况下，可以在下方放置支持器械，例如支撑器，以纠正骨折端的成角移位（后方塌陷）（图 27.5）。

13. 透视检查确认导针已成功穿过骨折端并位于股骨远端髓腔内。将导针插入至髌骨上极水平。

14. 确定从髌骨上极到大转子（或梨状窝）水平的所需髓内钉的长度。在近端和远端使用透视来确认导针及其测量装置所测长度。

扩 髓

15. 开始扩髓。使用缓慢的转速有助于最大限度地减少骨髓栓塞。通常最初使用 8 mm 的钻。每次增加 0.5 mm 逐渐增大直径。将股骨髓腔扩至比髓内钉的直径大 1.5~2 mm。基于术前 X 线测量和钻的"震动"来确定髓内钉的期望直径。

16. 打开髓内钉的包装并放置在手术台前，确定髓内钉的长度和直径。

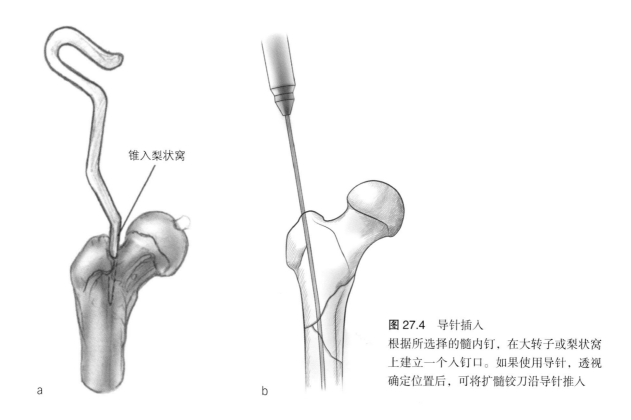

a   b

锥入梨状窝

图 27.4　导针插入
根据所选择的髓内钉，在大转子或梨状窝上建立一个入钉口。如果使用导针，透视确定位置后，可将扩髓铰刀沿导针推入

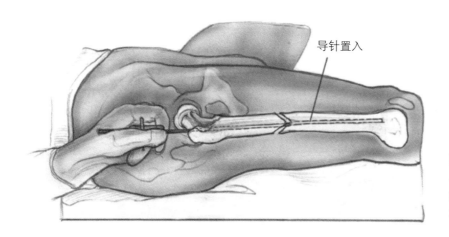

导针置入

图 27.5　导针通道
导针的钝头沿股骨长轴向下推至骨折端，用手感判定导针是否穿过骨折端

置 钉

17. 将髓内钉牢固地安装在近端瞄准装置上。检查髓内钉和瞄准装置，确保安装正确。近端瞄准装置应朝外放置，并且髓内钉的前弓应对应于股骨的前弓。

18. 置入髓内钉。使用临时透视来确认钉穿过骨折端到达合适位置。当完全置入后，髓内钉的末端应与大转子或梨状窝齐平，以减少机械刺激。钉的远端应大致位于骨骺水平，靠近髌骨的上极。

19. 在髓内钉穿过骨折端后，可以移除导针。

近端锁钉

20. 做一个点状切口，插入用于近端瞄准装置的钻孔导向器。确保导向器紧贴骨面。

21. 在透视下做双皮质钻孔。使用测深器或读取钻头刻度确定螺钉的所需长度。

22. 置入合适的近端锁定螺钉。移除近端瞄准装置。

远端锁钉

23. 调整透视，使其完全垂直于股骨长轴。透视将髓内钉的远端孔显示为一个标准圆形。如果钉孔在图像上显示为椭圆，调整 C 臂直到获得标准圆形。通常，C 臂只需要进行微调即可。

24. 在透视图像上显示钉孔的皮肤上做一个小的纵向切口。卵圆钳有助于定位。

25. 使用尖头克氏针或锋利钻头在骨上定位，锋利钻头可最大限度地减少在钉孔中滑动，将尖端直接置于透视所见的标准圆形中间。

26. 在单皮质孔建立后，通过髓内钉钻一个双皮质孔。或使用可透射线钻头，将钻头的瞄准装置与髓内钉的圆孔圆心对齐，用钻头做一个双皮质孔。

27. 与近端螺钉类似，使用测深器测量所需的螺钉长度，置入适当长度的远端锁定螺钉。

28. 如有必要，可采用类似方法再度置入远端锁定螺钉。

29. 透视正侧位下髓内钉和螺钉位置。适当放置的锁定螺钉将覆盖髓内钉上钉孔（**图 27.6**）。

闭合切口

30. 彻底冲洗伤口（尤其是近端）以去除近端入钉处的扩髓残屑以减少异位骨化形成。

31. 用可吸收的缝线缝合筋膜。

32. 常规缝合皮下组织及皮肤。

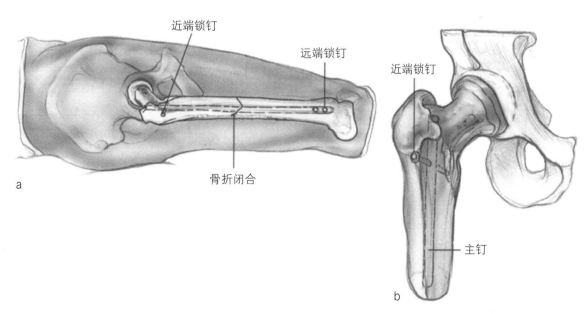

图 27.6　a. 髓内钉的位置，通过透视可以明确髓内钉和螺钉正侧位上正确位置。b. 髓内钉的位置，注意近端螺钉的位置

延伸阅读

1. Kuhn KK. Femoral fractures. In: Cannada LK, ed. Orthopaedic Knowledge Update 11. Rosemont, IL: American Academy of Orthopaedic Surgeons; 2014:Chapter 36

2. Rudloff MI. Fractures of the lower extremity. In: Canale ST, Beaty JH, eds. Campbell's Operative Orthopaedics. 12th ed. Philadelphia, PA: Mosby Elsevier;2013:2617–2724

28
膝关节镜

著者：Gordon W. Nuber，Steven H. Stern

摘 要

关节镜术是一种可以直视病变、能诊断和治疗膝关节疾病的微创手术。膝关节镜是骨科医师最常用的手术。许多疾病都适合通过膝关节镜治疗，其中最常见的是半月板撕裂。本章将讨论膝关节疾病的治疗、器械、手术技巧以及康复。

关键词：关节镜术；半月板；关节软骨

适应证

1. 有症状的半月板撕裂（内侧或外侧）。
2. 异物或游离体。
3. 剥脱性骨软骨炎。
4. 感染性膝关节炎。
5. 评估膝关节软骨和骨软骨结构。
6. 非手术治疗无效的关节纤维粘连。

禁忌证

1. 皮肤状况不理想。
2. 有膝反应性交感神经营养不良病史（相对禁忌）。

术前准备

1. 膝关节 X 线片。
2. 核磁共振成像（MRI），取决于患者的症状和计划的具体手术方案。

特殊器械、体位和麻醉

1. 患者仰卧于手术台上。
2. 所有的受压点应放置软垫。
3. 手术可采用全身麻醉、椎管内麻醉或局部麻醉加强化。
4. 可以使用腿架或侧方支撑板。
5. 标准的关节镜手术可不借助止血带完成。如果需要使用大腿止血带，因尽可能地将其置于大腿近端。
6. 标准的关节镜器械是必要的。这些应该包括关节镜刨削器。
7. 如果考虑要修补半月板，应准备引导可吸收固定器或缝线的装置。

建议和要点

1. 关节镜对于膝关节内有症状的机械问题最为可靠，例如半月板撕裂和游离体。用关节软骨清理术治疗髌股关节综合征（髌骨软化症）及骨关节炎，或是采用半月板切除术治疗无症状或偶发性半月板撕裂的疗效是不确切的。当患者的术前症状和体格检查与诊断设备（如 MRI）的发现一致时，治疗结果最佳。
2. 如果使用腿架，应尽可能将其放置于大腿近端。如果使用侧方支撑挡板，应将其放置于关节线上方 15~20 cm（6~8 英寸）处。
3. 一般情况下，所有的手术开始前都应通过标准方法对整个关节进行系统性诊断检查。然而，如果发现了一个游离体，当视野合适时，立即将其去除是适当（可取）的。作者对整个关节进行系统性诊断检查的习惯顺序是：髌上囊，髌股关节，外侧沟，内测沟，内侧间室，髁间窝，外侧间室。

4. 可在冲洗液袋中加入肾上腺素以减少出血。

5. 记住关节镜和摄像机可独立移动。为了优化视野，关节镜可以移动和旋转。摄像机可以旋转以确保视频显示器上图像的方向正确（图 28.2）。

陷阱和误区

1. 尽量避免在短时间内对同一个膝盖的相同问题行多次手术。

2. 避免入路开口损伤髌腱。

3. 尽可能减少关节镜器械和刨削器对关节软骨的损伤。

4. 将半月板颗粒化后，避免将游离的半月板碎片遗留于关节内。

术后护理

1. 手术结束时可考虑在关节入口处注射局部麻醉剂（如 0.25% 丁哌卡因）以减少术后疼痛。

2. 手术结束时应包扎加压覆料，通常在术后约 48 小时去除。

3. 大多数情况下，术后可允许患者负重，并且无须任何辅助装置。如果使用辅助装置，通常在 24 小时后停止使用。

4. 术后立即开始活动度和肌力锻炼。不是所有患者都需要常规物理治疗。大多数患者可以通过家庭锻炼方案成功地康复。

手术技术

关节镜置入

1. 将患者仰卧于手术台上。将下肢止血带尽可能置于大腿近端。虽然大部分病例无需将止血带充气即可完成，但若出血影响视线可将

止血带充气。

2. 根据手术者的偏好，可以使用腿架或支柱。于关节线上方 15~20 cm（6~8 英寸）放置外侧支柱，可以提供内侧间室最佳的外翻开口。如果使用大腿支架，尽可能将其置于近端。

3. 医院的标准无菌方法将患肢消毒铺单。

髌上注水入路（三入路）技术（对于二入路技术，可跳过这一步）

» 伸膝位并在髌骨上内侧做一个小的切口。理想情况下，其应该位于股四头肌腱的内侧（图 28.1）。

» 利用钝性开路器将注水套管引入关节。通常，当进入膝关节囊时可感觉到一个"突破感"。此时不要使关节充盈，因为水流会影响剩余入路开口的定位标志。

4. 屈膝，确定下外侧入路的"软点"。在关节线水平紧贴髌腱外侧处，可以在外侧支持带触诊到一个柔软的凹陷。许多手术者使用髌骨下极作为一个标志。在此处做一个小穿刺切口（作者习惯水平切口）。如果髌上注水套管已放置，可通过套管注水充盈关节（图 28.1）。

5. 通过下外侧穿刺切口插入关节镜套管。最好仍在屈膝情况下完成。瞄准髁间窝。通常套管进入关节囊时可感觉到一种"突破感"。如果没有使用髌上注水入路，可通过这个套管充盈关节。

6. 通过该套管将关节镜插入膝关节。伸膝并将关节镜置于髌上囊。

7. 将排水管连接到关节镜套管。该管路可附加重力排水。如果使用二入路技术，关节镜套管有两个通道——一个用于注水，另一个用于排水。

8. 识别在髌上囊预先放置的注水套管（如果设置）以确定其放置正确。同时把关节镜的对白和聚焦调好。

关节镜评估

» 对膝关节进行系统的评估。作者习惯的系统诊断检查全膝关节顺序是：髌上囊，髌股关节，外侧沟，内测沟，内侧间室，髁间窝，外侧间室。

» 记住关节镜和摄像机可独立移动。为了优化视野，关节镜可以移动和旋转。摄像机可以旋转以确保视频显示器上图像的方向正确。记住插入关节镜的光缆与视野方向呈180°（**图28.2**）。

9. 检查髌上囊。

10. 检查髌股关节。向下旋转关节镜检查股骨滑车沟，并将其向上旋转以评估髌骨。

11. 检查外侧沟。旋转关节镜使其向下看，并于股骨外侧髁上方向外移动。通过抬高摄像头进入外侧沟，使关节镜顶端向后方移动。向下探查腘肌腱裂孔，确保该区域没有游离体或其他病变。

12. 检查内测沟。首先，将关节镜返回至髌股关节。然后，将其于股骨内侧髁上方向内移动进入内侧沟。

13. 进入内侧间室。屈膝并将关节镜插入内侧间室。通过旋转关节镜优化视野，使其平行于关节线并观察后外侧。调整摄像头使图片方向正确。在视频显示器上，股骨应位于上方而胫骨位于下方（**图28.3**）。

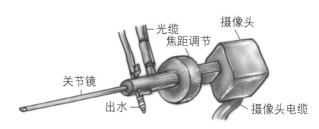

图28.2 关节镜
标注了通用关节镜设置的组成部分。关节镜通过套管引入关节，该套管同时允许液体排出（如图所示）或注入。关节镜和摄像机可独立旋转。插入关节镜的光缆与视野方向呈180°

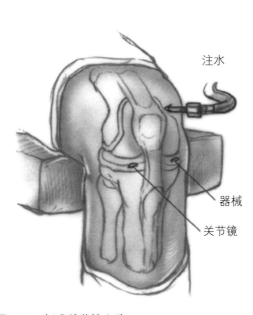

图28.1 标准关节镜入路
注水口位于髌骨内上侧。关节镜置于外下侧入路，内下侧入路为器械孔。在二入路技术中，去除了上内侧注水套管，而通过关节镜套管注入液体

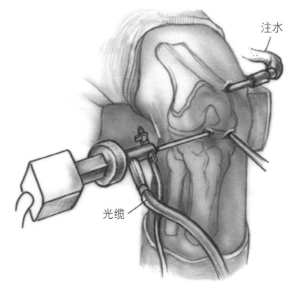

图28.3 内侧间室
标注了观察内侧间室的标准体位。膝关节伸直或轻微弯曲。关节镜置于内侧间室，使其平行于关节线并呈向外观察（光缆平行于关节线并走向内侧）。调整摄像机使图像方向正确，即股骨在上而胫骨在下。作用于胫骨的外翻应力可"打开"内侧间室，改善视野

14. 制订操作孔入路。使用脊柱穿刺针来辅助定位该入路。将穿刺针通过内侧"软点"插入而进入内侧间室。其位于关节线紧邻髌腱内侧。检查针在关节内的位置，以确保其正确定位。理想情况下，针应该紧邻内侧半月板上方进入关节，并易于移动至其他膝间室。

15. 检查内侧间室（**图 28.4a**）。对抗外侧支柱或腿架对膝做外翻应力。这改善了后内侧间室的视野。评估该间室有无半月板撕裂、游离体、骨软骨损伤或其他关节内病变。后内

侧间室的视野可以通过外旋足部和伸膝来提高。

16. 检查髁间窝（**图 28.4b**）。将关节镜向外移动至髁间窝，同时保持屈膝。保持标准的关节镜和摄像机方向。评估髁间窝有无交叉韧带撕裂、游离体（**图 28.4d**）或其他关节内病变。

17. 检查外侧间室。通过屈膝和外旋髋关节，将术侧踝部置于对侧腿的前方，使腿放置于"4"字位（**图 28.5a**）。该体位通过打开外侧间

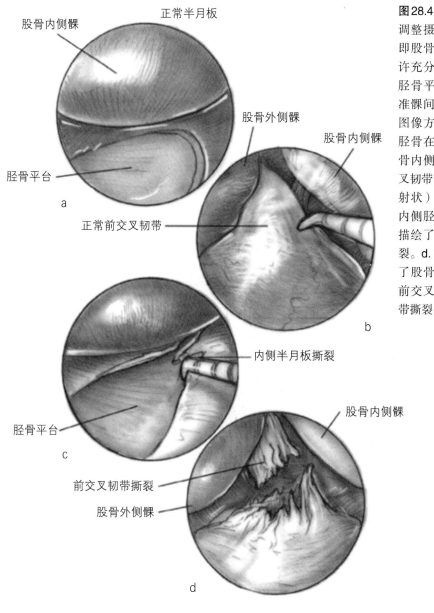

图28.4　a.标准内侧间室视图。调整摄像机使图像方向正确，即股骨在上而胫骨在下。这允许充分观察股骨内侧髁、内侧胫骨平台、内侧半月板。b.标准髁间窝视图。调整摄像机使图像方向正确，即股骨在上而胫骨在下。这允许充分观察股骨内侧髁、股骨外侧髁和前交叉韧带。c.内侧半月板撕裂（放射状）。标注了股骨内侧髁、内侧胫骨平台和内侧半月板。描绘了内侧半月板的放射状撕裂。d.前交叉韧带撕裂。标注了股骨内侧髁、股骨外侧髁和前交叉韧带。描绘了前交叉韧带撕裂

室来改善视野。调整关节镜和摄像机以维持标准方向，旋转关节镜使其平行于关节线并看向外侧（**图 28.5b**）。改变摄像机方向，使图像显示器上，股骨位于上方而胫骨位于下方（**图 28.6a**）。然后 180° 旋转视野，使其可向前看到半月板前角。评估该间室有无半月板撕裂、游离体、腘肌腱损伤、骨软骨损伤或其他关节内病变。

18. 如果需要，改变膝位置以改善视野。一般来说，增加屈膝改善后侧结构（如腘窝或后外侧半月板）的视野。但是，屈膝也会限制液体流入，从而影响视野。如果需要，可通过移动关节镜套管使水流注入关节改善注水。

19. 根据所发现的关节关节内病变制订合适的手术方法。

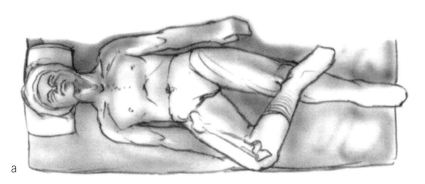

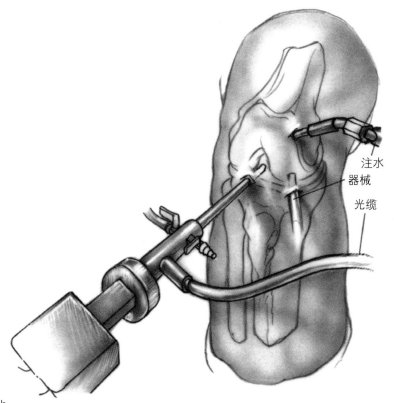

注水器械

光缆

图 28.5 a."4"字体位。调"4"字体位被用于观察外侧间室。屈膝，髋外旋，因此手术侧踝位于对侧腿的前部。该体位通过"打开"外侧间室改善视野。b.外侧间室。标注了标准"4"字位以观察外侧间室。关节镜置于外侧间室，使其平行于关节线并看向外侧（光缆平行于关节线并走向内侧）。调整摄像机使图像方向正确，即股骨在上面胫骨在下。作用于胫骨的内翻应力可以"打开"外侧隔室以改善视野

半月板部分切除

» 如果半月板撕裂感觉不适合尝试半月板修复，可行半月板部分切除术。

» 一般来说，尽可能限制过多切除半月板，以保留必需的稳定的半月板缘。

» 确切的半月板切除技术将取决于当前撕裂的类型和严重程度。通常，根据具体的半月板病变可结合不同技术应用。一般指南如下。

（1）桶柄样撕裂。用探针评估撕裂的程度。通常，桶柄样撕裂可以被修复，除非撕裂位于白—白区。然而，如果认为撕裂是不可修复的，使用锋利器械在撕裂后部水平切除半月板后角。然后，沿撕裂水平切除半月板前角。用抓取器抓住半月板碎片并通过一个入口移除。使用关节镜刨削刀将半月板的残留部分修整为稳定的半月板缘。用探钩确定剩余的半月板有稳定的周缘。

（2）放射状或复杂的退变性撕裂。用探针评估撕裂的程度（**图 28.4c** 和 **图 28.6b**）。用一个锋利器械咬碎半月板撕裂部分。仅去除足够的半月板组织，留下稳定的半月板外缘。使用关节镜刨削刀将半月板的残留部分修整。探察残留半月板以确定剩余周边半月板是稳定的。

半月板修复

» 如果感觉半月板撕裂适合尝试行半月板修复，可以采用多种方法。这些包括使用从内至外或从外至内技术。

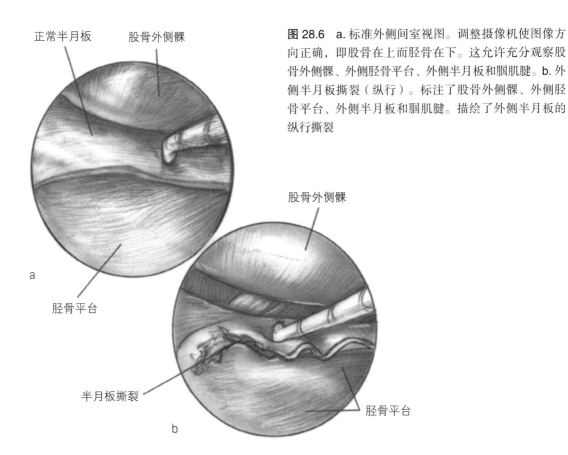

正常半月板　　股骨外侧髁

胫骨平台

股骨外侧髁

半月板撕裂

胫骨平台

图 28.6　a. 标准外侧间室视图。调整摄像机使图像方向正确，即股骨在上而胫骨在下。这允许充分观察股骨外侧髁、外侧胫骨平台、外侧半月板和腘肌腱。b. 外侧半月板撕裂（纵行）。标注了股骨外侧髁、外侧胫骨平台、外侧半月板和腘肌腱。描绘了外侧半月板的纵行撕裂

前交叉韧带撕裂

» 对于前交叉韧带的治疗（**图 28.4d**），见本书第 29~31 章。

游离体摘除

» 膝关节内游离体难以发现。因此，当发现一个游离体时，在视野合适时，立即将其去除是适当（可取）的。标准的去除技术依靠关节镜三角技术和关节镜下抓取器，并通过合适的入路摘除游离体。如有必要，做辅助入路以帮助摘除游离体。通过刨削器吸引或挤压后侧间室可能使游离体更易摘除。

关节镜清理

» 如果需要，松动和纤维化的关节软骨可以在镜下清除。使用关节镜刨削器清除松动或纤维化的关节软骨。

» 一般而言，尽可能限制清除的量，仅对严重病变的关节软骨行必要的切除。如有可能，避免清除软骨下骨，因为这会适得其反。

闭合切口

20. 关节镜手术完成后，重新评估膝关节以确保没有需要治疗的病变部分残留。

21. 充分冲洗关节。

22. 将丁哌卡因（0.25%）注射于入路处以减少术后疼痛。

23. 依据术者习惯关闭每个入路。作者习惯使用皮下缝合和 Steri-Strips 免缝合胶带。

24. 在手术室里严格地包扎伤口。将患者送至复苏室。

延伸阅读

1. Baer GS, Sekiya JK. Knee arthroscopy - the basics. In: Miller MD, Cole BJ, Cosgarea AJ, Sekiya JK, eds. Operative Techniques: Sports Knee Surgery. Philadelphia, PA: Saunders Elsevier; 2008:23–39

2. Burrus MT, Miller MD. Diagnostic knee arthroscopy and arthroscopic anatomy. In: Brockmeier SF, ed. MRI-Arthroscopy Correlations: A Case-Based Atlas of the Knee, Shoulder, Elbow, and Hip. New York, NY. Springer;2015:19–28

29

前交叉韧带手术：双切口

著者：Shawn Sahota，Gordon W. Nuber

摘 要

前交叉韧带（ACL）是膝关节中的稳定性结构,其主要作用是防止胫骨相对于股骨前移。其次，它能约束胫骨的旋转、内翻和外翻应力。ACL 撕裂是一种常见的损伤，特别是在年轻运动员中，可能导致关节不稳定、半月板损伤和软骨损伤。ACL 重建已成为治疗 ACL 撕裂的高效、有益和可重复的方法。目前有多种重建方法被描述，但是使用关节镜辅助，并依靠生物移植物来重建代替撕裂的 ACL 仍是主流。虽然对于手术技术及移植物的选择仍有争议，但隧道的解剖位置及移植物的植入还是核心问题。我们描述了一个通过双切口使用自体髌腱移植重建 ACL 的方法。

关键词：前交叉韧带（ACL）；重建；自体髌腱移植物；双切口 ACL；不稳；关节镜
» 双切口前交叉韧带（ACL）重建可比单切口技术更好地重建正常的解剖力线。

适应证

1. 有急性 ACL 撕裂的高运动量患者。
2. 康复和支具治疗失败的反复膝关节不稳定患者。
3. 日常活动都表现出膝关节 ACL 功能不全关节不稳定的患者。

禁忌证

1. 活动性膝关节感染。
2. 神经血管功能不正常。
3. 没有明显不稳定的伏案工作患者。
4. 高龄（相对取决于生活方式和功能需求）。
5. 骺线未闭的儿童患者（相对禁忌）。

术前准备

1. 膝关节 X 线片：正位、侧位和轴位。
2. 磁共振成像（MRI）：非必须，但有助于评估其他损伤。
3. 术前等待膝关节消肿和活动范围恢复（可能需要术前理疗）。

特殊器械、体位和麻醉

1. 将患者仰卧于手术台上。
2. 对侧肢体应垫软垫以避免压迫易损伤部位。
3. 腿架或侧方柱。
4. 全身麻醉、硬膜外麻醉或脊髓麻醉。
5. 常规关节镜设备和常规骨科手术器械。
6. 胫骨和股骨隧道的导针及导向器。
7. 用于移植物固定的界面螺钉；这些螺钉可以是金属或生物可吸收材质。螺钉和垫圈可用作"柱"。
8. 取腱器（环状取腱器或 Hewson 取腱器）。

建议和要点

1. 当使用髌腱移植物时，膝前切口应由髌骨下极延伸至胫骨结节稍内侧一点。

2. 外侧切口从外髁向近端延伸，长 2~3 cm。

3. 在麻醉下检查膝关节。评估稳定性并记录。

4. 记录所有其他关节内病变。在合适时考虑行半月板修复以帮助膝关节稳定。

5. 胫骨开孔应由 ACL 残端后方进入关节。其位于后交叉韧带前方，在外侧半月板的前角延长线上。

6. 股骨导引针在髁间窝后壁 5~6 mm 处进入关节。这相当于右膝的 10 ∶ 30 位置和左膝的 1 ∶ 30 位置。

7. 适当行髁间窝成形术，以改善钻孔视野。

8. 打磨隧道的末端以减少边缘的锋利。

9. 使用"胡萝卜形塞"栓塞胫骨隧道，避免隧道产生的液体外渗。

10. 使用咬骨钳将骨栓的末端修整成子弹形，这样的顶部有助于移植物牵引。

11. 尽可能减少止血带使用。

12. 在大多数情况下，从髌骨和胫骨可获得 25 mm 长的骨栓。

13. 插入界面螺钉时使用导针。

14. 如果需要行半月板修复，应在 ACL 重建之前进行。

陷阱和误区

1. 当取髌骨骨栓时，应避免骨切口过长或过深，以减少髌骨骨折的机会。

2. 提起股骨导向器以避免在创建股骨隧道时破坏后壁。

3. 小心仔细以避免移植物落地。

术后护理

1. 术后使用弹力绷带将腿部加压包扎。可考虑冷敷治疗。

2. 如果使用连续被动运动（CPM）器械，可由第一天 0° ~40° 开始，每天递增 5° ~10° 。

3. 术后头 4 周内行走时可使用铰链支具。2 周内将支具锁定于伸直位，后 2 周解锁以允许自由活动范围。或者，膝关节制动器可用于手术后的最初几个星期（通常是头 2 周），当患者恢复适当的股四头肌肌力时去除。

4. 快速康复治疗在术后立即开始。通常可行主动、辅助下主动屈曲练习和被动伸展练习。

5. 股神经阻滞有助于手术当天回家的患者控制术后疼痛症状。

6. 术后允许通过使用固定式或铰接式支具的保护下负重。大多数患者可以在手术后的头 2 周去除拐杖。

手术技巧

1. 将患者仰卧在手术台上。将下肢止血带尽可能置于大腿近端。将对侧腿放在枕垫上，使髋部屈曲，以避免牵拉股神经。另外，将对侧腿合适地捆绑在手术台上（身材高大的患者的腿可能会从狭窄的手术台上滑落下来）。

2. 在充分麻醉后检查膝和腿。应在使用腿部固定器之前，于麻醉下检查并评估膝关节内、外、前和后的稳定性。记录检查结果。

3. 以医院常规方法将术腿消毒铺单。在止血带充气前驱血。另外，驱血和止血带充气可在移植物获取步骤完成后进行。尽量减少止血带使用时间，因为止血带的使用时间过长会增加术后腿部萎缩的风险。

关节镜下评估与髁间窝成型

4. 做常规的关节镜入路。可以由髌骨内上方设立注水通道进入髌上囊。于关节线水平髌腱旁做内侧和外侧入路，用于器械和 30° 关节镜头通道（见第 28 章）（图 29.1）。

5. 按系统的方法行标准的关节镜下膝关节评估。检查髌上囊、髌股关节、外侧沟、内侧沟、

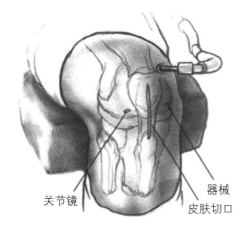

图 29.1　关节镜
手术始于标准的关节镜检查（注：注水通道于髌骨内上侧）。标准关节镜入路如图显示。关节镜放置于下外侧入路，下内侧入路为器械通道。注：用于获取移植物的皮肤切口位置（在之后的操作中产生）

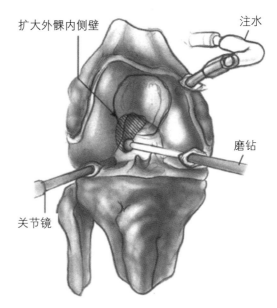

图 29.2　髁间窝成形术
使用动力磨钻去除外髁内侧壁骨质行髁间窝扩大成形术。髁间窝成形术应包括从"住院医师脊"以及髁间窝上部移除骨质，以避免移植物撞击

内侧间室、髁间窝和外侧间室。这种系统的方法允许对膝关节半月板、韧带和肌腱进行适当的评估。

（1）确认 ACL 撕裂。

（2）适当修复或切除半月板。移除一些游离体。

（3）评估任何软骨损伤。若有可能，进行清理和治疗（软骨微骨折或软骨移植）。

6. 如果 ACL 撕裂被确认，清除韧带的残端。若髁间窝狭窄，行髁间窝扩大成形术。去除部分股骨外侧壁与"住院医师嵴"，以及髁间窝上部，以避免移植物撞击（**图 29.2**）。

移植物的获取与准备

7. 移出关节镜器械。

8. 从髌骨下极到胫骨结节内侧做皮肤切口（**图 29.1**）。

9. 切开皮下组织和髌腱表面腱鞘层。

10. 测量髌腱宽度。获取约为髌骨肌腱宽度 1/3（通常为 1 cm）的移植物。使用摆锯将骨在髌骨和胫骨上切骨。在弯骨刀的帮助下，

将骨栓从供区取出，但避免用骨刀撬到下方的骨。以获取长 2.5 cm 和宽 1 cm 的髌骨及胫骨骨栓（**图 29.3**）。

11. 在移植物获取后，使用测量筒来确定骨栓的实际尺寸和长度，并确定要建立的股骨和胫骨隧道的确切尺寸。

12. 修整骨栓，用咬骨钳将末端修剪成钝头，以促进牵引通过隧道。

13. 在每个骨栓上做两个 2 mm 的孔，每个骨孔中穿入 1 根 5# 不可吸收缝线，在骨—腱连接处放置 1 根 2# 不可吸收缝线。当准备隧道时，移植物应被放置于潮湿的海绵中。

隧道的准备

14. 于胫骨结节内侧，距离关节线 2 cm 处，剥离干骺端表面的骨膜，作为胫骨孔洞的入点。该区域的直径应为 1.5 cm 左右。

15. 从外髁向近端做 2~3 cm 皮肤切口。

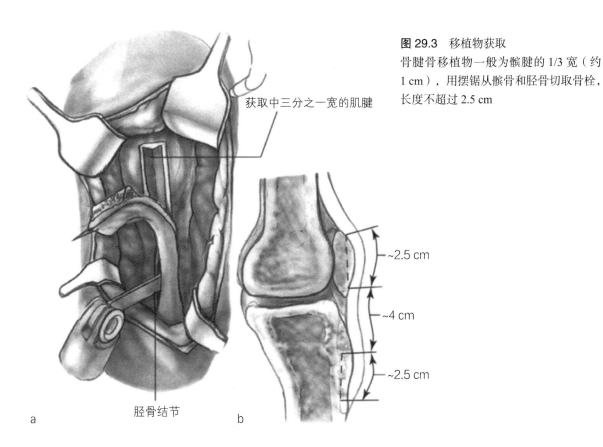

获取中三分之一宽的肌腱

胫骨结节

a

b

~2.5 cm

~4 cm

~2.5 cm

图 29.3 移植物获取
骨腱骨移植物一般为髌腱的 1/3 宽（约 1 cm），用摆锯从髌骨和胫骨切取骨栓，长度不超过 2.5 cm

16. 通过皮下组织向下解剖。于肌间隔前方纵向劈开髂胫束。将 Z 形或其他类型的牵开器置于股外侧肌下，将肌肉向内侧牵拉。

17. 用骨膜剥离器去除外髁处的软组织。电凝膝外侧血管。用血管钳在肌间隔做一个小的裂口。放置 Z 形牵开器。

18. 将关节镜器械放回手术区。通过内侧切口放置关节镜，以获得良好的后方入口定位器视野。通过外侧关节镜入路插入后方入口定位器的引导器。其应紧贴髁间窝外侧壁和股外侧髁，向后离开关节囊。外科医师的手指可以引导它向后通过关节囊并由外侧切口穿出。

19. 将后方入口定位器安装在引导器的孔眼上。将后方入口导向器的内部顶点放回关节。将其置于距髁间窝后壁 5 mm 处，在右膝为 10∶30 位置或左膝为 1∶30 位置。将尖

端为弹头状的内套筒插入后方入口定位器的外孔中。内套筒被推到股骨髁上并锁定到位（图 29.4）。

20. 将引导针穿过内套筒由股骨外髁插入髁间窝。使用探针帮助确定导针在合适的位置进入髁间窝。进入点的位置应能预防随后扩孔时不会破坏股骨髁的后方皮质。

21. 将关节镜切换到外侧入路。插入胫骨引导器，使关节内引导针能通过 ACL 胫骨足印区的后半部分进入关节。这一点位于后交叉韧带前方、外侧半月板前角的延长线上。在胫骨干骺端前表面打入导针。起点紧贴胫骨结节内侧、关节线向远端至少 2 cm 处。相当于之前剥离骨膜的裸区（图 29.5）。

22. 将导针插入胫骨，进入膝关节几毫米，以确定其位置。充分活动膝关节。关节镜下观察膝关节伸直时的导针。确保它指向髁间，且

移植物不会发生撞击。

23. 用铰刀（通常直径为 9~12 mm）对每个导针进行扩口。打磨每个口的边缘，使边缘光滑。关节镜刨削器可以用来清理关节内口的软组织。使用"胡萝卜形塞"堵塞胫骨开口，防止液体外渗。

移植物的牵引

24. 将具有伸展性的肌腱牵引器（休森或钢丝环）插入胫骨开口，并穿过股骨孔，使其从外侧切口穿出。将髌腱移植物缝线穿过肌腱牵引器的圈环。通过股骨和胫骨隧道将缝合线拉回。

25. 使用缝线，将移植物牵引入股骨隧道并向下牵引入胫骨隧道。使用探针帮助移植物进入胫骨隧道。如果股骨和胫骨隧道大小不同，移植物的进入端部应具有最小的骨栓。使用这种技术，骨栓末端通常与胫骨和股骨皮质平齐。

26. 充分活动膝关节，关节镜下观察移植物，以确保它不会撞击髁间窝外侧或上方。

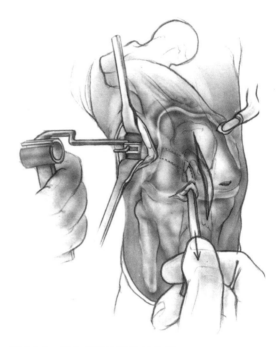

图 29.4　后入式股骨钻头导向器
注：用于后入式定位器的引导器已经通过外侧关节镜入路插入并且从后方穿出关节囊。后入式定位器附在引导器的孔眼上，并拉回关节中

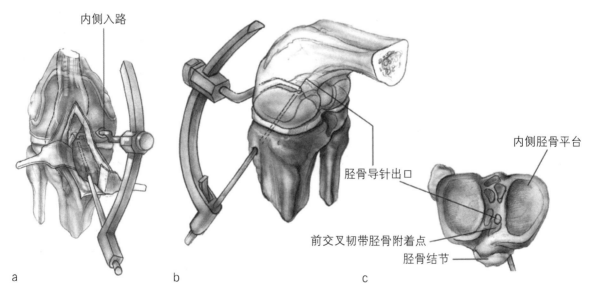

a　　　　　　　　　b　　　　　　　　　c

图 29.5　a. 胫骨定位器。注：该步骤关节镜位于外侧入口。胫骨定位器通过内侧入口插入。导针的插入始于胫骨干骺端的前内侧面。起始点应位于胫骨结节内侧、关节线远端至少 2 cm 处。**b.** 胫骨定位器。请注意胫骨针的入口和出口部位。**c.** 胫骨定位器。插入胫骨定位器，使得关节内导针通过 ACL 胫骨足印区的后半部分进入关节

移植物的固定

（1）根据外科医师的喜好，用界面螺钉或在"栓桩"上固定骨栓。在固定前，将移植物扭转半圈，可以加强其固定。

（2）使用导针协助放置界面螺钉。将导针沿着骨栓的侧面滑入隧道中。导针应该很容易滑动，这样一旦界面螺钉嵌合在孔中，导针才可以被去除。

27. 先固定股骨侧。在骨栓的前上方插入界面螺钉（**图29.6**）。

28. 固定胫骨侧。

（1）如果使用界面螺钉，将其插入骨栓的前内侧（**图29.6**）。

（2）如果使用"栓桩"，从胫骨孔的远端1 cm处，从前向后插入1枚低切迹螺钉。将移植物缝线固定在螺钉周围。再将螺钉拧紧。

29. 固定胫骨骨栓时将膝置于屈膝30°或接近完全伸直位，以保持移植物的张力。

30. 界面螺钉不应深入股骨或胫骨的第一层皮质，因为皮质骨内固定比松质骨内固定更牢靠。

31. 移植物固定后，进行Lachman试验以评估膝关节的稳定性。充分活动膝关节以评估移植物有无撞击。如果出现撞击，行扩大髁间窝成形。

闭合切口

32. 将移植物骨栓剩余的骨填塞入髌骨和胫骨的骨缺损处，作为植骨处理。

33. 用可吸收缝线缝合髌骨腱缺损处。

34. 逐层缝合髌腱表面腱膜。

35. 用可吸收缝线缝合皮下组织。根据医师的习惯关闭皮肤和入路。

36. 闭合切口后将关节内盐酸丁哌卡因注射入伤口和膝关节，以减少术后疼痛。

37. 将外科敷料置于伤口上。在手术室即佩戴铰链支具或膝部制动器。

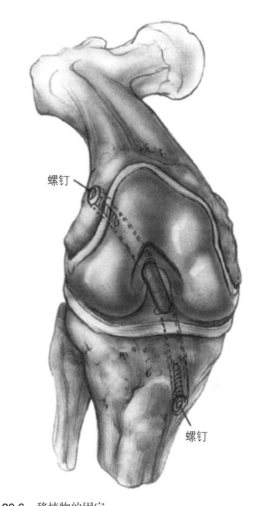

螺钉

螺钉

图29.6 移植物的固定
对于股骨侧固定，在骨栓的前上方插入界面螺钉。对于胫骨侧固定，可以使用"栓桩"或界面螺钉（图中所示）固定

延伸阅读

1. Magnussen RA, DeAngelis JP, Spindler KP. Bone-patellar tendon-bone autograft anterior cruciate ligament reconstruction. In: Scott WN, ed. Insall & Scott Surgery of the Knee. Philadelphia, PA: Churchill Livingstone; 2012:385–392

2. Miller BS, Wojtys EM. Anterior cruciate ligament reconstruction with patellar tendon autograft: surgical technique. In: ElAttrache NS, Harner CD, Mirzayan R, Sekiya JK, eds. Surgical Techniques in Sports Medicine. Philadelphia, PA: Lippincott Williams & Wilkins;2007:319–326

3. MIller MD. Single-bundle anterior cruciate ligament reconstruction. In: Miller MD, Cole BJ, Cosgarea AJ, Sekiya JK, eds. Operative Techniques: Sports Knee Surgery. Philadelphia, PA: Saunders Elsevier;2008: 279–297

30

前交叉韧带手术：内窥镜骨—髌腱—骨移植

著者：Jason Koh，Steven H. Stern

摘 要

前交叉韧带（ACL）撕裂可导致膝关节不稳定并导致二次软骨损伤。已建立的膝关节稳定技术是使用骨—髌腱—骨移植物进行 ACL 重建。该手术的指征包括急性撕裂或有慢性不稳定病史的患者。在本章中，我们描述了一种可重复的技术，用于使用经胫骨隧道技术建立的股骨隧道进行骨—髌腱—骨 ACL 重建。

关键词：ACL；ACL 撕裂；髌腱移植；骨—髌腱—骨

适应证

1. 前交叉韧带（ACL）急性撕裂。
2. 非手术治疗失败的 ACL 慢性撕裂并有反复不稳定。
3. 长时间伏案工作的患者，表现出 ACL 缺陷引起日常生活相关的不稳定。

禁忌证

1. 活动期膝关节感染。
2. 失血管神经支配。
3. 没有明显不稳定的伏案工作者。
4. 老年患者（相对）。
5. 骨骺未闭的儿童。

术前准备

1. 膝关节 X 线片：前后位、侧位和轴位片。
2. 磁共振成像（MRI）：评估其他损伤。
3. 膝关节肿胀和活动受限应恢复正常后手术（可能需要术前进行物理治疗）。

特殊器械、体位和麻醉

1. 患者平卧位，允许在手术过程中膝关节充分活动。
2. 对侧肢体软垫保护，以避免压迫易受压部位。
3. 腿部支撑。
4. 通常硬膜外麻醉或腰麻。
5. 常规关节镜设备和骨科手术器械。
6. 采用胫骨和股骨导向器定位隧道导针。
7. 移植固定用的界面螺钉可以采用金属或可吸收生物材料，并可用螺钉和垫圈加固。

建议和要点

1. 膝前切口从髌骨下极延伸至胫骨结节内侧。
2. 在麻醉下检查膝关节，评估稳定性并记录。
3. 记录所有其他关节内病理情况。可考虑修复半月板以辅助稳定膝关节。
4. 在不损伤髌肌的情况下尽可能使切口靠近中线，该切口利于直视髁间窝。

5. 胫骨导针应定位于关节内 ACL 的残端，其位于后十字韧带前方 7 mm 的中心部位。

6. 股骨导针需偏向后方定位，但应注意尽量减少股骨后壁"爆裂"的可能性，通常留下 2 mm 后壁厚度。

7. 适当髁间窝成形，利于观察。

8. 打磨隧道出口避免形成锋利的边缘。

9. 使用封堵栓堵塞胫骨隧道，避免液体外渗。

10. 使用咬骨钳将骨栓的末端修整成子弹状，其尖端有助于移植物通过。

11. 尽可能减少止血带的使用。

12. 通常，从髌骨和胫骨能取 20 mm 长的骨栓。

13. 将膝关节极度屈曲以利于拧入股骨界面螺钉。

14. 使用导针拧入界面螺钉。

15. 如果需要进行半月板修复，则应在 ACL 重建之前执行此操作。

陷阱和误区

1. 避免过长或过深切取髌骨，最大限度地减少骨折的机会。

2. 避免患者位于手术台的近端，并尽可能在手术台尾侧，以允许膝关节极度屈曲，便于界面螺钉的置入。

3. 尽量减少移植物掉在地上的可能性。

术后护理

1. 手术后腿部弹性敷料加压包扎，可考虑冷敷。

2. 如果使用 CPM 机，可以在第一天从 0°~40° 开始，每天递增 5°~10°。

3. 膝关节支具可以在手术后几周内使用（通常是前 2 周），当患者对股四头肌足够的控制力时停止使用。或者，在手术后 4 周内使用铰链支具行走，锁紧支具 2 周，然后解锁并允许自由活动 2 周。

4. 手术后立即开始加速康复治疗方案。通常，制订主动、主动辅助屈曲练习和被动伸展练习。

5. 患者通常手术当天回家。

6. 手术后允许在固定式或铰链式支具保护下负重，大多数患者可以在手术后 2 周时脱拐。

手术技术

1. 患者尽可能平卧于手术台远侧，以便于膝关节极度屈曲。尽量靠近大腿根部扎止血带。保护易受压处和对侧跟腱部位。

2. 充分麻醉后检查膝关节和下肢，包括评估膝关节内侧、外侧、前侧和后侧的稳定性，记录结果。

3. 按常规方式铺手术巾单。驱血后加压止血带。另外，可以在移植手术后程进行驱血和加压止血带。尽量减少止血带时间，因为止血带的使用会增加术后腿部萎缩的风险。

关节镜下评估与手术入路

4. 做常规的关节镜入口。如果有必要，入水口位于髌上内侧或外侧进入髌上囊更有优势。内侧和外侧的关节线入口恰好位于髌腱的一侧，用作器械和 30° 关节镜通道（见第 28 章）（图 30.1）。

5. 系统地进行标准关节镜膝关节评估，检查髌上囊、髌股关节、外侧沟、内侧沟、内侧室、髁间切迹和外侧室，这种系统的方法能够充分评估半月板、韧带和膝关节周围的肌腱。

（1）确认 ACL 撕裂。

（2）适当修剪或切除半月板，去除任何松动的组织。

（3）评估软骨损伤，恰当地进行清理和治疗。

6. 如确认 ACL 撕裂，予以清除韧带的残端。如果髁间窝狭窄，则进行髁间窝成形术。去除部分股骨外侧壁、住院医师嵴以及上切迹，以避免移植物撞击（图 30.2）。对髁间窝后壁的可视化至关重要。

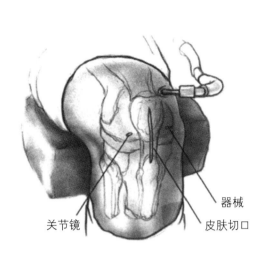

图 30.1　关节镜
手术始于标准的关节镜检查。标准关节镜入路如图显示。关节镜放置于下外侧入路，下内侧入路为器械通道。注：用于获取移植物的皮肤切口位置（在之后的操作中产生）

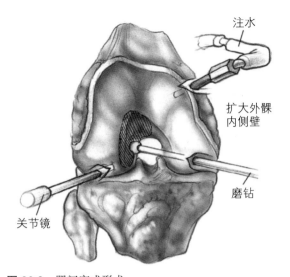

图 30.2　髁间窝成形术
使用动力磨钻去除外髁内侧壁骨质行髁间窝扩大成形术。髁间窝成形术应包括从"住院医师脊"以及髁间窝上方移除骨质，以避免移植物撞击

移植物获取和准备

　　在某些情况下，当外科医师确认 ACL 完全撕裂时，可以在进行初始关节镜评估之前切取移植物。

7. 从膝关节上取下关节镜装置，调整手术台使膝关节轻度屈曲，患肢驱血并使用止血带。

8. 从髌骨的下极到胫骨结节内侧的部位做皮肤切口。用锐利和钝的剥离器仔细确认髌腱边缘。注意确保切口足够长，以便在髌骨和胫骨结节区间实现足够的可视化。

9. 直接在髌腱上方切开皮下组织和腱膜。

10. 测量髌腱的宽度并标记所需的移植物采取区域。获取中央三分之一的髌腱移植物（通常为 10 mm 或 11 mm）。

11. 屈曲膝关节保持髌腱张力，用手术刀在所需区域纵向切取髌腱，采取移植物。使用刀或电刀标记髌骨和胫骨结节上所需骨栓的区域。以从髌骨和胫骨切除长约 2 cm、宽 1 cm 的骨栓为目标。

12. 使用摆动锯从髌骨和胫骨进行骨切割，注意切口角度约为 45°，并将切割深度限制在 10 mm。避免过度切割骨骼，特别是在髌骨区域。用弯曲的骨凿帮助获取骨栓，避免将骨凿靠在下面的骨头上撬取（**图 30.3**）。

13. 移植物获取后，使用刻度环和尺子确定骨栓的实际尺寸和长度，并确定要建立的股骨和胫骨隧道的确切大小。压紧钳塑形移植物。

14. 通常，计划将移植物置于膝关节内，将从胫骨切除的骨栓置于股骨隧道中。这是因为髌骨侧嵌入胫骨结节时有更多空间容纳界面螺钉，因此出现切割移植物的机会最小。因此，胫骨栓（将植入股骨内）必须与髌骨栓（将植入胫骨内）相同或更小。

15. 修剪骨栓，将末端处理成钝尖头以利于穿过通道。

16. 在骨栓上钻孔。手术医师在钻孔数量以及用于牵引移植物通过的缝线类型方面存在显著差异，作者在每个骨栓中钻 2 个 1.6 mm 的孔。

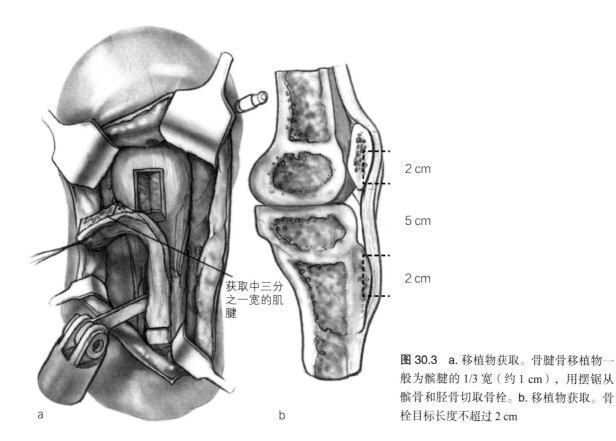

获取中三分之一宽的肌腱

图 30.3 a. 移植物获取。骨腱骨移植物一般为髌腱的 1/3 宽（约 1 cm），用摆锯从髌骨和胫骨切取骨栓。b. 移植物获取。骨栓目标长度不超过 2 cm

a

b

2 cm

5 cm

2 cm

通过胫骨栓（将放置在股骨内）的每个孔放置 1 条 2 号不可吸收缝线。通过髌骨栓（将放置在胫骨内）的每个孔放置 2 条 2 号不可吸收的缝合线（总共 4 股）。

隧道准备

17. 在胫骨结节内侧 2 cm 和关节线远侧 2 cm 的干骺端剥除骨膜，以便开口胫骨隧道，此区域直径约为 1.5 cm。

18. 关节镜装置插入膝关节腔，将胫骨导向器穿过内侧切口并进入髁间窝，膝关节弯曲至约 80°，定位胫骨导向器，使关节内导针通过 ACL 胫骨足迹的后半部分进入关节，位于后十字韧带前 7 mm 处，部分在内侧胫骨隆起的斜面沿线。注意确保导针在胫骨内足够靠后，因为倾向于将导针和胫骨隧道定位过于偏前（**图 30.4**）。

19. 在关节镜监视下通过胫骨干骺端前表面和胫骨骨钻孔，胫骨导向器通常设置在 55°~60° 之间。注意将入口点定位在胫骨前部尽可能远的部位，以最大限度地延长胫骨隧道的长度。入口位于胫骨嵴内侧 2 cm，距关节线远端至少 2 cm 处，这相当于前面剥除骨膜的区域。

20. 将导针穿过胫骨并进入膝关节腔几毫米以确定其位置，导钉的尖端应瞄准髁间窝壁上的 1：30 或 10：30 位置。使膝关节进行一系列运动，镜下观察膝关节内露出的导针确保它能离开髁间窝，并且不会出现移植物撞击。如果察觉导针的位置不满意，应进行导针重新定位。

21. 用适当尺寸的一次性铰刀适当扩大隧道，铰刀通常对应用于较大尺寸的骨栓（直径为 10 或 11 mm）。打磨隧道边缘使边界平滑，

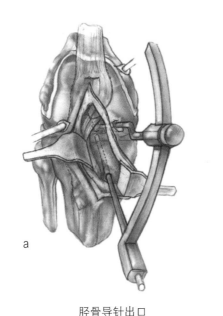

图 30.4 a.胫骨导向器。膝盖应弯曲至约 80°。胫骨定位器过内侧入路插入。在关节镜直视下通过胫骨干骺端前表面和胫骨插入分离导针。起点应位于胫骨结节内侧 2 cm 处，关节线远端至少 2 cm 处。b. 胫骨定位器。注意胫骨导针出入口的位置。注意确保定位器在胫骨内足够靠后，因为导向器倾向于向前放置导针，会导致胫骨隧道太靠前。胫骨导向器通常设置在小于 55°，最大不超过 60°。注意将起点尽可能远地放在胫骨前部，以最大限度地延长胫骨隧道的长度。c.胫骨导向器。插入胫骨导向器，使关节内导针通过前交叉韧带胫骨足印区的后半部分进入关节

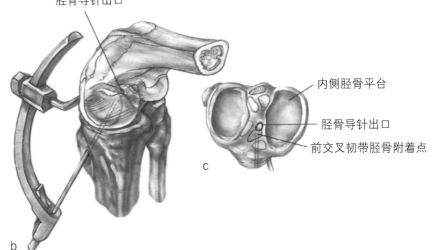

胫骨导针出口

内侧胫骨平台

胫骨导针出口

前交叉韧带胫骨附着点

使用关节镜刨削器帮助清除隧道中的任何软组织，用封堵栓塞住胫骨隧道防止液体外渗。

22. 将膝关节弯曲到大约 90°。在 1：30（左膝）或 10：30（右膝）点位置，将适当的股骨偏心距瞄准器小心地置入膝关节。在此过程中，注意尽可能可视化和液体充盈。

通常，10 mm 的股骨隧道使用 6 或 7 mm 的股骨偏心距定位器。这有助于确保 1~2 mm 的隧道后壁。如果需要 11 mm 的股骨隧道，可考虑使用 7 mm 的股骨偏心距定位器，以确保 1.5 mm 的后壁。同样，9 mm 股骨隧道考虑使

用 5 或 6 mm 股骨偏心距，以确保 0.5~1.5 mm 的后壁。

23. 膝关节保持在屈曲位，将股骨偏心距导向器与髁间窝口的后部对齐，将导针钻通股骨。导针应从股骨前外侧皮质出穿透大腿前外侧的皮肤。将一个卡盘放在导针的尖端，以尽量减少对组织的伤害（图 30.5）。

24. 继续将膝关节保持在相同的屈曲位。将扩孔器套在导针上，插入膝关节的髁间窝，在保持最佳可视化的情况下钻股骨隧道。将隧道钻至比将要植入的骨栓长 5~10 mm 的深度，

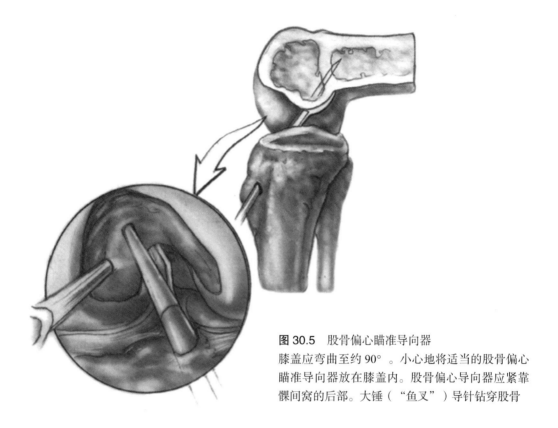

图 30.5 股骨偏心瞄准导向器
膝盖应弯曲至约 90°。小心地将适当的股骨偏心瞄准导向器放在膝盖内。股骨偏心导向器应紧靠髁间窝的后部。大锤（"鱼叉"）导针钻穿股骨

去除扩孔器。

25. 使用关节镜刨刀清除髁间窝扩孔过程中产生的任何小骨碎片或残渣。此外，使用刨刀沿着股骨孔的前侧去除一些骨质。这提高了可视性并有助于稍后置入界面螺钉的入口成形。

移植通道

26. 将肌腱移植缝合线穿过导针的针眼。将导针穿过膝关节的隧道，将缝线从大腿前外侧引出。

27. 将移植物的前端牵引穿过胫骨隧道进入髁间窝，然后进入股骨隧道。在移植物进入股骨隧道时观察移植物以确保适当的旋转（肌腱应位于后部，骨栓的松质骨部分指向前方）。如果有必要，通过内侧切口用探针将移植物适当旋转对线。

28. 检查胫骨隧道内移植物的位置。如果胫骨骨栓突出表面，移植物可以嵌入股骨隧道数毫米。

移植固定

29. 固定股骨侧。极度屈曲膝关节，在内侧支持带上做一个小的垂直切口，恰好位于髌腱的内侧和胫骨上方。

30. 通过此切口入导丝并将其放入髁间窝。这时，满意的观察非常有必要，在某些情况下，可通过关闭灌注和放干关节腔内液体来改善观察。

31. 将导丝放入移植物前方的股骨隧道中。在导丝引导下插入 7 mm 的界面螺钉，保持关节镜监视下螺钉固定到位，拧紧隧道中的界面螺钉，在完全固定螺钉之前取出导丝（**图 30.6**）。

32. 放平手术台，让患者平躺。在胫骨隧道内的骨栓旁插入导丝，试着沿着骨栓的一侧面放

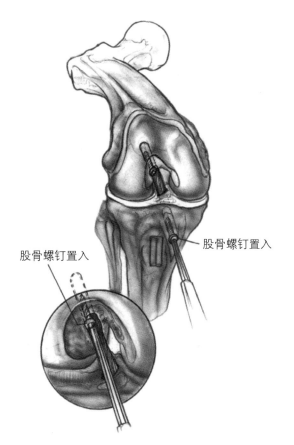

股骨螺钉置入

股骨螺钉置入

图 30.6　移植物固定
对于股骨侧固定，在导丝上插入界面螺钉，并将其置于股骨骨塞的前顶部。对于胫骨固定，在导丝上插入界面螺钉。如果需要，可以在聚乙烯纽扣（Hewson 纽扣）上绑上移植物缝线，以加强胫骨固定

置导丝，远离缝合的牵引线，以尽量减少切割风险。通过使用移植缝合线在维持移植物张力的情况下反复屈伸膝关节来调整移植物的就位。在保持移植物张力的同时对胫骨做后抽屉试验，并将界面螺钉套入导丝上固定胫骨骨栓。在螺钉完全拧紧之前取出导丝（**图 30.6**）。如有必要，可将移植物缝合线紧系在聚乙烯纽扣（Hewson 纽扣）上以增强胫骨固定。

33. 移植后，进行 Lachman 试验以评估膝关节的稳定性。活动膝关节以评估移植物是否存在撞击。如果存在撞击，则行髁间窝成形术。

闭合切口

34. 将移植骨栓多余的骨质植入髌骨和胫骨缺损中作为植骨。

35. 用 1 号可吸收缝线间断缝合肌腱和腱膜，两者可以作为一层缝合关闭。或者，腱膜可以单独用 2 号可吸收缝线缝合关闭。

36. 用可吸收的缝线缝合皮下组织，根据医师的习惯关闭皮肤和入口。

37. 闭合后在伤口及关节内注入丁哌卡因以减轻术后疼痛。

38. 外科敷料包扎切口。在手术室中应用铰链支具或膝关节固定器固定膝关节。

延伸阅读

1. Chahal J, Lee A, Heard W, Bach BR Jr. A retrospective review of anterior cruciate ligament reconstruction using patellar tendon: 25 years of experience. Orthop J Sports Med 2013;1(3). doi:10.1177/2325967113501789

2. Gabler CM, Jacobs CA, Howard JS, Mattacola CG, Johnson DL. Comparison of graft failure rate between autografts placed via an anatomic anterior cruciate ligament reconstruction technique: a systematic review, meta-analysis, and meta-regression. Am J Sports Med 2016;44 (4):1069–1079

3. Gifstad T, Foss OA, Engebretsen L, et al. Lower risk of revision with patellar tendon autografts compared with hamstring autografts: a registry study based on 45,998 primary ACL reconstructions in Scandinavia. Am J Sports Med 2014;42 (10):2319–2328

4. Lee JK, Lee S, Seong SC, Lee MC. Anatomic single-bundle ACL reconstruction is possible with use of the modified transtibial technique: a comparison with the anteromedial transportal technique. J Bone Joint Surg Am 2014;96 (8):664–672

5. Lee JK, Lee S, Seong SC, Lee MC. Anatomic single-bundle ACL reconstruction is possible with use of the modified transtibial technique: a comparison with the anteromedial transportal technique. J Bone Joint Surg Am 2014;96 (8):664–672

6. Rue JP, Lewis PB, Parameswaran AD, Bach BR Jr. Single-bundle anterior cruciate ligament reconstruction: technique overview and comprehensive review of results. J Bone Joint Surg Am 2008;90 (Suppl 4):67–74

31

使用自体腘绳肌腱的前交叉韧带手术（传统挤压螺钉和全关节内的 Graft Link 技术）

著者：Jason Koh，Seung Jin Yi

摘 要

一直以来，长期随访结果证明使用自体腘绳肌腱重建的前交叉韧带手术技术是成功的。不断发展的科学技术正在让该技术更加有效。新技术涉及不依赖胫骨隧道的股骨隧道钻探，通过经内侧入口、内侧附件入口或反向钻削实现。我们首选的使用逆向套筒和带四重半腱肌移植物的内固定悬架。使用四股半腱肌移植物可以提供更大的支持，优于传统半腱肌 / 股薄肌移植物。另一种方法是将可吸收螺钉用于固定。如果需要使用上述技术，那么可以采用第30 章中描述的步骤取腘绳肌。

关键词：前交叉韧带重建术；自体腘绳肌腱固定术；皮质固定

适应证

1. 前交叉韧带（ACL）急性撕裂者。
2. ACL 慢性撕裂的患者伴膝关节不稳定，保守治疗失败。
3. 日常伴随和 ACL 缺失相关的膝关节不稳定。

禁忌证

1. 膝关节感染活动期。
2. 缺乏神经血管调控控制。
3. 没有明确不稳定性证据的久坐不动的人。
4. 没有显著关节不稳定。
5. 下肢力线未被矫正。
6. 腘绳肌被取过或者腘绳肌尺寸可能不够。

术前准备

1. 成像：
 （1）膝关节平片以评估关节炎 / 力线 / 骨折：前后位，侧位，髌骨轴位。
 （2）磁共振成像（MRI）：评估膝关节软组织包括 ACL、后交叉韧带（PCL）、内侧副韧带（MCL）、外侧副韧带、半月板、骨软骨损伤和游离体。
2. 体格检查：
 （1）评估运动范围和炎症程度；术前完全伸膝和屈膝大于 90° 将降低术后关节僵硬的风险。
 （2）评估膝关节前方、后方、内外侧方和旋转稳定性。

（3）对可能合并的半月板损伤的检查。

（4）血管神经检查。

特殊器械、体位和麻醉

1. 患者仰卧在手术台上。患者的位置应允许膝盖在手术过程中的弯曲。

2. 对侧肢体应填塞，以避免对易感区的压力。

3. 腿部支架或柱子。

4. 大腿止血带（很少充气）。

5. 全身硬膜外麻醉或脊髓麻醉。

6. 关节镜检查和常规骨科手术器械。

7. 胫骨和股骨导向器。

8. 取腱器。

9. 股骨和胫骨固定装置。

10. 骨槽铰刀。如使用挤压螺钉。

11. 股骨和胫骨引导器和铰刀。

12. 可吸收的挤压螺钉。

建议和要点

1. 值得注意的是，移植物直径已被证明与患者身高相关。如果移植物直径较小，应考虑同时截取半腱肌和股薄肌，或以其他方式补充移植物。

2. 在腓肠肌内侧（距腓肠肌近端5~10 cm）的半腱肌附着点的清晰显示和分割是至关重要的，否则肌腱剥离器过早地截断移植物。用力将移植物从切口拉起来，以便更好地显示。

3. 如果在移植物截取过程中有分离的纤维或断裂肌腱，请立即将其切断，并将这些结构与近端移植物结合，以避免连续性破坏。

如采用全内技术：

4. 关节镜下的入路大小应该是足够让引导器和移植物通过，特别是内侧通道。一个小夹子可以用来扩张通道大小。

5. 当从外侧插入导针时应小心，因为它可被急转角偏转向皮质，并在股骨侧和胫侧前部伤

及关节软骨。

6. 当使用逆行铰刀时，将铰刀从骨上启动，以防止从中心起点脱落。钻洞时要做垂直于骨。使用动钻开出初始的洞，然后使用逆行铰刀。

7. 如果使用全关节内技术，请确保移植物容易通过移植物筛选器。这将有助于避免移植物通过隧道的困难。

8. 测量移植物的长度，以确保每个端至少有15~20 mm进入隧道。

9. 清理所有隧道的入口，特别是胫骨侧关节内的入口，以方便软组织的插入。

10. 关节镜下切除部分脂肪垫将使移植物更容易通过内侧通道。

11. 通过胫骨侧的闭合环的"安全针"将允许在不收紧环的情况下牵引。

陷阱和误区

1. 最初的导针仓促置入。导针第一次放置错误时，一旦有一条导轨，就很难改变方向。

2. 避免拉股骨固定袢钢板超过髂胫（IT）束或皮肤，而是仅仅通过皮质骨。透视可以用来确定袢钢板的位置，也可以使用内镜跟踪牵引缝合到袢钢板，以确认袢钢板在骨头上。如果袢钢板过高，则轻轻地在股骨缝线上施加牵引，使袢钢板纵向对齐，并拉到胫骨一侧，通过IT束上扩大的切口将袢钢板拉回。

3. 当将牵引应用于移植物时，避免过早地收紧闭环缝合。

术后护理

1. 手术后，将腿部置于有弹性包扎的加压敷料中。考虑冷冻疗法或冰，以减轻术后疼痛和肿胀。

2. 如果使用连续被动运动机器，它可以在第一天从0°~40°开始，每天递增5°~10°以至120°。

3. 膝盖固定器可以在手术后的头几周使用（通常是前 2 周），然后当患者恢复足够的股四头肌控制时停止使用。另外，在手术后的前 4 周行走时，可以使用铰链支撑。将支撑锁延长 2 周或直到股四头肌控制(如直腿抬高)，然后解锁并允许自由运动范围 2 周。

4. 加速康复方案在手术后立即开始。通常，主动和主动辅助的屈曲练习和被动伸展练习是必要的。

5. 患者通常在手术当天回家。

6. 允许手术后使用耐受性的固定器或铰链支撑。大多数患者可以在手术后的前 2 周内摆脱拐杖。

7. 6~9 个月后恢复运动。

手术技术

膝关节镜手术入路

1. 使患者采取仰卧位，并尽可能远地放置在手术室的桌子上，以便在手术后期允许膝盖过度弯曲。大腿止血带尽可能靠近大腿近端。

2. 在获得足够的麻醉后，检查膝盖和腿部。麻醉下的这项检查应评估内侧、外侧、前、后膝关节的稳定性，包括枢轴移位。记录结果。

3. 按照医院的常规方式准备和包扎手术腿。如果止血带在此时充气，则放血。或者，驱血和止血带膨胀可以在移植物收获后的过程中进行。尽量减少止血带的时间，因为增加止血带的使用时间会增加术后腿部萎缩的风险。

关节镜评价与结节成形术

4. 做常规的关节镜手术。必要时，使一个入口位于髌骨的内侧或外侧，以方便关节镜进入髌上囊。内侧和外侧关节出口靠近髌骨肌腱的一侧，用于手术器械和 30° 关节镜进入（见第 28 章）（**图 31.1**）。这些入口宽度应适于引导和移植物通过。

5. 以系统的方式进行标准的膝关节镜检查。检查髌上囊、髌骨股骨关节、外侧沟、内侧室、髁间和外侧室。这种系统的方法允许对膝关节的半月板、韧带和肌腱进行充分的评估。

（1）确认 ACL 撕裂。

（2）适当修理或切除半月板。取出任何松动的坏死部分。

（3）评估软骨损伤程度。

6. 如果 ACL 撕裂被证实，则清除韧带的残端。切除可能阻挡通道的软组织，使移植物最终更容易通过。如果切口狭窄，则进行宽切口整形。除去部分外侧壁和"住院医师嵴"，以及上切迹，以避免移植物撞击（**图 31.2**）。髁间窝后壁是非常重要的。

7. 切除足够的脂肪垫，以便于引导和移植物进入关节。

腘肌移植物收获和准备

8. 做一个 3 cm 的垂直切口，距胫骨结节 2~4 cm，距关节线 5~7 cm。

9. 控制所有出血并使用 Metzenbaum 剪刀解剖至骨膜。避免髌骨下隐神经交叉支。

10. 用一小块海绵直接剥离软组织粘连和皮下脂肪，到达缝匠肌上方的筋膜。

11. 触诊股薄肌（近端、圆形和突出）和半腱肌腱（稍远，平和宽）。将缝匠肌筋膜水平地与肌腱划线，或在筋膜上使用曲棍球棒切口以增加暴露。

12. 为传统的四股肌腱自体移植摘取 2 条肌腱，或仅为四股半腱自体移植收获半腱肌腱。一个直角夹子可以用来钩住肌腱，并把它从切口上输送出去。小心不要捕获 MCL。收获时膝盖弯曲 90° 是有帮助的（**图 31.3a**）。

13. 使用 Metzenbaum 剪刀清除粘连，远端松开肌腱。在肌腱周围包扎一个 Penrose 套环，

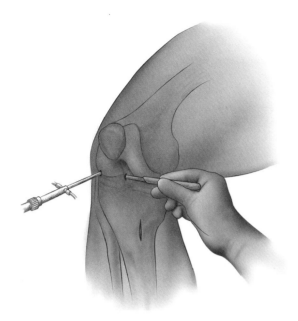

图 31.1　关节镜
手术始于标准的关节镜检查。注：注水通道位于髌骨内上侧。标准关节镜入路如图显示。关节镜放置于下外侧入路，下内侧入路为器械通道。注：用于获取移植物的皮肤切口位置（在之后的操作中产生）

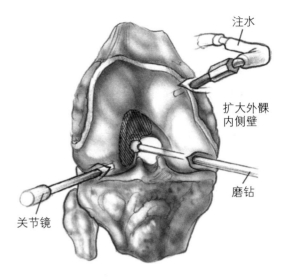

图 31.2　髁间窝成形术
使用动力磨钻去除外髁内侧壁骨质，行髁间窝扩大成形术。髁间窝成形术应包括从"住院医师脊"以及髁间窝上方移除骨质，以避免移植物撞击

以帮助拉动移植物（**图 31.3b**）。

14. 直接拉紧移植物端，用剪刀清除所有主要粘连（带至半腱肌 / 腓肠肌内侧，距 PES 8~10 cm）。将拉钩的长端置于筋膜下，以帮助暴露这些束带。

15. 尽可能远地切肌腱，使用骨膜剥离器将最终的插入纤维从骨中取出。用 Allis 夹固定肌腱末端，以保持移植物。

16. 确认肌腱没有粘连，确保腓肠肌内侧头拉扯时皮肤不起皱。

17. 紧握移植物，同时使用封闭的取腱器，轻轻地沿着肌腱向上与腿筋轨迹保持一致。由于取腱器是插入取腱，不要扭曲仪器或施加过大的力量。任何一种行动都有缩短移植物的风险。在推进取腱器的同时，保持移植物的恒定张力。这将使肌腱从肌肉腹部剥离出来。

18. 在后面的操作台上，用刮尺的边缘来清理肌腱上剩余的肌肉和软组织。如果采用远端界面螺钉内固定，则在肌腱移植的游离端放置 1 根 0 号纤维丝。

19. 理想情况下，半腱肌腱的最小长度应该是 280 mm，可以对折为四股。测量移植物的直径和长度，如果四股半腱肌不足，则可使用缝匠肌。

20. 移植物的一半通过胫骨闭合环，然后 2 条肌腱通过股骨闭合环，游离端被夹在胫骨侧。在离两端 10 mm 和 20 mm 处放置 3 条缝合线（**图 31.3c**）。

21. 通过皮质固定装置的环放置近端移植物。

22. 在环上标记袢钢板的翻转距离（如果是 40 mm 隧道，从袢钢板下端的远端标记 40 mm），这样便可知道袢钢板何时通过皮质。

23. 根据隧道内所需的移植物量来标记肌腱（如果计划在隧道内放置 20 mm 肌腱，则从肌

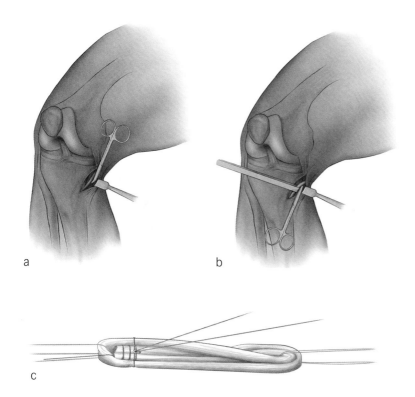

图 31.3 移植物的获取和准备
a. 内侧切口位于胫骨结节内侧约 2 cm 处，距关节线 7 cm 处，中心位于鹅足处。如果需要进一步暴露，用水平切口和垂直曲棍球柄样切口将缝匠肌筋膜分开。在半腱肌腱下方放置一个直角钳，将肌腱与胫骨分离。b. 直视下将腓肠肌上的软组织附着物分离，用闭环取腱器从肌腹中取出半腱肌腱。c. 将移植物穿胫骨闭合环，然后每一端通过股骨闭合环（与袢钢板相连）。移植物的两端放在胫骨侧线之间，用 3 对缝线固定每一端

腱末端开始标记在 20 mm 处）。

24. 将移植物置于 9 kg 的张力以下，放置在移植物预备站上，以限制蠕变。用湿润的海绵覆盖移植物以防止干燥。

前交叉韧带重建

25. 在膝盖下面放置一个凸起以帮助屈曲。让腿挂在桌子上，使膝盖保持 90° 的角度。

26. 清除破裂的 ACL 残端，注意留下一个足印区来指导隧道的安放。

27. 如果需要的话，做一个缺口整形。使用剃须刀或 5.5 mm 毛刺刮除需要去除的骨量。

28. 使用射频装置或锥子标记隧道的位置。

29. 将关节镜切换到内侧通道以评估潜在的隧道位置。理想情况下，2 mm 后壁应保持在 10 : 30 左右的位置在右膝（1 : 30 在左膝）。

30. 在内侧通道的关节镜下，通过外侧通道插入一个逆行铰刀引导器，并将其放置在所需的位置上。切割皮肤和 IT 束将钻头引导至骨面（图 31.4）。

31. 先用起钻，然后将骨槽逆行铰刀、钻锤引导入软骨下骨，再用逆行铰刀进行扩隧道。

32. 通过逆行铰刀引导放置一条"硬缝线"，将一条缝合线放在膝关节内。使用环抓取拉出"硬缝线"，并将它停在外侧入路，并用止血钳保护。这将作为股骨隧道通过缝合。

33. 通过从外侧通道观察和从 57° 的内侧通道插入逆行铰刀引导来建立胫骨隧道（图 31.5）。

34. 将引导针尖置于 PCL 前 7 mm 的理想位置，与外侧半月板前角的后侧相一致。注意，针通常比它看上去更靠前。

35. 将钻套穿过切口直至骨。确认可接受的骨隧道（>30 mm），并打开隧道。清理胫骨隧道。

36. 通过胫骨隧道放置不同颜色的"硬缝线"。这将作为胫骨隧道的缝合线。用抓取器将这条缝合线从股骨隧道拉出，穿过同一个扩大的内侧通道。

37. 将经内侧通道缝合线的股骨隧道连接到股骨扣式固定装置的牵引缝线上。同样地，将从胫骨内侧通道穿过的缝合线绑到胫骨环的牵引缝合线上。

38. 使用股骨隧道，通过缝线轻轻拉近皮质袢钢板，通过内侧通道进入股骨隧道，寻找有标记的翻转距离。在牵引缝线上来回转动袢钢板。拉回胫骨侧的移植物，以确认袢钢板是锁定在股骨侧。关节镜通过外侧皮肤跟踪牵引缝合，确认袢钢板处于皮质骨上。该范围允许可视化，通过跟踪退出的横向拉缝线通过皮肤和看到袢钢板在骨顶部以下的IT束。

或者，一个迷你 C 臂可以用来确认正确的袢钢板放置与皮质骨。

39. 逐渐将张力施加到环路紧固缝线上，将预定数量的移植物带入隧道。

40. 用胫骨隧道通过缝线将远端移植物端从内侧通道拉入胫骨隧道。在胫骨固定环内使用一条游离缝合线，以帮助避免在扣在皮质上的袢钢板之前不经意地收紧环（**图 31.6**）。

41. 膝盖循环屈伸 10 次，以确定移植物的等距。

42. 将胫骨固定袢钢板加载到环上，然后将其压到皮质上，膝盖伸长，并在胫骨上施加后抽

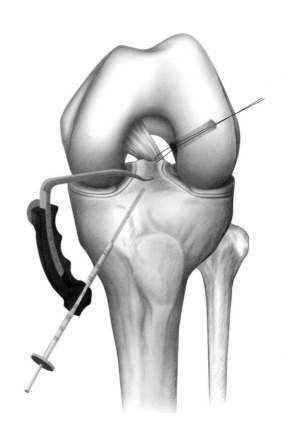

图 31.5　胫骨隧道钻孔
膝盖应该弯曲到大约 90°。镜头通过外侧通道放置，胫骨导向器通过内侧通道放置。胫骨导向器通常设置在 55°~60°。注意将起点尽可能远地放在胫骨前部，以最大限度地延长胫骨隧道的长度。插入胫骨导向器，使关节内导针通过前交叉韧带胫骨足印区的后半部分进入关节。在导向器上装 1 个初始导针，然后用合适的逆行扩孔器钻 1 个至少 35 mm 深的套筒，而不需要穿过胫骨皮质。将引导线置入膝关节

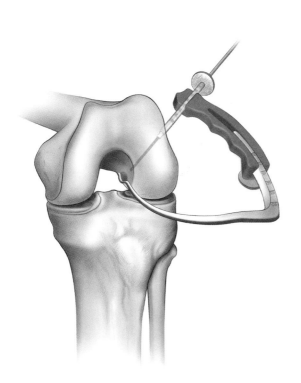

图 31.4　股骨隧道钻孔
膝盖应该弯曲到大约 90°。镜头通过内侧通道放置，股骨导向器通过外侧通道放置。在导向器上钻入一个初始导针，然后用合适的逆行扩孔器钻 1 个至少 25 mm 深的隧道，而扩孔时不需要穿过股骨皮质。将引导线置入膝关节

屈力。

43. 检查膝盖，以确保移植物是紧的。将缝线绑在祥钢板上，以供后背固定。

44. 冲洗并关闭伤口。

45. 把腿放在一个铰链的膝关节支具中。

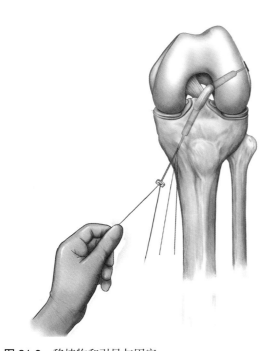

图 31.6 移植物和引导与固定

股骨和胫骨侧穿入的缝合线通过扩大的内侧通道取出，一般先将股骨侧引导线拉入膝关节，后拉胫骨侧。翻转骨皮质上的股骨侧祥钢板，然后将胫骨移植物拉入骨隧道。拉紧股骨侧，在每侧隧道中放置至少 15~20 mm 的移植物，然后用线结固定胫骨侧的祥钢板

延伸阅读

1. Arthrex. Technique Guide.GraftLink® All-Inside ACL Reconstruction with ACL TightRope® ABSRef. #: LT1-0157-EN. Version: E. Language:English. Naples, FL. Revision date: June 26, 2015/unknown

2. Leys T, Salmon L, Waller A, Linklater J, Pinczewski L. Clinical results and risk factors for reinjury 15 years after anterior cruciate ligament reconstruction: a prospective study of hamstring and patellar tendon grafts. Am J Sports Med 2012;40(3):595–605

3. Osti M, Krawinkel A, Ostermann M, Hoffelner T, Benedetto KP. Femoral and tibial graft tunnel parameters after transtibial, anteromedial portal, and outside-in single-bundle anterior cruciate ligament reconstruction. Am J Sports Med 2015;43(9):2250–2258

4. Pagnani MJ, Warner JJ, O'Brien SJ, Warren RF. Anatomic considerations in harvesting the semitendinosus and gracilis tendons and a technique of harvest. Am J Sports Med 1993;21(4):565–571

5. Saccomanno MF, Shin JJ, Mascarenhas R, et al. Clinical and functional outcomes after anterior cruciate ligament reconstruction using cortical button fixation versus transfemoral suspensory fixation: a systematic review of randomized controlled trials. Arthroscopy 2014;30(11):1491–1498

32

全膝关节置换术

著者：Lalit Puri，Steven H. Stern

摘 要

　　全膝关节置换术是一种非常成功的手术，它依赖于完善的术前检查，对手术适应证的彻底理解，以及利用精细的外科技术以达到优异的治疗效果。成功的膝关节置换术可以通过许多不同的技术和使用许多不同的对线方法来实现；然而，解剖学关系、软组织平衡和恢复力线的基本原理是应用这些技术和方法的关键因素。

　　关键词：全膝关节置换术；机械轴；内翻；外翻；股骨旋转

适应证

1. 膝关节骨性关节炎。
2. 膝关节类风湿性关节炎。
3. 膝关节创伤性关节炎。

禁忌证

1. 活动性膝关节感染（绝对禁忌证）。
2. 神经源性关节（相对禁忌证）。
3. 膝关节周围软组织条件不好。
4. 明显的韧带功能不全（需要使用限制性膝关节假体）。
5. 伸膝装置功能不全。

术前准备

1. 膝关节 X 线片，包括站立 – 前后位（AP）、

侧位和轴位。
2. 适当的内科和麻醉科评估。
3. 详细检查术前神经血管的情况。
4. 术前评价下肢力线（图 32.1）。通过能够将髋关节、膝关节及踝关节拍摄在一张胶片上的站立位下肢全长正位片以确保正确地评价术前机械轴。

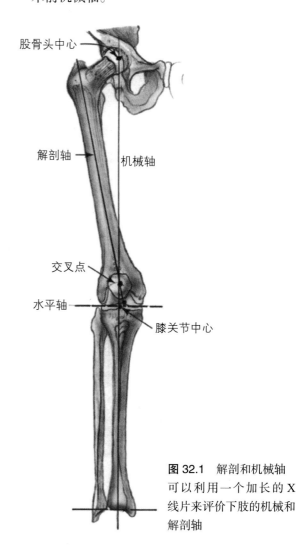

图 32.1　解剖和机械轴可以利用一个加长的 X 线片来评价下肢的机械和解剖轴

特殊器械、体位和麻醉

1. 患者仰卧于手术床上。
2. 所有易受压部位垫软垫。
3. 手术可以在全麻、硬膜外麻醉或腰麻下进行。有证据表明，神经阻滞麻醉可以降低深静脉血栓的发生风险。
4. 常规矫形外科手术器械必须准备。除此之外，还需要特殊器械和针对假体植入的专门的截骨导向器。
5. 考虑使用封闭头盔和身体排气，这可能有助于减少围手术期败血症的风险。

建议和要点

1. 尽一切可能使先前的垂直切口与目前皮肤切口相结合。在之前有几条平行纵向切口的情况下，如果可能，使用最外侧的切口。2 个纵向平行切口之间留有 7 cm 的皮桥会比较理想。但是，如果认为切口间软组织存活或切口愈合有问题，可考虑用二期的预切口技术或请整形外科医师会诊。横行切口可以被纵行切口以垂直的角度通过。
2. 手术前应该评估关节活动范围，要特别关注屈曲畸形（不能完全主动或被动伸直膝关节）。某些固定的屈曲畸形，股骨远端需要做额外的加截骨。
3. 止血带应尽量放置在靠近大腿近端以便减少对术野的干扰。如果患者具有明显周围性血管疾病或进行血管分流术术后，可以考虑在不应用止血带的情况下进行手术。
4. 在止血带充气之前，可以静脉使用针对院内细菌菌群的适宜抗生素。
5. 当膝关节暴露困难或髌骨外翻困难时，可以采用切断股四头肌腱和股直肌的方法。这可以通过做一斜切口来完成，从内侧关节囊切开的最近部分开始，向外上方斜行通过股四头肌腱（图 32.3）。在手术结束时，切口采

用标准方式关闭，在大多数情况下，可以进行正常的术后康复锻炼。对于初次置换的病例，像股四头肌 VY 延长或胫骨结节截骨这样的扩展暴露方式通常是不需要的。

陷阱和误区

1. 由于感染会带来许多问题，所以要极其注意减少这个并发症的可能性。最大限度地减少手术室人员流动，并且术前使用抗生素。
2. 为了确保最合适的假体植入，术前应该评估膝关节韧带的稳定性。
3. 避免股骨或胫骨假体的内旋。

术后护理

1. 对于大多数常规的膝关节置换术，常规引流是不需要的。然而，如果使用负压引流管，通常可以在手术后的第一天清晨安全地取出。
2. 可以在术后马上就开始功能锻炼。持续被动功能锻炼器械（CPM）并不需要常规使用。
3. 术后采用加压包扎，大约术后 48 小时后更换敷料。
4. 在手术当晚应该对患者远端神经血管性检查进行评估。假如有腓总神经麻痹的证据，应该放松包扎，膝关节置于屈曲位。对于术前外翻畸形和明显屈曲畸形的膝关节，尤其具有发展成为腓总神经麻痹的风险（尽管这种并发症可以特发于任何经历全膝关节置换的患者）。对于重度外翻畸形的膝关节，术后神经血管状态得到充分评估以前，术后应保持膝关节处于屈曲位置。

手术技术

入 路

1. 患者仰卧于手术床上，如果应用止血带，需

将止血带尽可能放置在大腿近端。

2. 以常规消毒方式消毒铺巾准备肢体。驱血后止血带充气。

3. 做前侧皮肤切口，可以采用直中线切口或内侧髌旁切口。直接切开至伸肌结构避免皮瓣剥离。在进行支持带切开之前，必须对伸肌结构进行足够的显露，包括近端的股四头肌腱和远端的髌韧带（**图 32.2**）。

4. 做内侧的关节囊切开，利用直中线切口或绕髌内侧切口，或者经股内侧肌切开支持带。用相同的方法切开内侧支持带，沿着胫骨近端内侧至胫骨结节进行切口远端的显露；然后，向近侧延伸支持带切口，直至获得充分显露（**图 32.3**）。另外，成功的全膝关节置换术可以用其他入路有效地进行，例如股内侧肌下入路或经股内侧肌入路。

5. 根据解剖和术前畸形严重程度来决定术中软组织松解以及计划术中的截骨量。软组织松解可以在截骨之前和（或）之后进行。

髌骨截骨可以早期进行，以便于暴露。然而，如果早期进行，髌骨必须受到保护。

6. 屈曲膝关节时需要外翻或者使髌骨半脱位（**图 32.4**），注意不要使髌腱从胫骨结节上撕脱。如果不能翻转髌骨，行股四头肌腱斜切方法即 snip 法（**图 32.3**）。

7. 仔细剥离胫骨近侧骨膜。
   （1）膝内翻：做初步的内侧松解。
   （2）膝外翻：做有限的内侧松解，剥离骨膜达到足够的显露即可。

8. 去除边缘的骨赘。切除前交叉韧带或韧带残留部分以及内外侧半月板。

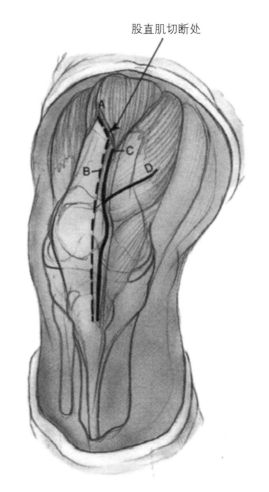

图 32.3 支持带切口
注意内侧关节切开的不同方法包括垂直切开（B）内侧绕髌骨切开（C）或经股直肌切开（D）支持带切口。远侧暴露在所有这些技术中都是相似的，支持带远端切口沿着胫骨近端内侧至胫骨结节。注意股四头肌腱切断的位置（A），这样可以在困难病例时帮助暴露

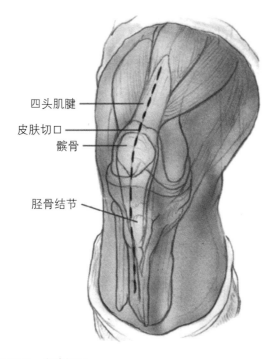

图 32.2 皮肤切口
一个膝前直切口可以为全膝关节置换术提供良好的暴露

手术步骤

在全膝关节置换术中进行精准骨切除取决于特定的器械。每个膝置换系统的器械是不同的。因此，下列步骤只能作为全膝关节置换术总的手术指导；但是，具体植入特定的膝关节假体的方法应该按照厂商建议的技术手册来进行。一般来说，可以先进行股骨截骨，也可以先胫骨的截骨。下面详细描述的是恢复中性机械轴的技术。

9. 胫骨近端截骨。使用髓内或髓外定位器均可，要求是胫骨近端截骨在冠状面上垂直于胫骨长轴。根据假体植入系统的不同要求，截骨面可以是无后倾或有后倾，但一定要避免胫骨近端截骨面的前倾（**图 32.5**）。大多数器械系统利用细探针来帮助确定胫骨截骨的适宜厚度。

（1）后交叉韧带保留型假体：注意保护后交叉韧带，使用拉钩、骨刀或者后方的骨桥来保护后交叉韧带在胫骨上的止点。

（2）后交叉韧带替代型假体：可以直接行胫骨近端截骨而不需要考虑后交叉韧带的保护。

10. 股骨截骨

（1）在远端股骨截骨时使用髓内定位杆，一般股骨截骨要保持有 5°~7° 的解剖外翻。在术前有明显的膝关节外翻畸形时，有些医师认为要减少外翻截骨角度。然而，无论如何都要恢复下肢机械轴。

（2）用电钻在股骨髁间窝处先进行钻洞以便于髓内导向器的插入。钻洞的位置位于后交叉韧带股骨止点的上方（**图 32.6**）。

（3）用逐步增加钻的型号或通过旋转常规钻的方式将洞扩大。这样有助于降低

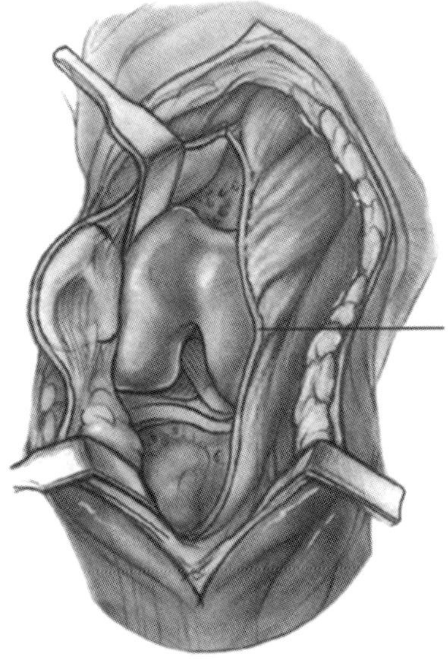

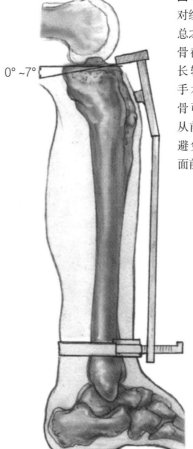

图 32.5 胫骨髓外对线导向器
总之，在冠状面，胫骨截骨垂直于胫骨长轴。根据不同的手术器械系统，截骨可以处于中立或从前向后略微后倾。避免近端胫骨截骨面前倾

0°~7°

打开的支持带

图 32.4 内侧关节切开
外翻髌骨和屈曲膝关节。这样暴露关节和完成了关节切开

髓内压力，减少脂肪栓塞发生。

（4）测量股骨尺寸。假如股骨尺寸位于两种尺寸之间，大多数外科医师选择小尺寸假体以减少关节填塞现象。但是选择小号假体时，要特别注意避免股骨前方过切。

（5）使用前或后参照（或同时参考两者）做股骨前后髁的截骨。要使用拉钩保护内侧副韧带。另外，小心放置股骨髁截骨导板在合适的外旋位置。总之，要形成一个与髁间连线平行的矩形屈曲间隙。一般来说，股骨假体需要3°外旋放置，要避免内旋（**图 32.7**）。可以通过测量截骨量或评估软组织平衡来完成这些截骨的对线。值得注意的是，外翻膝关节的磨损模式可能导致股骨后外侧髁磨损过度。这可能需要进一步的外旋才能使股骨假体平行于髁间轴。

11. 切除残留的内侧和外侧半月板。当切除残留的内侧半月板时，注意其内侧缘，这是因为内侧副韧带的深部纤维与内侧半月板的边缘紧密连接。椎板撑开器有助于后方视野的显露。

后交叉韧带替代型：在膝关节屈曲时切除后交叉韧带，用刀或电刀从后交叉韧带在股骨髁的止点处松解后交叉韧带（**图 32.8**）。

12. 评估屈曲间隙（后髁至胫骨近端之间距离）和伸直间隙（股骨远端至胫骨近端之间距离），以确保满意的膝关节平衡。必要时，以顺序的方式松解紧张的韧带结构，以达到适度的平衡。无论采用何种技术，实现中性机械轴和等屈伸间隙的目标才是最重要的。

（1）膝内翻：根据需要剥离胫骨近端骨膜和其他内侧结构。对于术前严重的膝关节内翻畸形，除了可以通过软组织松解来纠正内翻畸形，还可以通过胫骨近端加截和减小胫骨假体的型号来

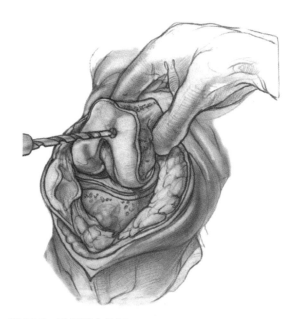

图 32.6 股骨髓内钻洞
在髁间窝用电钻为髓内导向器钻洞。钻的位置要适当，使钻孔正好位于股骨髁间窝后交叉韧带起点的上方

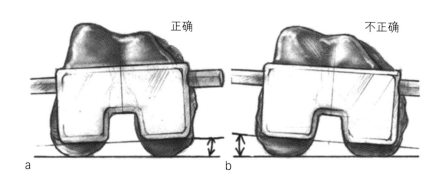

正确　　　　　不正确

a　　　　　　　　b

图 32.7 股骨器械的旋转
a. 目的是取得股骨假体的中立或轻度外旋（-3°），避免内旋。
b. 当安放股骨前后髁及其斜面切骨导向器械时，需要仔细考虑这个问题

纠正内翻畸形，所产生的效果可以纠正内翻畸形，且没有过度松解 MCL 的风险。

（2）膝外翻：松解外侧结构，尽可能减少对内侧结构的松解。

（3）后部结构过紧。切除后侧骨赘。在交叉韧带保留的膝关节，考虑转为后交叉韧带替代型膝关节假体。必要时，松解后侧关节囊和（或）在股骨后侧的腓肠肌止点。

13. 假如伸膝间隙和屈膝间隙两者或两者之一过紧时，增加截骨量。

（1）伸膝间隙过紧：增加股骨远端的截骨量。

（2）屈膝间隙过紧：胫骨近端加大后倾截骨（CR 假体）或选择小一号的股骨假体，或者切除后交叉韧带更换为髁间窝截骨（PS 假体）。

（3）屈膝和伸膝间隙都过紧：增加胫骨近端的截骨量。

屈膝和伸膝间隙都松弛：利用加厚的聚乙烯衬垫。

14. 利用合适的器械和力线导向装置做前后斜面和髁间窝截骨（图 32.9）。

15. 利用合适的器械和校正装置做胫骨近端截骨，避免胫骨假体的内旋。

16. 假如髌骨需要做置换的话，使用摆锯或髌骨锉。测量髌骨假体尺寸，通过钻孔导向器钻取固定孔。

17. 用假体试模进行试验性复位。

（1）测试不同型号的胫骨试模垫片，达到伸屈间隙的理想平衡。

（2）CR 假体：在交叉韧带保留的膝关节，在手术时要特别注意后交叉韧带的张力。假如后交叉韧带过紧（一般表现为股骨过多屈曲时胫骨聚乙烯衬垫从胫骨假体上挤压出来或屈膝间隙过紧），需要进一步地平衡。可以通过分步切除后交叉韧带的一些纤维来达到松解的目的，或者做胫骨近端截骨的时候适当增加后倾角。假如后交叉韧带过于松弛，考虑使用限制性假体或转为 PS 假体。

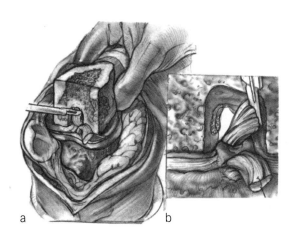

图 32.8　a.后交叉韧带切除。在后交叉替代的膝关节假体（PS）手术时，取膝关节屈曲位，将后交叉韧带从股骨内侧髁上的附着处切除。可以使用锋利的刀片或电刀。b.后交叉切除的放大特写：显示膝关节屈曲时，将后交叉韧带从股骨内侧髁上的附着处直接切除

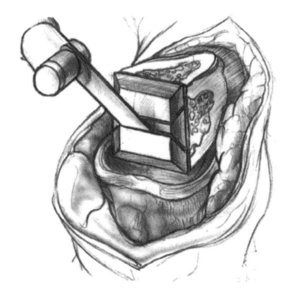

图 32.9　股骨髁斜面切骨
用摆锯将前髁和后髁斜面切除。通常地，在后交叉替代假体设计时，这个器械也可以同时作为髁间窝截骨的导向器

（3）评价髌骨轨迹。髌骨应该很容易地在股骨滑车沟内滑动而不需要用明显的外力来维持它的位置。假如髌骨有向外侧半脱位的趋势，先松掉止血带，髌骨轨迹通常在放松止血带后能够得到进一步的改善。如果髌骨仍存在半脱位，这是需要进一步切除残余的粘连组织。最后，可以进行外侧支持带的松解。

①注意游离和保护膝外上血管。

②通过支持带在保护的血管下方和上方进行松解，延伸支持带松解的近侧部分进入股外侧肌腱。

③如果进行了外侧支持带的松解，可以考虑放置引流。

18. 取出假体试模。

19. 根据手术医师的习惯和松解的范围，放松止血带和进行止血，再次止血带充气加压。

20. 用脉冲式冲洗枪冲截净骨表面。

21. 调制骨水泥。

22. 将假体涂上骨水泥。利用骨水泥加压系统或在植入假体时利用假体对骨水泥进行加压，在骨水泥硬化前去除多余的骨水泥。

闭合切口

1. 用大量抗生素溶液冲洗手术切口。

2. 关闭手术切口。

3. 继续予以适当的止血。

4. 如果使用负压引流管，从外侧支持带下方另外单独戳孔引出。在整个缝合手术切口的过程中需时刻注意，以尽量降低将缝合到引流管的风险。

5. 仔细地关闭关节囊。

6. 逐层闭合皮下组织。

7. 用皮钉、尼龙线或聚丙烯缝线缝合皮肤。

8. 用大块无菌敷料包扎膝关节。

9. 将患者转入术后恢复室。

延伸阅读

1. Callaghan JJ, Rosenberg AG, Rubash HE, Simonian PD, Wickiewicz TL, eds. The Adult Knee. New York, NY: Lippincott Williams & Wilkins;2003

2. Garvin KL, Scuderi G, Insall JN. Evolution of the quadriceps snip. Clin Orthop Relat Res 1995(321):131–137

3. Lee GC. What's new in adult reconstructive knee surgery. J Bone Joint Surg Am 2016;98(2):156–165

4. Lieberman JR, Berry DJ, Azar FM, eds. Advanced Reconstruction: Knee. Rosemont, IL: American Academy of Orthopaedic Surgeons;2010

5. Stern SH. Total knee replacement. In: Craig EV, ed. Clinical Orthopaedics. Baltimore, MD: Lippincott Williams & Wilkins;1999:642–649

33

膝关节内侧室单髁置换术

著者：Mark M. Dolan

摘 要

本章节介绍了膝关节内侧室单髁置换的手术技术。膝关节内侧室单髁置换常用于治疗单纯的膝关节内侧室骨性关节炎。单髁关节置换的股骨侧截骨可使用间隔垫块技术或髓内定位技术制备。应该特别注意平衡膝关节和合适的假体尺寸。避免过度矫正膝关节的力线和导致膝关节外翻。

关键词：膝关节置换术；部分；单间室；内侧

适应证

1. 膝关节内侧间室骨性关节炎，伴可纠正的内翻畸形。
2. 单纯股骨内侧髁骨坏死。

禁忌证

1. 活动性膝关节感染。
2. 膝关节外侧间室和髌股关节骨性关节炎。
3. 炎症性关节炎。
4. 前交叉韧带功能不全。

术前准备

1. 膝关节 X 线片，包括膝关节站立位前后位、侧位和髌骨轴位。
2. 适当的内科和麻醉科评估。

3. 详细检查术前神经血管情况。
4. 术前评价下肢力线（图 33.1）。

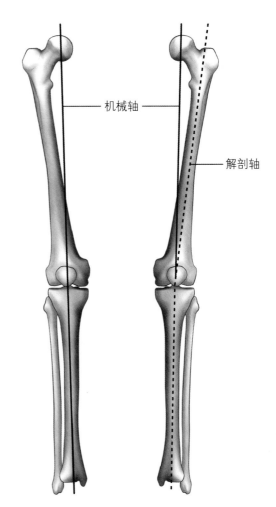

图 33.1 解剖和机械轴
可以使用一个加长的 X 线片来评价下肢的机械和解剖轴

特殊器械、体位和麻醉

1. 患者仰卧于手术床上。
2. 手术可以在全麻、硬膜外麻醉或长效腰麻下进行。
3. 股神经阻滞，内收肌管阻滞或局部麻醉可利于术后疼痛控制。
4. 下肢固定架有助于术中暴露及定位。

建议和要点

1. 虽然许多膝关节单髁置换术是利用微创手术技术进行的，但如果需要的话，手术切口和相应的关节囊切开可以延伸至经典的内侧髌旁关节入路，以帮助暴露。
2. 不同于全膝关节置换手术，在膝关节内侧室单髁置换术中，做到下肢力线的不全矫正是很重要的。因为术后下肢力线整体轻微内翻会避免外侧间室的过度负重和外侧间室关节炎的发展。
3. 目前存在多种技术用于辅助膝关节内侧室单髁置换术，包括机器人手术和计算机导航。建议在手术前仔细阅读特定假体的技术指南。

陷阱和误区

1. 避免胫骨侧过多截骨，从而引起胫骨假体组件下沉。
2. 避免过度校正下肢力线，以避免造成外侧间室过度负荷。
3. 避免使用过大的股骨假体组件，从而导致髌股关节撞击。

术后护理

请参考第 32 章全膝关节置换术。

手术技术

入　路

1. 患者仰卧于手术床上。将止血带尽可能放置在大腿近端。
2. 下肢常规消毒及铺巾，驱血后上止血带。
3. 做前方偏内皮肤切口，直接切开至伸肌结构减少皮瓣剥离。
4. 利用内侧绕髌方式或经股内侧肌方式，做内侧的关节囊切开（图 33.2）。
5. 切除部分髌骨后脂肪垫，有助于暴露髁间窝、前交叉韧带和股骨内侧髁的外侧部分。
6. 使用骨膜剥离器将骨膜由胫骨近内侧至冠状面中线行骨膜下剥离。此步骤可为胫骨截骨和放置内侧撑开器提供手术视野，并非要做全膝关节置换术中的经典内侧松解。
7. 清除胫骨和股骨周围的所有骨赘。清除髁间窝的骨赘，避免与胫骨嵴或前交叉韧带发生撞击。
8. 探查髌股关节及外侧胫股关节的退变程度。保证前交叉韧带是完整的。

手术步骤

在膝关节内侧室单髁置换术中不同的截骨技术是由每个膝关节系统的特定器械决定的。因此，以下步骤应作为膝关节部分置换术的一般手术指南。通常，当使用间隔垫块测量技术时先行胫骨近端截骨，而当使用髓内定位技术时应先行股骨远端截骨。

1. 胫骨近端截骨：
（1）使用胫骨髓外导向器，沿与胫骨长轴垂直的方向行胫骨近端截骨。通常，胫骨假体的后倾角度应与原本膝关节的后倾相匹配。可用探针估测截骨深度，然后截除胫骨平台磨损最深处下方 2~4 mm 的骨质。使用内侧牵开器保护内侧副韧带。

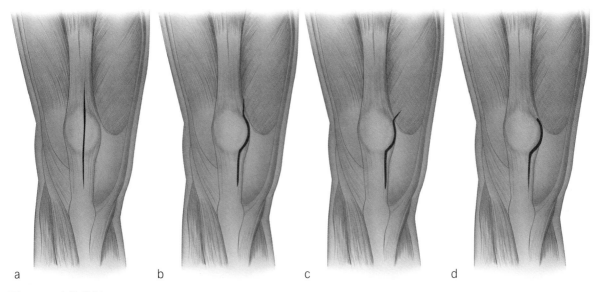

a   b   c   d

图33.2 支持带切口
注意内侧关节切开的不同方法包括直的中线切开（a）、内侧平行髌骨切口（b）或股四头肌中间切开的支持带切口。远侧的暴露在所有技巧方面与沿着胫骨近端内侧至胫骨结节的远侧肢体的支持带切开相似

（2）在胫骨嵴内侧行矢状切骨，保护 ACL 足迹，沿着 ACL 的边缘纵行切割，与胫骨额状截骨平面相汇合，小心避开 ACL 附着处。

2. 股骨远端截骨：股骨远端截骨可以使用髓内导向器技术（类似于全膝关节置换术）或使用间隔垫块测量技术。

（1）髓内导向器技术。使用钻头在髁间窝中钻一起始孔用于放置髓内定位杆。股骨远端截骨保持 4°~6° 的解剖外翻角，以免过度纠正术前畸形。

（2）间隔垫块测量技术。首先需行胫骨截骨。

①截除胫骨后，将最小的间隔测量器（通常为 8 mm）插进关节并检查膝盖的伸直间隙。如果太紧，则应继续切除 2 mm 的近端胫骨。如果太松，插入较大尺寸的测量器。放入测量器后，膝关节应该完全伸直，且膝关节受力时内侧应该能够轻微张开。

②当间隔测量器尺寸合适，伸直膝关节，将股骨远端截骨导向器安装到测量器上并使用固定针固定截骨导向器。行股骨远端截骨时，注意保护内侧和外侧结构（图 32.3）。

3. 平衡屈曲和伸直间隙。使用屈曲或伸直间隔垫块来检查膝关节的平衡。垫块的厚端对应伸直间隙，薄端对应屈曲间隙。当使用垫块时，屈曲位膝关节应该比伸直位稍微松弛些（图 33.4）。

①屈膝和伸膝间隙均太紧：从胫骨近端切除 2 mm 额外骨质。

②伸膝间隙过紧，屈膝间隙合适：从股骨远端切除 2 mm 额外骨质。

③屈膝间隙过紧，伸膝间隙合适：加大胫骨近端后倾截骨。

④屈膝和伸膝间隙均太松：使用更厚的间隔测量器，重新检查是否平衡。

4. 明确股骨假体尺寸并完成截骨。在膝关节屈曲状态下，使用大小合适的股骨截骨导向器来进行远端股骨截骨。导向器前缘应该留有2~3 mm骨面，暴露股骨标记点，避免发生髌股关节的撞击（**图33.5**）。如果股骨尺寸介于两种尺寸之间，选择小的股骨假体。旋转导向器，使得股骨后方截骨面垂直于近端胫骨截骨面。固定针固定导向器，行股骨后侧面截骨、斜面截骨，完成股骨端的准备。

5. 截骨完成后，切除内侧半月板。

6. 测量胫骨假体尺寸。选取能够充分覆盖胫骨面的最大假体，但避免过度悬出。使用合适的器械完成近端胫骨的准备。

7. 用临时假体进行试模复位。测试不同尺寸的胫骨假体，达到屈伸膝时的理想间隙。切勿使用过大的聚乙烯衬垫塞紧关节，这会使膝关节过度矫正形成外翻。膝关节在伸直和屈曲时都应该有轻微的松弛，并且屈膝时更松弛。

8. 取出假体试模。

9. 用脉冲式冲洗器洗净骨表面。

10. 混合骨水泥。

11. 将假体涂上骨水泥。首先植入胫骨假体，然后是股骨假体。在骨水泥聚合之前移除多余的骨水泥。在骨水泥变硬后松开止血带。

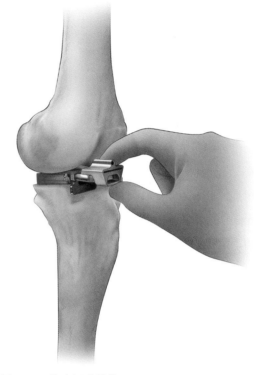

图33.3 伸直间隙模块
伸直膝关节，在胫骨截骨面和远端股骨间放置大小合适的模块。此时膝关节应该留有1~2 mm间隙。在模块上连接股骨截骨向导器，固定针固定，完成股骨远端截骨

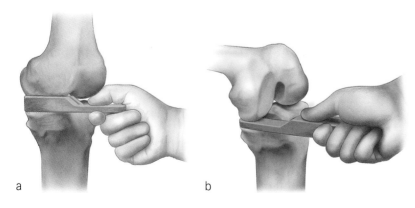

a　　　　　　　　b

图33.4 屈伸膝间隙测量模块
使用不同型号的测量器检查关节屈曲/伸直间隙的平衡。测量器的厚端测量伸膝时间隙，等同于相关胫骨和股骨假体的厚度（a）。测量器的薄端测量膝关节屈曲90°的间隙，等同于相应的胫骨假体厚度（b）

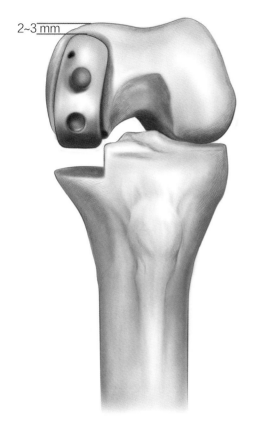

2~3 mm

图 33.5 确定股骨假体的尺寸
在使用大小合适的股骨截骨导向器时,导向器前缘应该留有 2~3 mm 骨面。如果股骨尺寸介于两种尺寸之间,选择小的股骨假体。过大的股骨假体会导致髌股关节撞击

闭合切口

1. 冲洗切口,彻底止血。
2. 使用多种可吸收缝线(通常为 0 号或 1 号),仔细关闭关节囊切口。
3. 使用标准分层缝合法关闭皮下组织及皮肤。
4. 用无菌敷料包扎膝关节。
5. 将患者转入恢复室。

延伸阅读

1. Berger RA, Meneghini RM, Jacobs JJ, et al. Results of unicompartmental knee arthroplasty at a minimum of ten years of follow-up. J Bone Joint Surg Am 2005;87(5): 999–1006

2. Borus T, Thornhill T. Unicompartmental knee arthroplasty. J Am Acad Orthop Surg 2008;16(1):9–18

3. Furnes O, Espehaug B, Lie SA, Vollset SE, Engesaeter LB, Havelin LI. Failure mechanisms after unicompartmental and tricompartmental primary knee replacement with cement. J Bone Joint Surg Am 2007; 89(3):519–525

4. Kozinn SC, Scott R. Unicondylar knee arthroplasty. J Bone Joint Surg Am 1989;71(1):145–150

5. Murray DW, Goodfellow JW, O'Connor JJ. The Oxford medial unicompartmental arthroplasty: a ten-year survival study. J Bone Joint Surg Br 1998;80(6):983–989

34

胫骨高位截骨

著者：Stephen G. Manifold，Giles R. Scuderi

摘　要

　　胫骨高位截骨术适用于年轻的活动性外侧室关节炎和外翻矫形患者。虽然手术的成功取决于患者的选择，但临床结果取决于准确的手术技术，因为过度矫正和矫正不足会导致较差的结果。

　　关键词：胫骨高位截骨术；内翻畸形；内翻膝关节炎

适应证

1. 单间室的内侧膝关节骨性关节炎。
2. 年龄不大于 50 岁。
3. 对功能活动要求高者（如重体力劳动者）。
4. 膝内翻角小于 10°。
5. 膝关节屈曲范围大于 90°。

禁忌证

1. 风湿性关节炎/类风湿性关节炎和炎性关节炎。
2. 膝关节屈曲挛缩畸形大于 10° 者。
3. 膝关节半脱位（胫股关节向外侧脱位）大于 1 cm 以上者。
4. 步行中膝关节相互接触者(内收肌过于紧张)。

术前准备

1. 膝关节 X 线片，包括正位、侧位、切线位和站立位三关节。

2. 测量胫骨股骨夹角及力学轴线（**图 34.1**）。
3. 计算需截取的胫骨近端骨折块的大小。
4. 术前进行物理治疗，以增加股四头肌的肌力和减少膝关节屈曲性挛缩的程度。
5. 向患者交代预后情况。

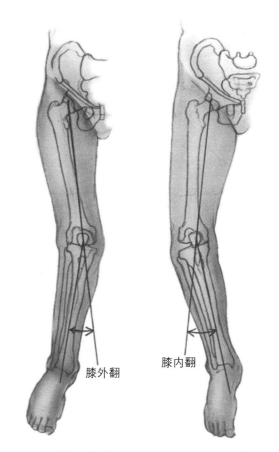

图 34.1　膝外翻机械轴定义为从股骨头中心到膝关节中心的连线与从膝关节中心到脚踝中心绘制的第二条线的交点。膝外翻导致"叉型腿"的下肢力线。膝内翻导致"罗圈腿"的下肢力线

特殊器械、体位和麻醉

1. 患者仰卧在能透过 X 线的手术台上，用小枕将患侧臀部垫高。
2. 采用全麻、连续硬膜外或者长效脊髓麻醉。
3. 常用骨科矫形器械。
4. 直径 3.2 mm 的克氏针，锋利的直骨凿和摆锯。
5. 可以使用可变角度的截骨导向器进行精确地截骨。
6. 固定用的 L 形钢板。
7. 术中透视机。

技巧和要点

1. 对于没有禁忌证的患者（如严重外周血管疾病），止血带应尽量靠近大腿近端，以避免术野暴露不充分。
2. 止血带充气前静脉点滴抗生素。
3. 建议使用垂直皮肤切口，这样可以为内固定充分显露术野，并且利于下一步进行膝关节成形术。
4. 克氏针应和外侧胫骨平台平行，防止截骨后出现旋转。
5. 截骨后至少要保留 2 cm 厚的胫骨近端。
6. 截骨后采用坚强内固定促进膝关节早期康复。

陷阱和误区

1. 胫骨近端截骨时不要截断内侧骨皮质，以防止术后截骨端移位。
2. 避免过度牵拉膝关节外侧的软组织，防止术后腓神经麻痹的发生。
3. 避免畸形矫正不足，否则术后症状易早期复发。
4. 截骨后将截骨两端复位时不要用力过大。如果遇到阻力，检查胫腓联合韧带是否被完全切断。

术后护理

1. 术后第一天拔除负压引流管，术后第二天换药，约 3 周后拆线。
2. 术后在康复室用持续被动机进行膝关节功能锻炼，最初膝关节活动设定在 0° ~6° 范围，每天在可承受的范围内增加 10°（或更多，争取在出院时膝关节活动范围达到 90°）。
3. 术后第一天开始进行物理治疗，重点是膝关节活动范围和肌肉的等长收缩，给患者穿上铰链式的膝关节支架。开始时可令患者用足尖负重，术后至少 6 周才能让患肢完全负重。

手术技术

1. 患者仰卧在能透过 X 线的手术台上，用小枕将患者臀部垫高。
2. 常规消毒铺单，上止血带压力 350 mmHg。
3. 沿膝关节前正中心垂直切开皮肤，分开皮下组织，牵开两侧皮瓣充分显露术野，注意不要损伤伸肌装置。
4. 切开胫骨近端外侧的筋膜，用骨膜剥离器沿胫骨嵴外侧剥离骨膜并牵开附着其上的肌肉，注意不要让骨膜剥离器进入膝关节。
5. 在分离外侧软组织时用骨膜剥离器分开胫腓近侧关节，以使腓骨小头可以自由在胫骨上移动，在做胫骨截骨端复位时通常需要做腓骨截骨或腓骨小头切除或做胫腓近侧关节离断，我们推荐后一种方法，因为这种方法减少了腓总神经损伤的机会（**图 34.2**）。
6. 用骨膜剥离器继续沿近端胫骨后面剥离骨膜，注意骨膜剥离器要紧贴骨面，以防止损伤后面的神经血管结构。
7. 用美蓝笔或者电刀标记出距胫骨平台 2 cm 的平面，胫骨平台水平位置可以用克氏针或在目视下确定。
8. 在此水平由外向内钻入一根 0.3 cm 的克氏针，

用无菌的 C 臂 X 线透视机从正位和侧位检查克氏针的位置，克氏针应在两个方向都和关节面平行。

9. 在胫骨近端第一根克氏针远端自外向内钻入第二根克氏针，两针的距离由术前的截骨块厚度决定，此时可应用模具和导向器使第二根克氏针按照设计的精确角度打入，使第二根圆针与第一根圆针在内侧骨皮质处相交。

10. 用 C 臂像增强器检查第二根克氏针的位置。骨钉在侧平面上应平行，以避免截骨闭合时旋转失调。

11. 在截骨过程中，沿着胫骨近端的后表面和髌骨肌腱下方放置牵引器，以保护软组织免受损伤（图 34.2b）。

12. 从胫骨近端外侧开始截骨。使用矢状锯或锋利的截骨器沿近端 Steinmann 针的轴线进行初始切割。沿着更远的 Steinmann 针的轴线进行第二次切割。将这些截骨术的切口延伸至胫骨的大约四分之三，以防止胫骨内侧皮质的分裂。

13. 取出截骨切口形成的楔形骨。完成其余的截骨，直接可视化将几个钻孔穿过内侧皮质。然而，骨膜铰链保持完整，以防止截骨碎片

的移位（图 34.2b）。

14. 关闭截骨部位，向胫骨施加温和的外翻力。对这种操作的抵抗应该是最小的。注意不要用力过大，以免造成胫骨近端骨折。用 C 臂图像增强器确认骨折复位情况（图 34.2c）。

15. 使用一个长的调整杆，以类似于全膝关节置换术的方式评估整个肢体对齐。将杆对准踝关节和胫骨结节的中心。杆的近端通过髋关节中心内侧至少 2.5 cm。

16. 用内固定保持骨折块对齐。我们更喜欢稳定的内固定，选择短臂形钢板安放在胫骨外侧。确认图像增强器的最终对准。

17. 松止血带，彻底止血。用抗生素溶液冲洗伤口。

18. 在吸管上进行分层封闭。用 0-Vicryl 缝线重新缝合胫骨近端的肌肉。然而，保留筋膜开放，以防止发展的骨筋膜综合征。

19. 用 0-Vicryl 缝线缝合皮下组织。用缝合器将皮肤合上。

20. 用无菌纱布敷料覆盖切口。用外科敷料松散地包扎，并连接引流管。

21. 把患者带到恢复室。

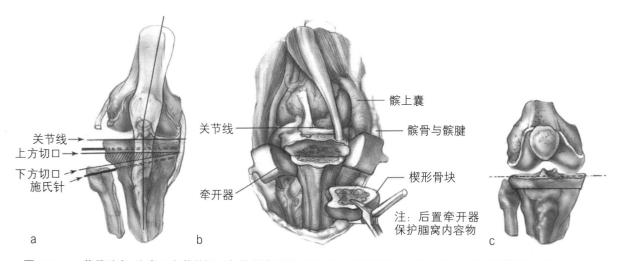

图 34.2　a. 截骨示意。注意上方截骨切口与关节线平行。下方切口就在髌腱止点的正上方。注意胫腓联合的分离。b. 侧面截骨视图。注意后方牵开器的放置有助于保护后方神经血管结构。c. 截骨完成后。楔形骨块切除后，闭合截骨块。注意腓骨头向上滑动

延伸阅读

1. Insall JN. Osteotomy. In: Insall JN, Windsor RE, Scott WN, Kelly MA, Aglietti P, eds. Surgery of the Knee. 2nd ed. New York, NY: Churchill Livingstone; 1993:635–676

2. Rossi R, Bonasia DE, Amendola A. The role of high tibial osteotomy in the varus knee. J Am Acad Orthop Surg 2011;19(10):590–599

3. Sprenger TR, Doerzbacher JF. Tibial osteotomy for the treatment of varus gonarthrosis. Survival and failure analysis to twenty-two years. J Bone Joint Surg Am 2003;85-A (3):469–474

35

股骨髁上截骨

著者：Stephen G. Manifold，Giles R. Scuderi

摘　要

　　股骨髁上截骨术适用于较年轻的、活动量较多、患有膝外侧间室关节炎同时有膝外翻的患者。而手术的成功取决于患者的正确选择。矫正过度和矫正不足均可导致矫正效果差，因此良好临床结果依赖于精确的外科技术。

　　关键词：股骨髁上截骨术；膝外翻；外翻膝骨关节炎

适应证

1. 膝关节外侧单间室的骨性关节炎。
2. 年龄小于 50 岁。
3. 活动程度高（例如重体力劳动者）。
4. 膝关节外翻畸形 ≤ 15°。
5. 膝关节屈曲范围 >90°。

禁忌证

1. 风湿性关节炎和炎症性关节炎。
2. 胫股关节（内侧）半脱位 >1 cm。

术前准备

1. 膝关节 X 线片，包括正位、侧位、切线位和站立位的下肢全长片。
2. 测量胫—股夹角及力线。
3. 计算应截取的股骨远端骨块的大小。
4. 术前进行物理治疗，它可以增加股四头肌的肌力和减少屈曲挛缩的程度。
5. 向患者宣教，预估合理的期望值。

特殊器械、体位和麻醉

1. 患者仰卧在能透过 X 线的手术台上，用小枕将患侧臀部垫高。
2. 可采用全麻、连续硬膜外麻或长效腰麻。
3. 常规骨科矫形器械。
4. 0.3 cm 克氏针，锋利的直骨刀和摆锯。
5. 考虑使用不同角度的截骨导向器进行精确的截骨。
6. 在固定截骨位置时，可用 90° 角钢板。
7. 术中摄像用的 X 线影像增强器。

建议和要点

1. 在股骨远端截骨前，应先插入 90° 角钢板的开路凿。
2. 对于没有禁忌证（如严重外周血管疾病）的患者，止血带应尽量靠近大腿近端，避免术野暴露不充分。
3. 上止血带前应静脉点滴抗生素。
4. 建议使用垂直皮肤切口，这样可以为内固定充分显露术野，并且为以后可能行膝关节成形术提供便利。
5. 克氏针应外侧的胫骨平台平行置入，以防止截骨后出现旋转。
6. 截骨时至少要距股骨远端 2 cm。截骨后采用坚强的内固定促进膝关节早期康复。

陷阱和误区

1. 股骨髁上截骨时不要破坏股骨远端外侧的骨皮质，以防止截骨移位。
2. 避免畸形矫正不足，引起症状早期复发。
3. 截骨后对合截骨面时不要用力过大，以防止意外骨折。

术后护理

1. 术后第一天拔除负压引流管，术后第二天换药，术后约 3 周后拆线。
2. 术后在康复室用 CPM 机进行膝关节功能锻炼，最初膝关节活动设定在 0°~60° 范围，每天在可承受的范围内增加 10° 或更多，争取在出院时膝关节活动范围达到 90°。
3. 术后第一天开始进行物理治疗，重点是膝关节活动范围和肌肉的等长收缩。给患者穿上铰链式的膝关节支架。开始时可令患者用足尖负重，术后至少 6 周才能让患肢完全负重。

手术技术

1. 患者仰卧在能透过 X 线的手术台上。
2. 常规消毒铺单，抬高患肢，上止血带，压力 350 mmHg。
3. 沿膝关节前正中线垂直切开皮肤，分开皮下组织直到伸膝装置。
4. 在髌骨内侧切开关节囊，保留大约 1 cm 的内侧股四头肌腱，使手术后关闭切口时有足够的组织进行坚固的修复，向股骨髁上前、内、后侧剥开骨膜，注意剥离时不要伤及侧副韧带。
5. 根据术前站立位 X 线平片上计算出的需要截取楔形骨块的大小，用美蓝在远端股骨髁上标出截骨部位和截骨块大小，楔形骨块的远边应倾斜和关节轴线平行，近边应与股骨远端轴线相垂直，这样可以保证截骨后横向的截骨位置（**图 35.1**）。
6. 在股骨外侧髁插入角钢板的开路凿，使其与

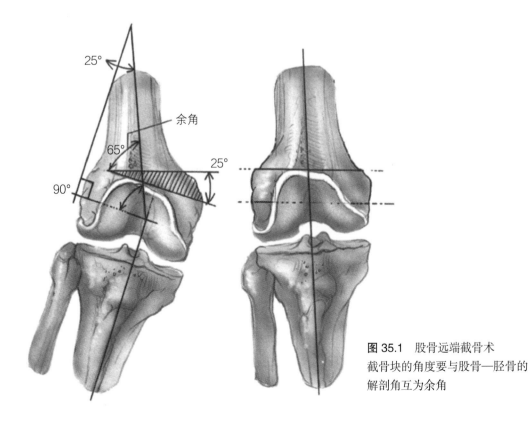

图 35.1 股骨远端截骨术
截骨块的角度要与股骨—胫骨的解剖角互为余角

股骨远端所成的角度与截骨块角度互为余角。

7. 打入 90° 4 孔角钢板，直到钢板贴到股骨外侧皮质时停止打入，钢板放在外侧是因为钢板不适合内侧髁的形状，另外，股骨远端近内侧的收肌管及其内的血管结构妨碍了在这个区域安放加压装置。

8. 在股骨远端内侧、外侧插入拉钩，在截骨过程中保护软组织。截骨时要屈膝，使后侧的神经血管组织远离股骨后面。

9. 用电锯由内向外沿事先画好的截骨线进行截骨，注意只截断内侧 3/4 的股骨，防止不小心截断外侧骨皮质。

10. 取出截骨所形成的楔形骨块，在直视下完成剩余的截骨工作。在内侧骨皮质上钻几个洞，但要保持骨膜的连续性合页作用，防止截骨块移位。

11. 内翻股骨远端使其与近端相接触，不要用力过大，以防止股骨远端骨折。截骨面两端对合后，完全打入外侧钢板，并用螺丝钉固定至股骨近端。

12. 用一根长的直杆测量整个下肢的力线，当杆从髋关节和膝关节的中心通过时，它的远端应与外踝在同一条直线上，而不应在其外侧。

使膝关节完全伸直，并有 2°~3° 外翻。

13. 松止血带，彻底止血，然后用大量抗生素溶液冲洗切口。

14. 放入引流管后逐层缝合切口，用 0 号可吸收缝合线缝合髌骨内侧的关节囊，如果髌骨运动轨迹不平衡，可以做外侧关节囊松解术，如果有必要，可以同时做股四头肌腱近侧重排术。

15. 0 号可吸收线缝合皮下组织，并用皮钉缝合皮肤切口。

16. 无菌敷料加无菌棉垫覆盖切口，绷带包扎患肢，将引流管接负压引流器。

17. 将患者送至恢复室。

延伸阅读

1. Insall JN. Osteotomy. In: Insall JN, Windsor RE, Scott WN, Kelly MA, Aglietti P, eds. Surgery of the Knee. 2nd ed. New York, NY: Churchill Livingstone; 1993:635–676

2. Marti RK, Schroder J, Witteveen A. The closed wedge varus supracondylar osteotomy. Oper Tech Sports Med 2000; 8(1):48–55

3. Wang JW, Hsu CC. Distal femoral varus osteotomy for osteoarthritis of the knee. Surgical technique. J Bone Joint Surg Am 2006; 88 (Suppl 1, Pt 1):100–108

36

外侧胫骨平台骨折：切开复位内固定

著者：Daniel J. Fuchs，Bradley R. Merk

摘 要

手术治疗外侧胫骨平台骨折的目标是恢复机械轴、维持膝关节稳定及解剖复位关节面。切开复位内固定术中不同手术技巧的应用取决于骨折的形态。骨折复位的方法包括：膝关节前外侧入路下直接复位、经皮复位以及关节镜辅助复位。尽管内固定通常会使用支撑钢板，但在一些特定情况下也会用到单独的拉力螺钉。

关 键 词：胫骨平台；骨折；关节；Schatzker 分型；支撑钢板

定 义

对于胫骨平台骨折有几种分型方式，最常用的是 Schatzker 分型。Schatzker 分型将胫骨平台骨折分为 6 型：Ⅰ型，外侧胫骨平台劈裂骨折；Ⅱ型，外侧胫骨平台劈裂压缩骨折；Ⅲ型，外侧胫骨平台压缩骨折；Ⅳ型，内侧胫骨平台骨折；Ⅴ型，双侧胫骨平台骨折；Ⅵ型，胫骨平台骨折合并胫骨干、干骺端骨折。其中Ⅰ～Ⅲ型涉及外侧平台。

AO/OTA 分型系统也常被用于描述胫骨平台骨折。数字"41"表示胫骨近端。41A、41B和 41C 分别表示关节外、部分关节内及关节内骨折。

本章将讲述 3 种累及胫骨外侧平台的骨折类型的手术方法。其中包括 Schatzker 分型中的Ⅰ～Ⅲ型骨折，也就是 AO/ATO 分型中所有的41B 型骨折。

适应证

1. 开放性骨折。
2. 骨筋膜室综合征或血管损伤（胫骨外侧平台部分关节内骨折不常见）。
3. 膝关节不稳：在内翻或外翻应力下，伸直膝关节，膝关节不稳定超过 10° 者。对于外侧胫骨平台骨折，通常会出现外翻应力下不稳定。注意，对内侧副韧带完整性的评估可以通过在膝关节屈曲 20°~30° 时施加外翻应力来进行。
4. 以下是手术治疗的相对指征：
   （1）X 线片显示外侧胫骨平台倾斜大于 5°（相对适应证）。
   （2）X 线片显示外侧胫骨平台塌陷超过 5 mm（相对适应证）。
   （3）X 线片证实胫骨髁增宽超过 5 mm（相对适应证）。

禁忌证

以下是手术治疗相对禁忌证。
1. 高龄。
2. 系统性疾病。
3. 严重骨质疏松。
4. 受伤前已经有骨性关节炎。
5. 无法自行行走。

术前准备

1. 普通 X 线片：正位、侧位和 45° 斜位片，还可拍 10°~15° 后倾正位像。在这种位置时，X 线与近端胫骨后方的斜面相平行（胫骨平台像）。注意，在测量成角或移位时，基于正常的解剖关系，外侧平台关节面应该比内侧平台的关节面稍高。而且，在膝关节的侧位片上，外侧平台关节面表现为一个凸型密度影像，而内侧平台关节面则表现为一个凹型密度影像。

2. 建议行膝关节 CT。CT 有助于评估关节受损的情况，包括压缩骨折块及胫骨髁增宽。而 MRI 可以确定有无软骨及韧带的损伤。由于 90% 的骨折都会伴发关节内软组织损伤，因此在行闭合或经皮复位前，可考虑先行 MRI 检查，因为这种复位方式无法直接观察关节内软组织结构。

特殊器械、体位和麻醉

1. 患者仰卧于可透 X 线的手术床上，手术侧臀部垫高有利于显露手术入路及透视。使用一个可透 X 线的三角垫于膝下，允许膝关节屈曲 30°~45°。

2. 全麻、硬膜外麻醉或腰麻。

3. 使用骨科常规器械。

4. 如果有条件，优先推荐预塑形胫骨近端解剖板（3.5 mm）。非锁定钢板适用于大多数外侧胫骨平台骨折。但锁定钢板可能更适用于高能量骨折、粉碎性骨折和骨质疏松骨病的患者。另外，还需要小骨折块固定装置、大的骨折复位钳及用于临时固定骨折的各型号克氏针。

5. 大型关节持骨钳。

6. 植骨棒。

7. 大型撑开器。

8. PDS 1 号线用于牵拉及修复半月板。

9. 依据主刀医师的喜好移植骨组织。包括自体骨（取髂骨）、异体骨及其他人工合成产品。

建议和要点

1. 评估小腿筋膜室的状态。仔细检查并记录胫神经和腓神经的情况以及远端动脉搏动情况。

2. 仔细检查韧带情况。评估膝关节完全伸直及屈曲 20°~30° 内外翻时的稳定性。

3. 仔细评估 X 线片和 CT 平扫，寻找包括使胫骨结节成为单独骨折块在内的其他可能骨折线。在这种情况下，可能需要在外侧支撑板外附加额外固定来平衡伸肌装置的形变力。

陷阱和误区

1. 尽量避免软组织的损伤。

2. 尽量少分离软组织以避免骨血循环的破坏。

3. 注意腓总神经的解剖位置，在术中要保护腓总神经，使其受损伤的概率减少到最小。

4. 避免伤及外侧半月板，术中尽量保留和保护它。

术后护理

1. 膝关节制动可在患者切口稳定愈合及能够控制股四头肌后停用，与此同时，开始关节活动度的锻炼。具体去除外固定的时间取决于骨折的复杂程度、固定的牢固程度和骨质的情况。此外，在处理骨折时伴有副损伤或切开复位内固定术后残留不稳定时可考虑铰链式膝关节支具。

2. 术后 8~12 周开始有保护的负重。这同样取决于骨折的复杂程度、固定的牢固程度和骨质的情况。X 线片检查的骨愈合状况可指导负重的增加进程。

手术技术

Ⅰ型骨折（劈裂骨折）

　　单纯Ⅰ型劈裂骨折没有合并严重粉碎和压缩骨折，只需要很少的剥离就可以固定骨折。使用韧带整复术技术，Ⅰ型劈裂骨折常可通过牵引、手法和经皮复位钳而复位，然后使用经皮半螺纹空心拉力螺钉稳定骨折。如果闭合或经皮的复位方法不成功，那么应该改为类似下面描述的Ⅱ型骨折的方法做更广泛的开放复位。

1. 采用内翻下肢和手法牵引的方法通过紧张韧带来复位骨折。使用经皮点式复位钳或大的关节钳来帮助复位骨折及临时固定。
2. 用X线透视或拍片确定骨折是否准确复位。关节镜可用于评估关节面复位情况。
3. 取外侧小切口，在关节面下方1.5~2 cm处平行于关节面钻入带套管的导针（最好是2或

3根），这些导针应互相平行。用测量器测量需要的螺丝钉的长度。
4. 用空心钻钻入胫骨外侧的骨皮质和干骺端。
5. 沿导针拧入半螺纹松质骨螺钉，当螺丝钉完全拧入后，所有的螺纹均应越过骨折线而进入胫骨内侧骨折块（图36.1）。垫圈可用于提高骨质疏松患者的加压效果。
6. X线透视或拍片检查螺丝钉位置是否理想。
7. 冲洗缝合切口。
8. 在无菌敷料上使用带衬垫的膝关节固定装置。

Ⅱ型骨折（劈裂压缩骨折）

1. 使用前外侧斜的、稍微弯曲的切口，起自髌骨外侧缘和外侧髁之间，越过Gerdy结节向远端延伸，然后沿胫骨嵴外侧1 cm平行向下（图36.2）。
2. 不要掀起皮下组织皮瓣。

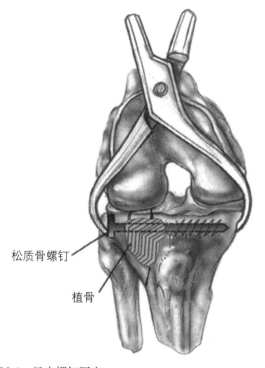

图36.1 经皮螺钉固定
在关节面下方平行于关节面拧入空心半螺纹松质骨螺钉。所有的螺丝钉螺纹都应越过骨折面位于内侧骨折块内

松质骨螺钉
植骨

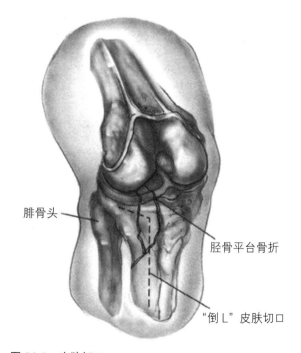

图36.2 皮肤切口
使用前外侧斜的，稍微弯曲的切口，起自髌骨外侧缘和外侧髁之间，越过Gerdy结节向远端延伸，然后沿胫骨嵴外侧平行向下

腓骨头
胫骨平台骨折
"倒L"皮肤切口

3. 注意腓总神经的解剖位置并保护它。

4. 沿切口内切开小腿的深筋膜（图 36.3）。在近端，这层筋膜将形成髂胫束膜；在远端，这层筋膜将覆盖在胫骨前肌上。使用 Mayo 剪将髂胫束分开至切口近端，有助于暴露骨折部位。

5. 在关节线水平，切开筋膜时注意保护关节囊。

6. 在 Gerdy 结节处，筋膜将附着于骨性突起。使用 15 号刀片锐性分离该组织至骨面后前后全层牵开。这将有利于手术后期使筋膜有效地覆盖钢板。

7. 在远端，保留 1 cm 左右的胫前筋膜以便后面修复。胫前肌肌腹部应沿胫骨外侧缘直接切开并向外侧牵拉。这里将有一些动脉穿支，需将其烧灼。

8. 向前方剥离到达胫骨结节，后方到达近端腓骨的前缘时，胫骨近端可以充分显露。

9. 通过半月板下关节切开术，可直视下观察关

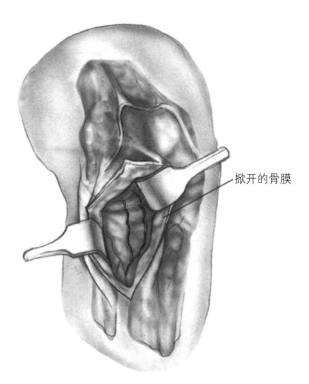

掀开的骨膜

图 36.3　筋膜切口
沿皮肤切口切开深筋膜暴露骨折。髂胫束在 Gerdy 结节近端续成深筋膜；远端汇入胫前肌筋膜

节面。切开冠状韧带，提起外侧半月板。如果半月板不能立即明显地显示，则可能存在半月板处的关节囊撕脱以及移位的半月板碎片可能嵌入骨折部位。

10. 一旦识别了半月板，应夹持住半月板并使用 1 号 PDS 缝线将关节囊和半月板外侧缘一起标记起来。这将有利于手术结束前的再缝合。

11. 通过内翻膝关节可帮助显露关节面。如果这一技术还无法完全显露，则可使用外侧大号撑开器帮助实现该目标。在近端，撑开器的固定针可在切口内钻入股骨外上髁；在胫骨干侧，可将固定针于钢板预期位置的远端穿双层皮质钻入。

12. 当骨折充分暴露，移开骨折块以显露压缩的关节面。处理粉碎和压缩的关节面时，可使用关节撑开钳牵开劈裂的骨块。在压缩的关节面下方插入一宽且弯的骨刀，轻轻撬拨塌陷的关节面以及连同关节面下面的松质骨，使之抬高（图 36.4）。植骨棒也可使用于抬高塌陷的关节面。

13. 用移植材料填充干骺端的缺损。可选用的填充材料有：自体松质骨、新鲜冷冻同种异体骨或者其他人工合成骨材料。使用新鲜冷冻的同种异体骨可避免供体部位的并发症，并为关节面抬高提供一些结构性支撑。

14. 在关节面被抬起复位后，可从软骨下钻入克氏针做临时固定，用 X 线透视仪从前后位和侧位检查解剖复位的情况及内固定安放位置。克氏针可一直穿出胫骨近端内侧面的皮肤。使用电钻夹住克氏针尖头将克氏针往内侧拉，使得克氏针尾端刚好没入压缩的骨折块。

15. 这一技术使碎骨块被慢慢复位。这时可使用另一根克氏针临时固定这一骨折块，然后使用同样的方法使其尾端刚好没入外侧骨皮质，方便后面钢板的植入。

16. 在胫骨髁前外侧放置一个预塑形的解剖型钢板（**图 36.5**）。如果胫骨髁仍有增宽，可用关节外大持骨钳夹住钢板实现最终的复位。钻入钢板的近端孔并拧入适当尺寸的螺钉。这些螺钉应在软骨下骨内平行于关节线的位置，以实现"排筏"效果。如果关节表面没有明显的粉碎，则可最后拧入近端的一排螺钉以实现额外的加压作用。而在粉碎性骨折或骨质疏松的情况下，可以使用锁定螺钉。

17. 拔除用于临时固定的克氏针。

18. 骨干处钢板孔使用皮质骨螺钉穿双皮质进行固定。这些螺钉让钢板起到了对抗垂直剪切力的支撑作用。

19. 内固定放置结束后，需再次评估膝关节完全伸直及屈曲 20°~30° 内外翻时的稳定性，包括骨及内侧副韧带的稳定性。此外，还应评估前、后交叉韧带及后外侧角的功能。

闭合切口

20. 骨折复位和固定后，充分冲洗切口，彻底止血。将关节囊及半月板穿过钢板与之前标记的缝合线缝合或将其修复至冠状韧带残端。

21. 用可吸收缝线 8 字缝合筋膜，然后逐层缝合皮肤。

22. 在无菌敷料上使用带衬垫的膝关节制动装置。

Ⅲ型骨折（纯中央压缩型骨折）

这种类型的骨折，可以通过较小的显露使塌陷的关节面抬起。常用 X 线透视仪来评估关节面的复位情况。也可用关节镜来精确评估复位效果。如果使用关节镜,应该使用重力流量（而不是泵）来防止关节囊过度扩张致液体外渗可能引起的筋膜间隙综合征。

1. 在胫骨髁前外侧关节面下 2~3 cm 处做一小纵向前外侧切口。

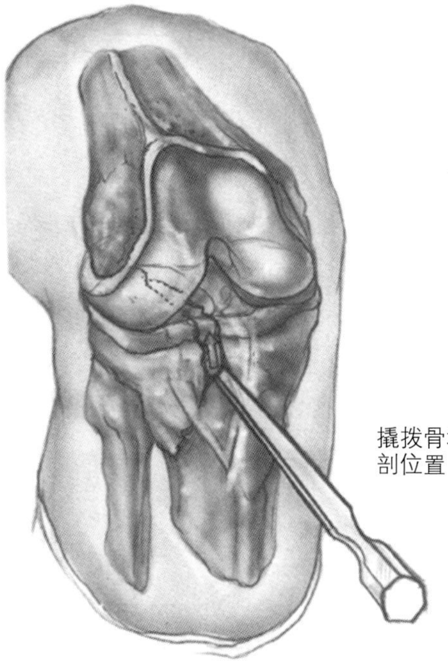

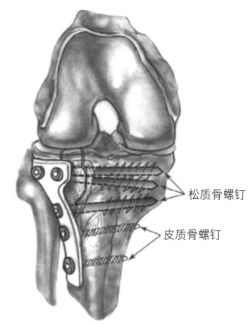

图 36.4 骨折复位
在被压缩的关节面下方插入弯的骨膜剥离器，轻轻撬拨其塌陷的关节面，以及关节面下方的松质骨

撬拨骨块至解剖位置

松质骨螺钉

皮质骨螺钉

图 36.5 钢板固定
把胫骨近端解剖型钢板放在胫骨外侧髁的前外侧。钢板近端的孔依据骨的质量拧入 3.5 mm 锁定或普通螺钉。如果没有明显地粉碎性骨折，可以使用半螺纹普通钉实现骨折块间的加压。远端拧入 3.5 mm 皮质骨螺钉

2. 骨膜下剥离并提起伸肌。

3. 用 0.6 cm 的骨凿凿开一个能插入植骨打入器的骨窗。或者，可以使用 2.5 mm 钻头在皮质上打一圈小洞，然后用骨凿开窗。凿下来的皮质骨骨片取出后保留，在手术结束前再放回原位。

4. 用骨膜剥离器或者植骨棒抬高关节面。

5. 关节镜或 X 线透视下检查关节面是否复位。

6. 用自体骨、新鲜冷冻异体骨或其他人工合成骨材料填充干骺端的缺损。

7. 钻孔，测量并置入全螺纹实心螺钉。螺钉需在透视下于关节面下方 1.5~2 cm 处平行于关节面置入。这些螺钉为抬起关节面及移植物起到排筏固定作用。

8. X 线透视检查骨折复位和螺钉位置情况。

9. 把取下的骨块放回到骨窗中，轻轻敲击使其稳定。

10. 用可吸收线间断缝合筋膜，逐层缝合皮肤。

11. 在无菌敷料上使用带衬垫的膝关节制动装置。

延伸阅读

1. Gardner MJ, Henley MB. Tibial plateau fractures. In: Gardner MJ, Henley MB, eds. Harborview Illustrated Tips and Tricks in Fracture Surgery. Philadelphia, PA: Wolters Kluwer Health/Lippincott Williams & Wilkins; 2010:251–274

2. Rudloff MI. Fractures of the lower extremity. In: Canale ST, Beaty JH, eds. Campbell's Operative Orthopaedics. Philadelphia, PA: Elsevier Health Sciences; 2012:2617–2724

3. Schatzker J, McBroom R, Bruce D. The tibial plateau fracture. The Toronto experience 1968–1975. Clin Orthop Relat Res 1979(138):94–104

4. Stannard JP, Martin SL. Tibial plateau fractures. In: Stannard JP, Schmidt AH, eds. Surgical Treatment of Orthopaedic Trauma. New York, NY: Thieme; 2011:713–741

5. Watson JT. Tibial plateau fractures: open reduction internal fixation. In: Wiss D, ed. Master Techniques in Orthopaedic Surgery: Fractures. Wolters Kluwer Health; 2012:485–525

37

胫骨干骨折的髓内钉技术

著者：Scott D. Cordes

摘 要

对于不稳定的胫骨干骨折，髓内钉技术是首选的治疗方法，而管型石膏固定的临床预后往往不佳。手术可以采用 X 线辅助闭合复位技术进行胫骨髓内钉植入。建议在骨折近端和远端插入螺钉，以便在愈合过程中维持胫骨解剖长度和旋转稳定性。

关键词：胫骨干骨折；髓内钉；胫骨入针点；导针；透视成像；近端和远端螺钉定位；骨筋膜室综合征

适应证

1. 闭合的有移位的胫骨干骨折。
2. Ⅰ度开放性胫骨干骨折（要在充分的冲洗和清除坏死组织之后）。
3. Ⅱ度或Ⅲ度开放性胫骨干骨折（有争议——要依据软组织覆盖情况和清创的情况而定）。
4. 外固定器更换为髓内钉（有争议——在外固定器固定后 1~2 周。如果穿髓内钉的部位清洁、干燥、没有明显的渗出或感染的情况下可以应用髓内钉）。

禁忌证

1. 明显的伤口感染。
2. 软组织坏死严重。
3. 胫骨干近端或远端骨折并累及干骺端。

术前准备

1. 拍摄包括膝和踝关节的 X 线片。
2. 拍摄用来确定髓内钉长度和直径的模板 X 线片。
3. 血管、神经检查，重点在评估动脉血流和远端的神经功能。
4. 评价皮肤和软组织及合并症的情况。

特殊器械、体位和麻醉

1. 全麻或区域阻滞麻醉。避免使用长效的区域阻滞麻醉，这会对小腿筋膜室综合征的诊断造成困难。
2. 患者仰卧于骨折复位床或可透射 X 线的手术床，作者建议使用可透射 X 线床。
3. 在铺单之前检查 X 线透视机是否工作正常，C 臂放置能否拍到患肢的正、侧位像。

建议和要点

1. 患者的位置越靠近可透射 X 线床的远端，床的底座越不会干扰 C 臂的放置。
2. 如果手术之前使用了管型石膏进行临时固定，要在术前把它切开，这样可以减少手术室的尘埃和污染。保留切开的石膏，以起支撑和保护患肢的作用，直到麻醉生效。
3. 在铺单时，一定让胫骨远端穿螺丝钉处的皮肤显露在术野内。铺单完毕后应能看见踝关节，这样有助于准确判断下肢的旋转和力线。

4. 应该用 T 形把持器或者老虎钳夹住导针的钝头，这样可以减少穿导针过程中折弯导针的机会，使导针插入更容易。

陷阱和误区

1. 在打入髓内钉时要避免旋转错位，在远端锁定之前，再次检查骨折的对位情况。
2. 避免粗暴地穿钉，必须缓慢穿钉并仔细地体会钉通过骨折端的感觉。
3. 在扩髓的时候要防止导针穿出骨折线。

术后护理

1. 如果术后使用后侧石膏托固定，通常术后 2 周可拆除外固定。具体的时间取决于患者的感受及是否合并腓骨骨折。
2. 开始时，大多数的患者可以进行不负重或足尖负重的行走。
3. 如果骨折稳定，术后 6 周，可进行有保护的负重行走，这主要取决于 X 线检查结果和临床体征的情况。

手术技术

1. 患者进入手术室后，仰卧于可透射 X 线的手术床上（也可以用普通骨折复位床，作者建议使用标准的可透射 X 线手术床），注意摆放患者的位置时应为 X 线透视仪留出足够的空间。
2. 麻醉生效后，去除事先切开的管型石膏。
3. 大腿近端上止血带，虽然术中不是必须使用，但手术医师可以选择应用。
4. 消毒整个下肢，如果可能，握住肢体的末端轻轻纵向牵引，可以减轻深部软组织损伤，此时需要一个助手帮忙。
5. 按四肢手术常规铺单，可以用无菌巾包裹足部，但一定要暴露踝关节，这样有利于进行远端锁定，并能直视下纠正旋转移位，这一

点很重要。无菌单应覆盖手术台两侧。
6. 屈曲患者髋关节和膝关节，让助手扶住骨折上下端或用垫枕垫高患肢。
7. 再次确认患肢标记，开始使用抗生素，团队准备就绪。

入　路

8. 由髌骨下极到胫骨结节做纵向切口（**图37.1**）。
9. 分离皮下组织直到髌韧带。
10. 纵行切开髌韧带附近的支持韧带或直接切开髌韧带，作者建议直接切开髌韧带。
11. 放入自动牵开器，显露胫骨近端，找到胫骨近端前侧的平面，其大概在胫骨结节上方 2 cm 胫骨平台前缘处，这是标准的导针或开口器的进入点（**图37.2**）。

置入导针

12. 用导针或开口器在确定好的钻入点钻一个小洞，尽量使导针或开口器平行于胫骨的长轴钻入，避免导针或开口器由胫骨后面穿出（**图37.3**）。
13. 沿胫骨的长轴打入钝头导针并通过骨折端。
14. 根据骨折类型的不同，可以在 X 线透视下用多种方法插入导针。插入导针时应尽量小心和轻柔，保持导针处于胫骨的骨髓腔内，注意体会导针通过骨折端时的感觉（**图37.4**）。

手术中在膝和小腿下垫一个小垫子。握住患者踝部轻轻牵引患肢，让导针穿过骨折端。
15. 根据骨折的形状，可以把钝头导针的末端稍微折弯来帮助导针穿过骨折端。记住，胫骨的骨髓腔直径相对较窄，因此只需要很小的弯曲。可以在 X 线透视下，通过旋转导针和骨折端来辅助导针穿过骨折端。
16. 在前后体和侧位用 X 线透视来确定导针已

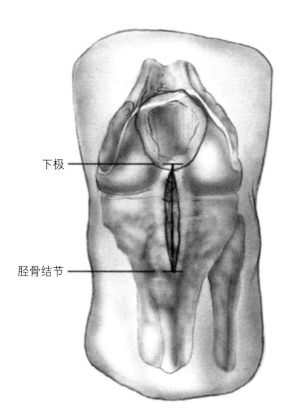

图 37.1 皮肤切口
皮肤纵向切口从髌骨下极延伸至胫骨结节

下极

胫骨结节

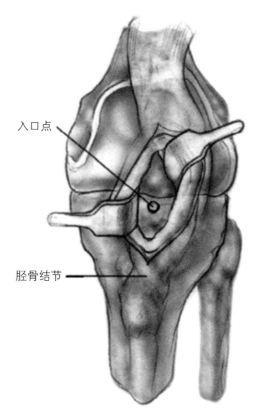

图 37.2 导针或骨锥入口点
胫骨前近端的扁平表面是首选的入口点。距胫骨平台前缘胫骨结节约 2 cm

入口点

胫骨结节

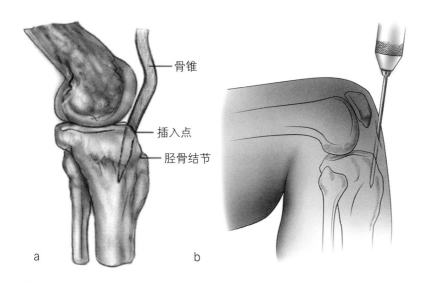

骨锥

插入点

胫骨结节

a

b

图 37.3 入口点示意
将（a）锥子或（b）导针插入先前确定的入口点。它应该位于胫骨内，与骨骼的长轴平行

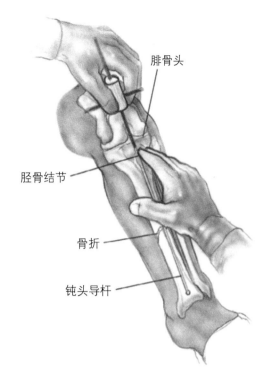

腓骨头

胫骨结节

骨折

钝头导杆

图 37.4 导针引导
用钝头导针轻轻地沿胫骨长轴穿过骨折部位。依靠手感同时将导针穿过骨折块

经穿过骨折端且处于骨折远端的骨髓腔内。

17. 继续敲击导针使其顶端达到胫骨远端的骨骺线处，骨骺线位于踝关节面上方 1~2 cm。

18. 用测量工具测量所需胫骨髓内钉的长度，测量尺的末端要通过踝关节中央上方 1~2 cm 处。

扩髓技术

（1）如果需要扩髓，要从直径 8 mm 的扩髓器开始。扩髓时要屈曲膝关节和髋关节。

（2）沿导针穿入套管钻头进行扩髓，钻头直径每次增加 0.5 mm。

（3）当感觉骨皮质有明显的震动时，停止扩髓。髓腔要扩大到比髓内钉直径大 1~1.5 mm。在采用非扩髓技术时这一步可以省略。

非扩髓技术

（4）如果采用非扩髓技术，要通过术前的 X 线片来确定髓内钉的直径，或者使用低速的扩髓器来辅助测定髓腔直径。

插入髓内钉

19. 进一步确认选取长度和直径合适的髓内钉，在髓内钉的近端装好定位装置，用这个装置可以由内向外拧入锁定螺丝钉。确认髓内钉向前的曲度与胫骨的曲度相适应。

20. 保持膝关节屈曲，打入髓内钉，注意这个时候肢体要适当地旋转。另外，要控制髓内钉的旋转，这样可以使以后拧锁定螺丝钉的时候更容易。

21. 继续打入髓内钉使其通过骨折线，定期用 X 线透视检查髓内钉的长度是否合适。最理想的情况是当髓内钉完全安放到位后，它的近端恰好位于骨面以下，骨折端没有移位，髓内钉远端位于踝关节面上方 1~2 cm。

22. 在拧入近端的锁定螺钉前拔出尖导针。

近端锁定螺钉

23. 保持膝关节屈曲，在小腿的内侧通过近端的定位装置做一个小切口，以便拧入近端的锁定螺钉。

24. 使用近端的定位装置和合适的套钻在 X 线透视下，钻通双层骨皮质（**图 37.5**）。

25. 用标准测深器确定需要的螺钉长度，拧入合适的螺钉，透过触摸和 X 线透视确定螺钉尖端与胫骨表面齐平。

26. 如果有必要，用同样的方法在近端拧入另一枚锁定钉。

27. 移除胫骨近端的定位装置。

远端锁定螺钉

28. 使小腿完全伸直放在可透射 X 线的手术台

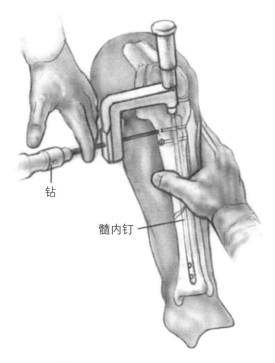

图 37.5 近端定位装置
近端定位装置允许精确放置近端交锁螺钉。注意远端螺钉从内侧到外侧放置，如远端锁定螺钉部分所述

上，抬高患肢，使其高于健侧。

29. 调整 X 线透视仪使其与胫骨长轴的垂直。在侧位相看，髓内钉远端的孔应该是一个圆形。如果这些孔看上去是椭圆形的话，内旋或者外旋患肢，或者使手术床稍微倾斜直到这些孔呈圆形。一般只需要微调患者体位就可以看到圆孔。

30. 在透视下看到螺钉钉孔，在其正上方纵行切开皮肤，可以用卵圆钳来确定合适的切口位置。

31. 用锋利的斯坦曼针或锋利的钻头在骨面上钻

一小孔作为钻入口。一次性的尖针/钻头可以减小相对于孔中心的滑动偏移，针尖对准侧位上看到的圆孔中心。

32. 当钻透一侧骨皮质后，通过髓内钉上的孔再钻透对侧的骨皮质。或者使用可透过 X 线的钻，把钻的定位装置对准透视上看到的髓内钉上的圆孔，钻透双侧骨皮质。

33. 与穿入近端的螺钉方法相似，用标准测深器量出胫骨远端所需的螺钉长度，拧入合适长度的螺钉。

34. 如果有必要，用同样的方法拧入其他远端螺钉。

35. 透视下从前后位和侧位确定髓内钉和螺钉的位置是否安放妥当，如果锁定螺钉的位置合适就不能看到髓内钉上的孔。

闭合切口

36. 充分冲洗切口。

37. 用0号可吸收丝线间断或"8"字缝合髌韧带。

38. 用 2-0 可吸收丝线间断或"8"字缝合腱膜。常规方式缝合皮肤和皮下组织。

39. 用柔软的敷料加压覆盖伤口，再根据情况用或不用后方支具固定患肢。

延伸阅读

1. Soles G. Tibial shaft fractures. In: Cannada LK, ed. Othopaedic Knowledge Update 11. Rosemont, IL: American Academy of Orthopaedic Surgeons;2014: Chapter 42

2. Rudloff MI. Fractures of the lower extremity. In: Canale ST, Beaty JH, eds. Campbell's Operative Orthopaedics. 12th ed. Philadelphia, PA: Mosby Elsevier; 2013:2617–2724

38

髌骨骨折的手术治疗

著者：Mark E. Easley，Giles R. Scuderi

摘 要

移位的髌骨骨折需要行切开复位内固定以解剖复位髌骨关节面和维持伸膝装置完整。根据骨折类型有多种手术方式供选择。在严重粉碎的情况下，可能需行髌骨部分切除术或髌骨全切术。

关键词：髌骨骨折；髌骨粉碎性骨折；髌骨横行骨折；髌骨切除术

适应证

1. 伸膝装置功能不全。
2. 关节面不平整。
3. 骨折移位超过 3 mm（尤其是横行骨折）。
4. 开放性骨折。

禁忌证

1. 骨折无移位（非手术治疗）。
2. 骨折轻微移位，伸膝功能健全。
3. 非关节面骨折，伸膝功能健全。

术前准备

1. 病史及体格检查。
2. 膝关节 X 线片。
   （1）正位和侧位片，可以估计骨折形状。
   （2）切线位片（对确定软骨骨折或边缘骨折有帮助）。
3. 其他影像学检查。

（1）CT 检查很少用到。
（2）关节摄像术也很少会用到。
（3）MRI 对诊断骨、软骨骨折或边缘骨折很有用。

特殊器械、体位和麻醉

1. 仰卧位。
2. 如果肢体有外旋趋势，在手术侧臀部下方垫软枕。
3. 可以使用全麻、腰麻或硬膜外麻醉。
   （1）放松肌肉，利于复位。
   （2）可以使用止血带。
4. 静滴抗生素。
5. 常规手术器械。
6. 常规小手术器械。
7. 大的持骨钳。
8. 张力带钢丝（18 号）。
9. 空心螺丝钉（4.0 mm）。
10. 克氏针（2.0 mm）。
11. 不可吸收丝线（5 号）。
12. 术中 X 线透视或摄片。

建议和要点

1. 取常规髌骨正中切口。
   （1）如果日后要做二次手术，可作为功能切口。
   （2）尽量靠近大腿近端扎止血带。
2. 充分显露。

3. 注意仔细修补支持带。

4. 去除粉碎的、小的骨折块——不是所有的骨折块都必须保留,仅有大的骨折块必须保留。

5. 仔细检查髌骨和股骨的关节面,因为关节面的情况对预后影响很大。

6. 如果有必要,可以做外侧松解术,改善髌骨运动轨迹。

张力带原理

(1)将拉应力转换为压应力。

(2)坚强固定。

(3)钢丝张力带必须放置在髌骨前部,以确保髌骨关节面上有压应力。

空心螺钉

(1)张力带钢丝要通过空心螺钉。

(2)空心螺钉尾部必须被埋在骨面以下,以使张力带作用于髌骨上,否则,张力就会只作用于螺钉的末端。

陷阱和误区

1. 如果是开放性骨折或皮肤擦伤,同时伴有皮肤感染,则必须推迟内固定手术,直到感染清除。

2. 分离时不要分层太多,尽量在内侧或外侧做2个全厚的皮瓣。

3. 如果可能,不要延误手术的时机,尽量在伤后10~14天内手术。

4. 如果可能,可用手触摸关节面以确保其完全复位。避免在关节面产生"台阶"。

5. 避免张力带安放不当,否则加压的作用就会被削弱。

6. 如果可能,尽量不做髌骨切除术〔只有当粉碎性骨折和(或)关节面广泛损伤,无法修补时才行髌骨切除术〕。

术后护理

1. 术后24小时内负压吸引可以避免出现血肿。加压包扎24~48小时也能起到上述作用。

2. 用膝关节制动器或管形石膏固定患肢4~6周。但是,如果髌骨骨折固定坚固,也可以早期活动膝关节,尤其是使用张力带固定后的髌骨,膝关节的运动可以产生骨折端的压应力。

3. 伸直位制动膝关节,让患肢有限负重。

4. 与不负重时股四头肌支持肢体的力相比,负重实际上可以减少通过股四头肌的力。

手术技术

一般原则

1. 清除小骨折块,吸净血肿。

2. 检查关节面。

3. 去除粉碎的骨折块。

4. 确定有无软骨损伤。

入 路

1. 患者仰卧躺在手术床上,紧靠大腿近端扎止血带。

2. 常规消毒、铺单,患肢驱血,加压止血带。

3. 取膝关节前正中切口,尽量少分离皮瓣,而直接分离到伸膝装置。

横行骨折(克氏针张力带固定术)

(1)切除髌骨中央部的碎骨块。

(2)用巾钳使较大的骨块复位(图38.1a)。

(3)通过支持带的破损处触摸关节面,确保关节面平整。

(4)穿克氏针(2.0 mm)或拧入空心螺钉,并使其通过骨折线。克氏针或空心螺钉稍微靠近髌骨前侧可以加强张力带的效果(图38.1a)。

（5）分别在髌骨上极的股四头肌腱和下极的髌韧带处各穿入 18 号钢丝，钢丝应位于克氏针或螺钉的后方。

（6）拉直钢丝。

（7）把钢丝在髌骨前方做"8"字形交叉（**图 38.1b**）。

（8）可以用 1 根或 2 根钢丝，在髌骨内侧和外侧拧紧钢丝。

（9）如果只用 1 根钢丝，把钢丝末端拧成结，与钢丝末端相对的一侧会形成一个环（内侧或外侧）。

（10）同时拧紧 2 个结。

（11）不要过度拧紧钢丝，如果太紧钢丝会"崩断"。

（12）剪掉多余的钢丝。

（13）把内、外侧突出的多余的结扭向后侧埋到髌骨里（**图 38.1c**）。

横行骨折（4.0 mm 空心螺钉张力带固定术）

4. 可以代替克氏针固定术。

（1）把螺钉拧入髌骨里。

（2）将张力钢丝绕过螺丝钉，像上面所说的拧紧钢丝。

（3）如果螺钉不埋在骨面下，张力带的加压作用就会只作用到螺钉上而不是在髌骨上。

垂直型骨折

（4）使用张力带没有必要，因为骨折方向与伸膝力量方向一致。

（5）横向螺钉固定和（或）简单的钢丝环形捆扎骨折端一般就能起到固定骨折的作用。

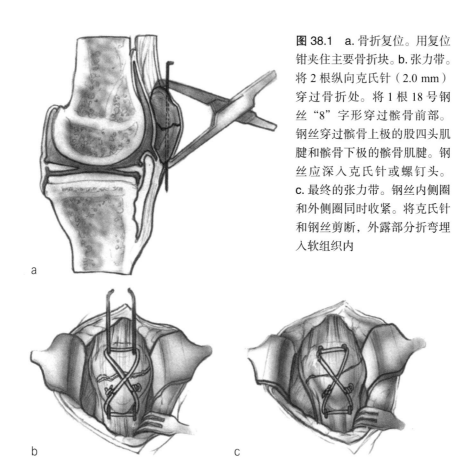

图 38.1　a. 骨折复位。用复位钳夹住主要骨折块。b. 张力带。将 2 根纵向克氏针（2.0 mm）穿过骨折处。将 1 根 18 号钢丝"8"字形穿过髌骨前部。钢丝穿过髌骨上极的股四头肌腱和髌骨下极的髌骨肌腱。钢丝应深入克氏针或螺钉头。c. 最终的张力带。钢丝内侧圈和外侧圈同时收紧。将克氏针和钢丝剪断，外露部分折弯埋入软组织内

粉碎性骨折

（6）切除骨中央的碎骨块（**图 38.2a**）。

（7）尝试复位较大的骨块，如果有必要，将其余小骨块切除，以形成平整的关节面。

（8）通过支持带的破损处触摸关节面，确保关节面平整。

（9）围绕髌骨穿入捆扎钢丝，使骨折块互相靠拢。

（10）如上所述垂直穿入克氏针（2.0 mm）。

（11）如上所述穿入第二根克氏针，上"8"字钢丝张力带。

（12）进一步拧紧环形捆扎钢丝。

（13）如果有必要，可以先用多枚螺钉和（或）克氏针来保持大的骨折块的位置，然后再穿入开始时的环扎钢丝（**图 38.2b**）。

髌骨下极骨折

（14）清除小的碎骨块，吸净血肿。

（15）检查关节面。

（16）复位大的骨折块。

（17）触摸髌骨关节面，确保关节面平整。

（18）自小的骨折块向大的骨折块拧入小的套螺钉以固定骨折（**图 38.3**）。

（19）穿入环形捆扎钢丝加强修复效果（钢丝要穿过髌骨上极的股四头肌腱和下极的髌韧带）（**图 38.3**）。如果下极的骨折块很小、不波及关节面，或者是粉碎性骨折：

①从肌腱下切除骨块，但要保留肌腱（例如：剥离骨折块）。

②将肌腱移位到髌骨上（参见第 39 章之骨、肌腱修复术）

髌骨切除术

5. 尽一切可能保留髌骨，因为髌骨可以大大加强伸膝装置的膝功能和保护股骨的作用。

6. 但是，在髌骨粉碎性骨折或髌股关节面破坏严重，无法做切开复位内固定时，可以行髌骨切除术。

（1）清除碎骨块。

（2）尽可能保留腱膜和尽可能多的软组织。

（3）修复伸膝装置。

（4）拉紧伸膝装置是很重要的。

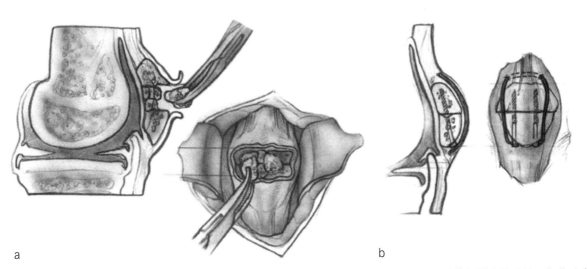

a
b

图 38.2　a. 骨折块去除。清除髌骨中部的小的不能存活的骨折碎片。b. 部分髌骨切除并修复粉碎的髌骨。复位残余骨折块，然后用压缩螺钉和金属线环扎固定

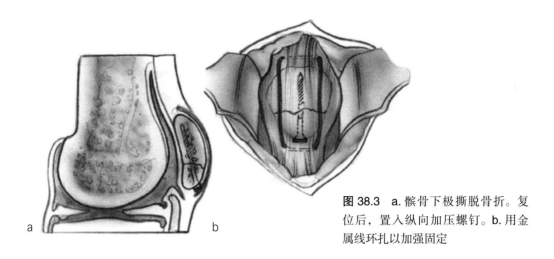

图 38.3　a. 髌骨下极撕脱骨折。复位后，置入纵向加压螺钉。b. 用金属线环扎以加强固定

（5）理想状态是能够进行肌腱端对端的吻合。

（6）为避免出现伸膝迟滞，一般采用重叠缝合。

（7）然而，过度的重叠缝合会造成伸直挛缩。

（8）缝合后的伸肌装置应在屈膝 45°~90° 时拉紧（如果仅在屈膝超过 90° 时伸肌才拉紧，通常都会发生伸膝迟滞）。

闭合切口

7. 修复支持带：

（1）从最后面的支持带破损处开始修复，逐渐向髌骨修复。

（2）用可吸收或不可吸收缝线修复支持带，如果采用不可吸收缝线，尽量把线头埋在软组织里。

8. 用可吸收缝线加强髌骨前方的软组织的修复。

9. 如果髌骨的运动轨迹不理想，在外侧支持带修复之前可以做外侧松解。

10. 常规缝合皮下组织和皮肤。

延伸阅读

1. Bono JV, Haas SB, Scuderi GRTraumatic maladies of the extensor mechanism. In: Scuderi GR, ed. The Patella. New York, NY: Springer-Verlag; 1995:253–276

2. Melvin JS, Mehta S. Patellar fractures in adults. J Am Acad Orthop Surg 2011;9 (4):198–207

39

伸膝装置损伤：股四头肌建断裂和髌腱断裂

著者：Mark E. Easley，Giles R. Scuderi

摘 要

伸膝装置的创伤可发生于股四头肌腱或髌腱处。不论哪种情况，目标都是恢复肌腱的完整性并最终恢复膝关节主动伸屈功能。急性撕裂通常直接修复至髌骨上，而股四头肌腱或髌腱的慢性撕裂需要加强修复。

关键词：股四头肌建断裂；髌腱断裂；跟腱移植

适应证

伸膝功能不全。
1. 完全断裂。
2. 部分断裂。
3. 慢性断裂。

禁忌证

伸膝功能健全（无伸肌松弛）。

术前准备

1. 病史和体格检查。
2. 膝关节的 X 线片。
   （1）侧位像——可以判断髌骨下移（股四头肌腱断裂）或髌骨上移（髌腱断裂）。
   （2）拍对侧膝关节的 X 线片做对比。
3. 其他影像学检查。

在诊断不明或肌腱、韧带有部分断裂时，常做 MRI 检查，因其能早期发现肌腱断裂。

特殊器械、体位和麻醉

1. 仰卧位。
2. 如果患肢外旋，垫高同侧臀部。
3. 可采用全麻、腰麻或硬膜外麻醉。
   （1）松弛肌肉，易于手术。
   （2）可以使用止血带。
4. 静滴抗生素。
5. 常规手术器械。
6. 不可吸收缝线（5 号）。
7. 电钻。
8. 克氏针。
9. 穿线器。
10. Beath 针（带孔克氏针）。
11. 气钻。
12. 环扎线。
13. 不可吸收扎带。
14. 术中透视或摄片。
15. 肌腱剥离器（如果需要用半腱肌、股薄肌加强髌腱修复）。

建议和要点

1. 常规正中纵向切口。
   （1）充分暴露术野。

（2）如果需二次手术，可作为功能切口。

2. 尽量靠近大腿近端扎止血带。

3. 记住要仔细地修补支持带。

4. 使用 Krakow 缝合法（连续锁边缝合法），使肌腱与缝线连结牢固。

5. Beath 针。

（1）可替代钻，既可在髌骨上钻出骨道，又可将线穿过髌骨上的骨道，然后穿克氏针或穿线器。

（2）可以节省步骤和降低钻孔后寻找隧道的困难。

① 备肌腱剥离器（如需要用半腱肌或股薄肌加强髌腱修复）。

② 如果有必要，做外侧松解术来改善髌骨的运动轨迹。

陷阱和误区

1. 如果开放性损伤或皮肤擦伤后感染严重，一定要推迟实施内固定术直到伤口清洁。

2. 避免造成分层。尽量在内侧或外侧做 2 个全厚的皮瓣。

3. 如果可能，不要延误手术的时机，尽量在伤后 10~14 天内手术。

4. 不要把肌腱放置在髌骨的前面（这样会导致髌骨因牵拉而倾斜）。

5. 不要把髌腱吻合得太紧（这样会导致髌骨下移），术中屈膝 45°~90° 透视或者拍片，髌骨的下极应高于髁间嵴的顶部。

术后护理

1. 术后 24 小时内负压吸引可以避免产生血肿，加压包扎 24~48 小时也很有作用。

2. 膝关节制动器或者管形石膏制动患膝 4~6 周。

3. 伸直位制动膝关节，让患肢有限负重。

4. 负重时通过股四头肌的力量小于非负重状态股四头肌支持肢体的力量。

手术技术

入 路

1. 患者仰卧于手术床上，紧靠大腿近端扎止血带。

2. 常规消毒铺单，患肢驱血，加压止血带。

3. 取膝关节前正中切口，尽量少分离皮瓣，直接切到伸膝装置。

I . 股四头肌腱

股四头肌腱急性断裂（肌腱体部断裂）

（1）清除坏死组织，直到显露出正常肌腱。但不要切除太多组织。

（2）用 2 号或者 5 号不可吸收线间断端对端缝合肌腱。

（3）用可吸收或不可吸收的 0 号缝线修复支持带。

（4）如果有必要，做外侧松解术以改善髌骨的运动轨迹。

（5）如果要缝合的组织很少，可以用环扎钢丝或不可吸收的扎带加强修补效果。

（6）近端，加强钢丝或扎带要横行穿过股四头肌腱。

（7）远端，加强钢丝或扎带要横行穿过髌骨上的钻孔。

股四头肌腱急性断裂（肌腱附着部断裂）

（1）清除坏死组织，显露正常肌腱，吸净血肿。

（2）在髌骨上极处凿出一条横行的浅槽（图39.1a）。

（3）为避免术后出现髌骨的倾斜，骨槽要靠近髌骨前侧的骨皮质，而不是靠近髌骨关节面一侧。

（4）用 Krakow（连续锁边）缝合法在股四头肌腱上缝 2~3 根平行的线（用 5 号不可吸收缝线）。

（5）在髌骨上钻 3 或 4 个纵行的骨道（图

39.1a）。

（6）把肌腱外侧的缝线穿过髌骨外侧的骨道，中间的两根线穿过中间的骨道，内侧的线穿过内侧的骨道（**图39.1b**）。

（7）传统是用直的克氏针或Hughston穿线器穿线（**图39.1b**）。

 » 或者，用Beath针（带孔克氏针）来钻孔、穿线，因其更容易完成这项操作。Beath针有"针眼"，这样既能用来钻孔，又能用来穿线。

（8）在髌骨的下极的肌腱附着部拉紧缝线并打结（**图39.1c**）。

股四头肌腱慢性断裂

 » 如果断端不能对合，可以使用Cordivilla术式。

（1）在肌腱近端靠近断裂处做一个倒"V"形切口，全层切开肌腱（**图39.2a，b**）。

（2）延长"V"形切口直到距肌腱断裂处1~2 cm处（**图39.2a**）。这样就使肌腱延长，且能与远端的断端相接触（**图39.2b**）。

（3）切除远端断端的瘢痕组织，露出新鲜的肌腱，用5号不可吸收缝线吻合断端（**图39.2b**）。

（4）修复支持带。

（5）把倒"V"形的肌瓣翻向远侧，越过吻合口以加强股四头肌腱的重建（**图39.2b**），用不可吸收线把肌瓣缝在髌骨前面的软组织上（如果可能，把线头埋在软组织内）（**图39.2c**）。

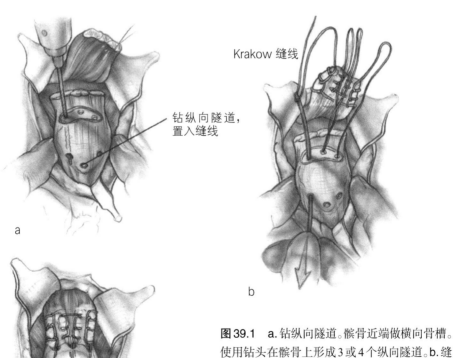

钻纵向隧道，置入缝线

将缝线系在远端骨头上

Krakow 缝线

a
b
c

图39.1 a.钻纵向隧道。髌骨近端做横向骨槽。使用钻头在髌骨上形成3或4个纵向隧道。b.缝线引导。平行的Krakow（交锁）缝线被放置在股四头肌腱中。这些缝合线是使用（直）克氏针、Hughston过线器或Beath针穿过隧道。c.收紧缝线。缝合线被拉紧并绑在髌骨远端的骨腱桥上

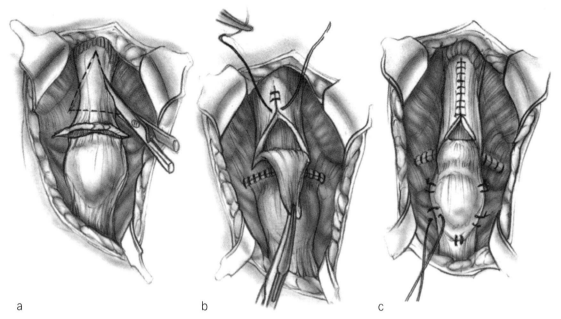

图 39.2　a. 慢性撕裂。做一个全厚度的倒 "V" 形切口穿过断裂附近的肌腱。b. 慢性撕裂。慢性撕裂的肌腱末端用不可吸收的 5 号缝合线修复。倒置的 "V" 形皮瓣在修复处远端折叠，以加强重建。c. 慢性破裂。倒 "V" 形肌瓣用不可吸收的缝线缝合在髌骨上

（6）用可吸收或不可吸收线把近端的裂隙边对边缝合（图 39.2c）。

II . 髌腱断裂

急性髌腱断裂（肌腱—骨联合部断裂）

（1）切除坏死肌腱，露出新鲜肌腱，吸净血肿。

（2）在髌骨表面的下部凿一条横行的浅槽。

（3）用 Krakow（连续锁边）缝合法在髌腱的断端缝 2 或 3 条平行的缝线（2 号或 5 号不可吸收线）（图 39.3a）。

（4）在髌骨上钻 3 或 4 条纵行的隧道（图 39.3a）。

（5）把肌腱外侧的缝线穿过髌骨上外侧的隧道，中间的 2 根缝线穿过中间的隧道，内侧的缝线穿过内侧的隧道（图 39.3a）。

（6）传统上用直的克氏针或 Hughston 穿线器来穿这些线（图 39.3a）。

或者，用 Beath 来钻孔、穿线，因其更容易完成这项操作。Beath 有 "针眼"，这样既能用来钻孔，又能用来穿线。

（7）拉紧线，用光滑的钳子在髌骨上极处暂时夹住线。

（8）在一定范围内活动膝关节，估计拉力和髌骨的运动轨迹。

（9）避免过度牵拉髌腱修复处（这样会造成髌骨下移）。屈膝 45° 透视或术中拍片：髌骨下极应该高于髁间嵴的顶部。

（10）如果髌骨的运动轨迹不正常，可以做外侧松解术。

（11）拉紧线，在髌骨上极肌腱—骨交界的前方打结（图 39.3b）。

（12）用可吸收或不可吸收缝线修复支持带。

　　» 如果需修复的组织太少，可以用 mersilene 扎带或者环扎钢丝加强修复。

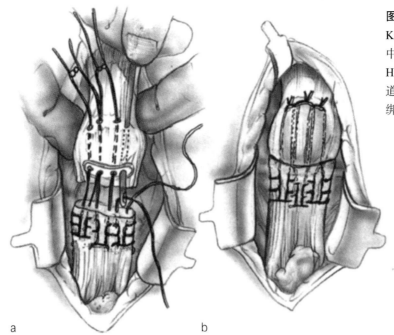

图 39.3 a. 缝线引导。平行的 Krakow（交锁）缝线被放置在髌腱中。这些缝合线是使用（直）克氏针、Hughston 过线器或 Beath 针穿过隧道。b. 收紧缝线。缝合线被拉紧并绑在髌骨近端的骨腱桥上

a

b

①在髌骨和胫骨结节上各钻一个横行的隧道，把加强钢丝或扎带从隧道中穿过，钻孔时要注意髌骨上的孔要与先前钻的纵行的孔在不同的平面，以避免相互影响。最好在穿线之前就钻好这两个孔（这需要事先对韧带的情况做出充分的估计）。

②也可以用自身的半腱肌或股薄肌来加强修复支持带（见下文）。

急性髌腱断裂（中部断裂）

（1）切除坏死肌腱，露出新鲜肌腱，吸净血肿。

（2）用连续锁边缝合法缝合修复肌腱（用 2号不可吸收线）（图 39.4b）。

（3）在髌腱近侧末端内外两侧各穿入 1 根缝合线，行连续锁边缝合法缝合髌腱，将一侧缝线两端穿过胫骨结节处横行的隧道，与对侧缝线系紧打结，加强近侧断端的吻合效果（图 39.4）。

（4）在髌腱远侧末端穿一根缝合线，连续锁边缝合肌腱，将线的两端分别穿过骨内两个平行的纵行隧道，然后打结系紧，加强远侧断端的缝合效果（如上文所述）（图 39.4）。

（5）用可吸收或不可吸收缝线修复内、外侧的支持带。

急性髌腱断裂（可供修复组织少的手术方法）

» 用 mersilene 扎带或环扎钢丝强化修复效果（如上所述）。

» 或者，用半腱肌（ST）和（或）股薄肌（G）来强化修复效果。

（1）做一切口，找到半腱肌和股薄肌在鹅足的附着部。

（2）保留半腱肌和股薄肌远端的肌腱附着部。

（3）用肌腱剥离器剥离半腱肌和（或）股薄肌腱（与前交叉韧带重建术手术方式相同）。

（4）在胫骨节结上由内向外钻一个斜行的隧

道（图 39.5a）。

（5）把肌腱从隧道的下口穿入，从上口穿出
（图 39.5a）。

（6）在髌骨的前部由外向内钻一个横行的隧
道（图 39.5a）。

（7）再把肌腱由孔的外口穿入，从内口穿出
（图 39.5a）。

（8）在鹅足部把肌腱的游离端与其附着部相
吻合（图 39.5b）。

（9）这样就形成了一个包绕着髌腱的"盒子"，
强化了修复的效果（图 39.5b）。

（10）术中摄片或者透视以确定加强后髌腱不
是过分紧张（参上文）。

陈旧髌腱断裂

> 如果近端的伸膝装置已经挛缩和瘢痕
化，首先要松解它。

（1）分离髌上囊上方的内侧沟和外侧沟。

（2）首先，把股中间肌从股骨前面拉开。

（3）如果必要，可行外侧支持带松解术。

（4）用上述的方法进行髌腱修补，关键在于
要让髌骨的下极在屈膝 45° 的时候恰好

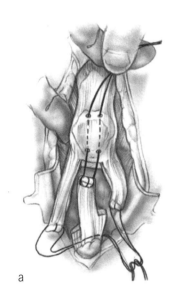
a

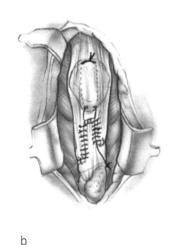
b

图 39.4　a. 髌腱断裂。近端肌腱由穿过胫骨结节横向钻孔的交锁缝线加固。远端肌腱在肌腱上用交锁缝线加固，并穿过髌骨上的纵向钻孔。b. 收紧缝线。缝合线被拉紧并绑在髌骨近端的骨腱桥上。髌腱采用连续锁边缝合法修复

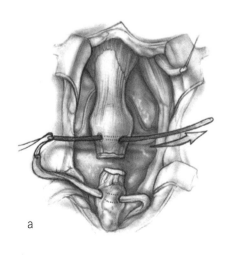
a

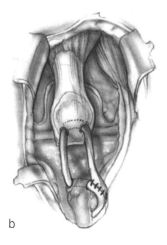
b

图 39.5　a. 半腱肌强化。肌腱穿过胫骨结节隧道，向上退出。肌腱穿过髌骨，从内侧退出。b. 收紧缝线。肌腱的游离端被拉紧，然后缝合到其位于鹅足区的止点部位。这会在髌腱周围形成一个"盒子"，以加强修复

位于髁间窝的上方（术中摄片或透视来检查）。可以与对侧或患侧术前膝关节片对比。

陈旧髌腱断裂（重建术）

» 用自体肌腱移植（跟腱）或同种异体肌腱移植（带有髌骨块的股四头肌腱）进行髌腱的重建，这种方法适用于合并胫骨结节损伤的髌腱断裂。

在胫骨结节上凿出一个骨槽（约 2.5 cm 长，1.5 cm 宽，1.5 cm 深）。

自体跟腱移植

①凿出一块与胫骨骨槽形状相同、但要稍大一点的松质骨块，因为这样能让骨块与骨槽卡得更牢固。

②把骨块放入骨槽内，用 2 根螺丝钉固定（4.0 mm 的松质骨螺丝钉）。

③把跟腱纵行分成 3 条。

④连续锁边缝合这 3 条肌腱，但在末端要留有一定长度的肌腱。

⑤由髌骨的下极向上极钻一纵行的骨隧道。

⑥把中 1/3 的跟腱穿过这个骨隧道。

⑦术中透视或摄片确保重建的髌腱保持合适的张力。

⑧把中 1/3 的跟腱条分别与股四头肌的近端和髌骨的下极相吻合（用不可吸收缝线）。

⑨把内、外侧 1/3 的跟腱条用不可吸收缝线分别与内、外侧的支持带相吻合。

延伸阅读

1. Bono JV, Haas SB, Scuderi GRTraumatic maladies of the extensor mechanism. In: Scuderi GR, ed. The Patella. New York, NY: Springer Verlag; 1995:253–276

2. Bushnell BD, Byram IR, Weinhold PS, Creighton RA. The use of suture anchors in repair of the ruptured patellar tendon: a biomechanical study. Am J Sports Med 2006;34(9):1492–1499

3. Ilan DI, Tejwani N, Keschner M, Leibman M. Quadriceps tendon rupture. J Am Acad Orthop Surg 2003;11(3):192–200

4. Lighthart WA, Cohen DA, Levine RG, Parks BG, Boucher HR. Suture anchor versus suture through tunnel fixation for quadriceps tendon rupture: a biomechanical study. Orthopedics 2008;31(5):441–446

5. Matava MJ. Patella tendon ruptures. J Am Acad Orthop Surg 1996;4(6):287–296

40

胫骨筋膜切开术

著者：Daniel B. Gibbs，Bradley R. Merk

摘 要

小腿筋膜切开术用于治疗急性筋膜室综合征和腿部慢性运动性筋膜室综合征。它也可以在缺血或烧伤的情况下预防性使用。筋膜室综合征的临床诊断基于患者的疼痛水平和体格检查，也可以通过筋膜室内压力测量来确定。彻底的小腿筋膜切开术通过单切口或双切口方法对四个筋膜室进行彻底减压。

关键词：筋膜室综合征；筋膜切开术；小腿

适应证

1. 急性小腿筋膜间隔室综合征。
2. 下肢大的动脉破裂，血运重建前，肢体缺血时间超过 4~6 小时者。
3. 肢体Ⅲ°烧伤的早期。
4. 慢性小腿筋膜间隔室综合征。

禁忌证

无。

术前准备

1. 早期遵循高级创伤生命支持（ATSL）原则进行固定。
2. 膝、胫骨、踝关节正、侧位 X 线片。
3. 仔细记录术前血管状况。
4. 仔细地对软组织损伤情况（明显或隐匿的损伤）做出正确估计。如有开放骨折，要使用合适的抗生素，并预防破伤风的发生。
5. 只要骨折不是用环形夹板固定，就不影响肢体的检查。
6. 如果筋膜间隔室综合征的诊断不明确，可以测量所有 4 个筋膜室的压力（室内压大于 45 mmHg 或者舒张压大于 30 mmHg，提示存在筋膜室综合征）。

特殊器械、体位和麻醉

1. 仰卧于手术床。
2. 如果有骨折，最好使用可透过 X 线的手术床。
3. 全麻或区域阻滞麻醉。但是，区域阻滞麻醉会干扰术后对神经情况的判定。
4. 基本骨科器械。
5. 若伴有软组织或骨损伤，则需要增加相应的器械。

建议和要点

1. 对于筋膜室综合征高危患者，在诊断和治疗上，要保持警惕。
2. 筋膜室综合征最早和最可靠的体征是与伤情不成比例的疼痛，受累的筋膜室肿胀、坚硬，被动牵拉受累肌肉疼痛加剧。
3. 稍后出现皮肤感觉异常。皮肤颜色和足背动脉搏动消失是筋膜室综合征诊断的不可靠体征。通常，即便在筋膜室综合征时，足部的肤色还保持粉红色，动脉搏动仍可触及。

4. 对于筋膜室综合征的高危患者，避免做管型石膏固定，而且包扎也不能太紧。

5. 筋膜切开术不是做小切口，而是充分切开皮肤和筋膜。

6. 如果有必要，可以早期实施整形外科手术，用中厚的游离皮瓣或皮肤移植物覆盖创面，促进创面愈合。

陷阱和误区

1. 不要误诊筋膜室综合征。

2. 皮肤、筋膜减压要彻底。

3. 注意保护腓浅神经、隐静脉和隐神经，以减少手术危险。

4. 尽量不要推迟二次探查手术的时间，因为随时间的推移，皮肤愈合越来越困难。这种情况在临床中经常遇到。

术后护理

1. 创面保持开放。

2. 用厚的松软的敷料包裹患肢，并在肢体后侧放一塑形夹板，以制动患肢。

3. 如果可能，几天后患者可在手术室再次行伤口探查和清创术。

4. 如果这时创面清洁，可行二次手术，用中厚皮肤移植物闭合创面。

5. 如果肌肉或创口边缘组织坏死，则推迟植皮，继续进行伤口探查和清创术。这种手术通常每2~3天进行一次，直到创面愈合或条件满意，适于植皮。

6. 在重复进行清创术计划的时间上，一些机构采用连续定量创面培养法来帮助确定创面愈合的时间。

7. 如果软组织缺损严重，可行转移皮瓣或游离皮瓣移植术。

手术技术

通常，一些人主张行腓骨周围单侧切开术或者腓骨部分切除术，但是，要对4个筋膜室进行彻底减压，双切口的手术方式更加有效（**图40.1和图40.2**）。

1. 患者仰卧于手术床上。

2. 不要扎止血带，因为这样会影响对组织活性的判断。

3. 常规消毒铺单。

双切口技术

前外侧切口（**图40.3a**）

4. 在胫骨嵴与腓骨中线，沿着肢体的长轴做一

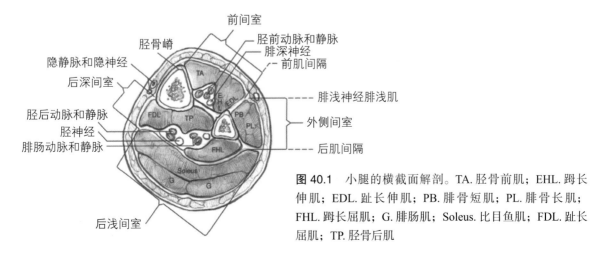

图40.1 小腿的横截面解剖。TA. 胫骨前肌；EHL. 跗长伸肌；EDL. 趾长伸肌；PB. 腓骨短肌；PL. 腓骨长肌；FHL. 跗长屈肌；G. 腓肠肌；Soleus. 比目鱼肌；FDL. 趾长屈肌；TP. 胫骨后肌。

图中标注：前间室；胫骨嵴；胫前动脉和静脉；腓深神经；前肌间隔；隐静脉和隐神经；后深间室；胫后动脉和静脉；胫神经；腓肠动脉和静脉；腓浅神经腓浅肌；外侧间室；后肌间隔；后浅间室

长 20~25 cm 的切口。

5. 牵开皮肤和皮下组织，显露前侧的筋膜室、腓浅神经（沿肌间隔后方走行）和外侧的筋膜室。

6. 在切口的中点横行切开筋膜，以便清楚地辨认出肌间隔和腓浅神经。

7. 用组织剪向上、向下剪开前侧和外侧的筋膜，完成对前侧和外侧筋膜室的减压。

后内侧切口（**图 40.3b**）

8. 于胫骨后缘后方 2 cm 处做第二个切口，切口与外侧的切口等长，且平行于胫骨的长轴。

9. 术中注意保护隐静脉和隐神经，它们的走行方向与切口平行。

10. 在切口中点横行切开筋膜找到浅层筋膜室与深层筋膜室的肌间隔。

11. 用组织剪剪开这两个筋膜室，完成后侧筋膜室的减压。

单切口技术（图 40.4）

（1）从腓骨头远端到外踝近端做纵向切口。

（2）分离皮下血管和腓浅神经暴露前侧和外侧筋膜。

（3）如上述切开前侧和外侧筋膜（第 6、7 步）。

（4）抬起皮下皮瓣暴露后方浅层筋膜室。切开后方浅层筋膜室。

（5）分离外侧筋膜室和后方浅层筋膜室。从腓骨近端松解比目鱼肌。从腓骨后内侧松解踇长肌。向后拉开踇长伸肌和腓神

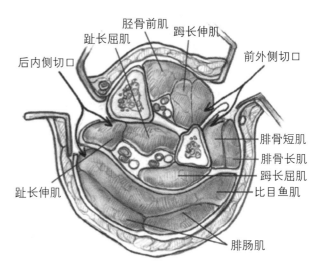

图 40.2　双切口技术的横截面路径

注意前外侧切口和后内侧切口的路径。前外侧切口可以打开前肌间隔两侧的前间室和外侧间室。后内侧切口可以打开后肌间隔两侧的后深和后浅间室

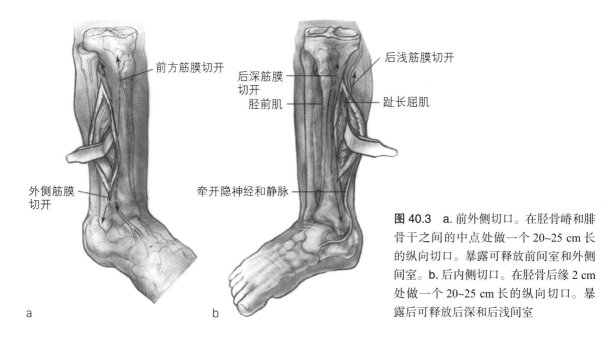

图 40.3　a. 前外侧切口。在胫骨嵴和腓骨干之间的中点处做一个 20~25 cm 长的纵向切口。暴露可释放前间室和外侧间室。**b.** 后内侧切口。在胫骨后缘 2 cm 处做一个 20~25 cm 长的纵向切口。暴露后可释放后深和后浅间室

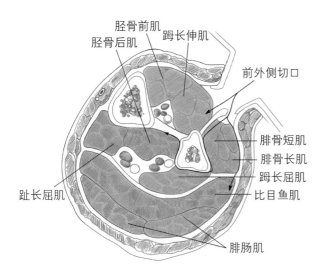

图 40.4 单切口技术的横截面路径
注意一个前外侧切口是通向所有 4 个隔间的。皮下解剖用于进入前、外侧和后浅间室。从腓骨后部松解比目鱼肌和跛长屈肌，并向后牵开腓骨神经血管束，可进入后深间室

经血管束。在胫后肌上找到筋膜并纵向切开。

12. 如果伴有骨折，则根据手术指征行骨折内固定术。

闭合切口

13. 充分冲洗切口，填塞止血，保持切口敞开。

14. 用厚的无菌不黏敷料包裹。

15. 送患者回病房。

延伸阅读

1. Hoppenfeld S, DeBoer P, Buckley R. Surgical Exposures in Orthopaedics: The Anatomic Approach. Philadelphia, PA: Wolters Kluwer/Lippincott Williams & Wilkins Health;2009

2. Maheshwari R, Taitsman LA, Barei DP. Single-incision fasciotomy for compartmental syndrome of the leg in patients with diaphyseal tibial fractures. J Orthop Trauma 2008;22(10):723–730

3. Mubarak SJ, Owen CA. Double-incision fasciotomy of the leg for decompression in compartment syndromes. J Bone Joint Surg Am 1977;59(2):184–187

41

踝关节镜

著者：Daniel J. Fuchs，Armen S. Kelikian

摘　要

踝关节镜是一种广泛应用于治疗踝关节多种不同疾病的技术，包括软组织撞击、骨软骨损伤、脱位、踝关节炎（用于关节镜辅助的骨融合术）、踝关节不稳定和踝关节骨折。该方法可以安全地使用无创小切口分离技术建立入路，以避免神经血管损伤。标准入路包括前内侧入路和前外侧入路，但也可以建立后踝的后外侧改良入路。

关键词：踝关节；关节镜；踝关节撞击；距骨软骨损伤；踝关节不稳

适应证

1. 关节内游离体。
2. 胫距骨前骨赘。
3. 软组织嵌顿。
4. 距骨（或胫骨）的骨软骨损伤。
5. 滑膜切除术。
6. 关节炎（关节镜下踝关节融合）。
7. 踝关节不稳。
8. 踝关节骨折。

禁忌证

1. 软组织感染（蜂窝织炎）。
2. 外周血管疾病。
3. 复杂性局部疼痛综合征。
4. 晚期关节炎伴严重畸形。

术前准备

1. 详细的病史和体格检查。
2. 检查稳定性。
3. 检查距下关节。
4. 踝关节负重前后、侧位 X 线片。
5. 踝穴位、Broden 位和应力位 X 线片。
6. CT、MRI 判断骨软骨病变分期。

特殊器械、体位和麻醉

1. 区域阻滞麻醉或全麻。
2. 患者取仰卧位于标准手术室的手术床，固定对侧的肢体。
3. 在腘窝近端垫枕，或使用大腿支架，屈髋、屈膝 45°（图 41.1）。
4. 可以使用大腿止血带，但非必要。
5. 30° 的 2.7 mm（短）关节镜。
6. 小型关节镜器械：探针、篮钳、把手、锥子和刮匙。
7. 电动 3.5 mm 和 2.9 mm 磨钻。
8. 高流量吸入系统。
9. 无创性软组织牵引系统。

建议和要点

1. 识别和标记解剖标志，如胫前 / 足背动脉、腓浅神经和腓深神经、腓骨和胫前肌腱、内外踝（图 41.2）。
2. 患者应尽可能靠近手术台上的头部位置，以

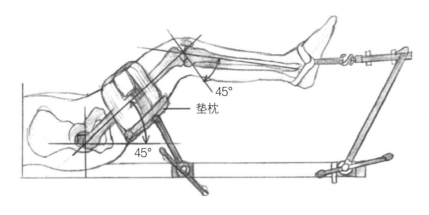

图 41.1 患肢体位
用软垫垫高，使臀部和膝盖弯曲45°，或者使用靠近腘窝的大腿固定器

使远端牵拉装置得到最佳利用。

3. 足内翻以显示腓浅神经。

4. 足踝应悬吊。

5. 系上牵引带，然后将牵张杆推出并夹住，开始牵拉。

陷阱和误区

1. 尽量减少关节镜入口造成腓神经、隐神经或腓肠神经损伤所引起的神经并发症的风险。

2. 减少神经并发症的关键是术前解剖标记和使用安全的手术入路。

3. 避免后内侧和正中入路。

4. 在无创牵引的情况下，并发症比有创性的克氏针牵拉要少。

术后护理

1. 用 4-0 尼龙线间断缝合关节镜切口，以减少窦道形成的风险。

2. 用厚敷料和后侧支具固定踝关节，保持 0°背伸位 5~7 天。

3. 移除后侧支具后，可以开始适当的负重活动和康复性锻炼。

4. 如果因有微骨折或骨、软骨损伤而使用了内固定，负重的时间要推迟至少 4 周。

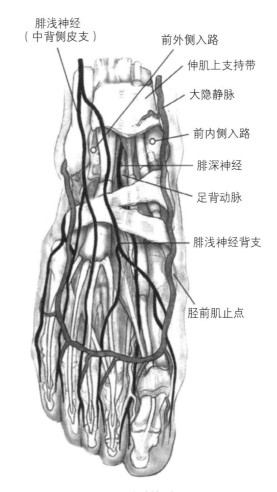

腓浅神经
（中背侧皮支）
前外侧入路
伸肌上支持带
大隐静脉
前内侧入路
腓深神经
足背动脉
腓浅神经背支
胫前肌止点

图 41.2 解剖标志

手术技术

1. 在标准无菌方式下进行术前准备，悬吊踝关节，确保充分暴露。

2. 沿关节面，通常在内踝尖上方 1 cm 处，在胫骨前肌腱内侧，从前内侧向后斜向插入一根 18 号的腰穿针。

3. 将 10~20 mL 液体灌入关节内。

4. 用 15 号手术刀切开皮肤，使用止血钳将切口沿垂直方向钝性分离，用止血钳穿透关节囊，建立前内侧入路。

5. 将关节镜 / 套管置入踝关节内，开始冲洗并观察关节腔（**图 41.3**）。

6. 通过腰穿针在第三腓骨肌外侧建立前外侧入路，避开腓神经，如**图 41.3** 所示，切开皮肤，用止血钳直接钝性分离。

7. 如有必要，可以用关节镜从前内侧到后外侧通过 Harty 切迹选择后外侧入路，触到腓骨尖，并在腓骨尖上方 1.5 cm 处从后外侧向前内侧斜 45° 插入一根 18 号的腰穿针，针应穿过胫腓后韧带下方，外侧穿入踇长屈肌腱。通过更换套管，此入路可以用于冲洗、探查或插入器械。

8. 参考 Ferkel 提出的 21 点检查项目，系统检查踝关节，从前内侧到前外侧，然后前正中，最后检查后侧。

特定病理学

（1）游离体。耐心和牵引是取出游离体的先决条件。从对侧入路进入，前方的游离体很容易被取出。当游离体在后方时，可以推到前方取出，或者从前方探查然后通过后侧入路取出。

（2）胫骨距骨骨赘。通常发生在前外侧，但也可能发生在内踝或后踝。通过清除滑膜或切开前方关节囊暴露骨赘，通过 4 mm 磨钻彻底清除骨赘。可选择侧位 X 线片或透视下评估需要磨除骨赘的大小。

（3）软组织撞击。胫腓前韧带下方的纤维束可撞击距骨前下方，也可在外侧沟、韧带联合或后侧发生撞击，可用篮钳和磨钻清除。

（4）距骨软骨病变。这些病变通常发生在前方或后方。在进行滑膜切除术和探查之前，它们可能看起来很微小。急性损伤可用生物可吸收钉固定。慢性病灶可以用 0.15 cm（0.062 英寸）的克氏针或直角锥进行钻孔和清理。可以使用经踝引导器钻孔或徒手钻孔。理想钻孔深度为 10 mm，间距为 5 mm。通过屈伸踝关节，可以经一个或两个胫骨点在距骨上钻多个孔。对于较大的病灶或失败的清理术，使用关节软骨同种异体移植材料，如新生颗粒软骨或软骨微粒，可以使用纤维蛋白密封胶进行固定。软骨制品的最终植入应在干燥和有止血带的关节镜下进行。

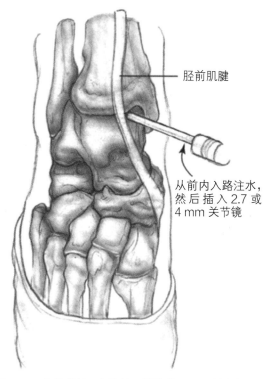

胫前肌腱

从前内入路注水，然后插入 2.7 或 4 mm 关节镜

图 41.3 将关节镜 / 套管插入踝关节，通过前内侧入口注水

（5）滑膜切除术。局限性或广泛性滑膜切除术可用于炎性或感染性关节炎。可使用直径 3.5 或 2.9 mm 刨刀。

（6）踝关节融合术。治疗无明显畸形的终末期关节炎，关节镜下踝关节融合术优于开放性踝关节融合术。刮除关节软骨时，大号的（4.5 mm）磨钻应该和刮匙一起使用，然后可以打磨软骨下骨，形成出血面。应保持距骨和胫骨的等高线，彻底清除骨赘和不平整的骨面。通常使用 2 或 3 枚 6.5 mm 或更大的半螺纹空心螺钉固定。

（7）踝关节不稳。可以在关节镜下行外侧副韧带固定手术，以替代开放的改良 Brostrom 修复术。缝合锚钉固定在腓骨远端前部，然后穿过下伸肌支持带缝合加固韧带。此外，即使预先准备了开放式的改良 Brostrom 修复术，我们也应该考虑在 90% 以上的病例中，关节镜是作为诊断关节内病变的主要方法。

（8）踝关节骨折。踝关节镜可用于辅助复位、评估韧带联合损伤和修复，评估游离体或软骨损伤。

9. 关节镜检查完成后，用 4-0 尼龙线间断缝合切口，以减少窦道形成的风险。

延伸阅读

1. Ferkel RD, Dierckman BD, Phisitku P. Arthroscopy of the foot and ankle. In: Coughlin MJ, Saltzman CL, Mann RA, eds. Mann's Surgery of the Foot and Ankle. Philadelphia, PA: Elsevier Health Sciences; 2014: 1723-1827

2. Jackson JD, Ferkel RD, Nam EK. Ankle and subtalar arthroscopy. In: Thordarson D, ed. Foot & Ankle. Philadelphia, PA: Wolters Kluwer Health;2013: 277-321

3. van Dijk CN, van Bergen CJ. Advancements in ankle arthroscopy. J Am Acad Orthop Surg 2008;16(11):635–646

4. Ferkel RD. Foot and ankle arthroscopy. Philadelphia, PA: Wolters Kluwer; 2017

42

踝关节骨折：切开复位内固定

著者：Milap S. Patel，Anish R. Kadakia

摘 要

本章对踝关节骨折作了基本而简明的概述。本章旨在帮助读者了解踝关节骨折的各个方面，包括适应证、禁忌证、术前准备、特殊器械、麻醉、体位、手术技巧及术后常见问题。此外，我们还回顾了包括内踝、外踝、后踝的固定以及下胫腓联合韧带损伤固定的关键概念。

关键词：踝关节；下胫腓联合韧带；踝；胫骨；腓骨；三角韧带

适应证

1. 外踝骨折脱位伴三角韧带损伤，导致关节间隙增宽。
2. 合并外踝、内踝、后踝骨折和（或）下胫腓联合韧带。
3. 踝关节开放性骨折。
4. 单独的下胫腓联合韧带损伤伴或不伴近端腓骨骨折（Maisonneuve 骨折）。

禁忌证

1. 软组织外皮肤损伤（擦伤，出血性水泡）或肿胀，如果闭合会使伤口张力增高。
   在这些情况下，建议暂时用外固定，直到软组织条件可以开放复位为止。
2. 不适合麻醉的患者。

术前准备

1. 合适的肢体 X 线片，包括患侧踝关节的前后位（AP）、侧位和踝穴位片。
2. 如果患者有骨折 / 脱位或后踝骨折的存在，CT 可以进一步评估解剖结构。术前 CT 扫描有助于优化手术入路，更利于后踝的复位和固定。

特殊器械、体位和麻醉

1. 所需的器械和植入物应包括。
   （1）包含 2.7 mm 螺丝的小组套，可能需要附加的微型组套，以确保 2.7 mm 螺钉可用于较小腓骨的拉力螺钉固定。
   （2）根据外科医师的喜好选定腓骨和胫骨的锁定钢板。可以使用预弯板，以方便放置，减少钢板与骨皮质的不契合，并减少粉碎性骨折可能。然而，锁定钢板更昂贵，而且简单的斜形腓骨骨折也无须锁定钢板。
   （3）4 mm 空心松质骨螺钉或 3.5 mm 实心皮质螺钉适用于内踝内固定。对于旋后内收骨折，宜采用小型钢板。
   （4）大的骨盆复位钳，用于下胫腓联合韧带的损伤复位一种缝合扣装置，可用于固定下胫腓联合韧带。
2. 需要术中透视。
3. 仰卧位，垫高臀部，以抵消正常的下肢外旋，可使内、外踝入路更易建立。止血带可以使用，但非必需。

4. 如果后踝需要切开复位和内固定，考虑使用俯卧位。但是，用这个体位行外踝入路是很有挑战性的。屈曲膝关节有利于内侧视野的显露。此外，俯卧位还可用于后内侧胫骨入路，在后踝两部分骨折的情况下，这个体位是有帮助的。

5. 该手术可采用全身麻醉、腰麻、硬膜外麻醉或局部神经阻滞麻醉。

建议和要点

1. 尽可能暴露整个骨折部位，清除所有血肿和嵌顿的组织，尽量减少骨膜剥离。

2. 从腓骨骨折近段后缘剥离骨膜，以便于复位。

3. 刮匙是清理骨折碎片很好的工具，可以减少医源性骨折的发生。

4. 垫高足跟，便于骨折的显露，骨折复位时应垫高足跟。

5. 在粉碎性骨折或下胫腓联合韧带近端骨折，使用预弯钢板提供了很好的刚性，有利于长度、旋转和力线的恢复。考虑到骨盆重建钢板的延展性，不建议使用。

陷阱和误区

1. 腓浅神经走行有变异性，应避免直接外侧入路。没有真正的安全区，外科医师行骨折切开时要考虑到解剖的变异性。

2. 在行前内侧入路时，应在皮肤切开后进行钝性分离，以避免对大隐静脉和隐神经造成损伤。

3. 腓肠神经在胫腓骨后外侧入路时容易损伤。

术后护理

» 轻微的并发症包括浅表感染、内植物刺激疼痛和腓骨腱鞘炎。

» 主要并发症包括深部感染、畸形愈合、固定失败和骨筋膜室综合征。

1. 一般来说，患者在 2 周时穿上踝关节支具，并保持非负重 6 周。如果软组织愈合良好，2 周后缝合。一些外科医师允许在切开复位内固定手术后立即负重治疗单纯的腓骨骨折。然而，这取决于骨折的类型和固定的方式，术后 6 周不负重也是一种安全有效的方法。此时建议戴支具进行锻炼。

2. 穿戴踝关节支具 6 周，X 线确认骨折线对合和固定良好后，开始负重及理疗。

3. 根据患者恢复情况，允许第 9 周开始驾车，并过渡到系鞋带的踝关节支具。

4. 术后 12 周，患者可以开始可更多耐受的剧烈活动。但合并下胫腓联合韧带损伤除外，在这种情况下，4~5 个月内禁止冲击（需要跑步 / 剪切应力的运动）。

5. 除非患者关节内活动受限或疼痛，否则不建议常规拔除下胫腓联合螺钉。

手术技术

腓骨直接外侧入路

1. 在腓骨外侧前缘轻柔切开皮肤，然后进行深层组织剥离。这种前方切口避免了直接在钢板表面缝合皮肤。将腓骨肌腱牵向后方（见图 42.1 和图 42.2）。

2. 通过在骨折断端放置尖头或锯齿状的复位钳，获得骨折复位。必须注意不要造成医源性的粉碎性骨折。复位需要轻柔地旋转加压，将后方碎片向远端平移以获得复位。

3. 在获得良好的复位后，通过中置装置创建 1 个 3.5 mm 钻头的滑动孔和 1 个 2.5 mm 先导孔来放置拉力螺钉，使螺钉垂直于骨折部位。然后测量并放置 3.5 mm 皮质骨螺钉（图 42.3）。在拉力螺钉放置过程中，使用 0.15 cm（0.062 英寸）的克氏针来稳定骨折，以便在复位钳

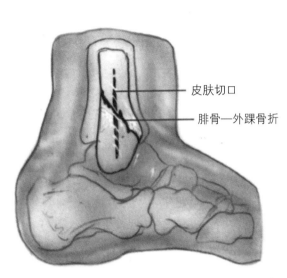

图 42.1 沿着腓骨远端在略低于骨折轴心的位置作纵向切口。在切开伤口之前，可以通过透视确定骨折部位

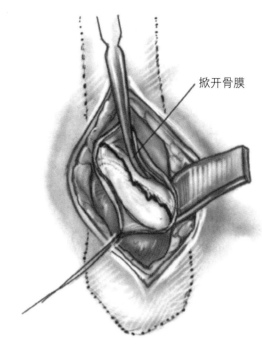

掀开骨膜

图 42.2 清除整个骨折部位血肿或可能阻碍解剖复位的组织，尽可能少地剥离骨膜

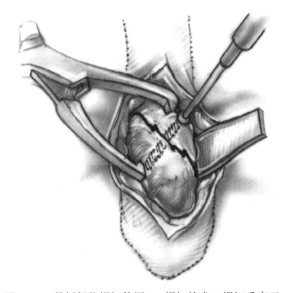

图 42.3 骨折部位螺钉使用 lag 螺钉技术，螺钉垂直于骨折部位放置。使用 3.5 mm 钻头钻 1 个滑动孔，将 1 个中置装置放置在近端 5 mm 的隧道中，通过远端骨折部位形成 1 个 2.5 mm 的导向孔。这种结构允许皮质骨螺钉起到 lag 螺钉的作用

阻挡拉力螺钉时拆卸复位钳。其中的 2.7 mm 螺钉可以与 2.7 mm 滑动孔和 2 mm 导孔一起使用。

4. 在腓骨的侧面直接放置一个适当长度的 1/3 管形钢板。钢板需要预弯，使近端轻微内旋，在远端有一个平缓的凸弯，以适应腓骨的形状。

5. 用 2.5 mm 钻头钻孔后，近端螺钉孔以 3.5 mm 螺钉双皮质固定，远端用 2.5 mm 钻头钻孔后放置 4 mm 单皮质松质骨螺钉（**图 42.4**）。

6. 对于远端骨折，预弯 1/3 管形钢板，在最远端孔处轻微弯曲，然后切割成 2 个小钩。这可以作为一个小钩板使远端碎片获得更稳定的固定。

7. 不能以拉力螺钉固定的粉碎性骨折最好采用桥接钢板固定。桥接钢板技术的关键是腓骨粉碎段没有被破坏和分离。剥离至骨膜，但

不要将腓骨骨膜掀开。固定应采用预弯解剖钢板，在用克氏针固定钢板后进行远端初始固定。如果需要，可使用"推进式"螺钉，然后进行近端固定。整个粉碎段应"桥接"而不做任何固定。使用的钢板越长，应力分布就越分散，这将有助于愈合。

腓骨后置钢板

（1）腓骨后侧钢板固定可以通过标准的外侧入路进行，也可以沿着腓骨肌腱向后侧切开。肌腱向后内侧牵开，以显露腓骨。当使用后外侧入路时，肌腱向前外侧切开以获得显露。

（2）暴露骨折部位后，将合适长度（通常为5或6孔）的1/3管形钢板固定在腓骨

后侧，并用复位钳将其固定。用克氏针稳定复位极大方便了钢板的放置，因为复位钳可以被移除，可以根据需要调整钢板的位置和外形。该钢板需要近端节段内旋，否则可能会发生医源性复位不良，因为远段可能被钢板强制内旋。为了最大限度地发挥钢板抗滑移的机械优势，在骨折线近端钻孔，用3.5 mm的螺钉固定。在放置第2个螺钉之前，应评估钢板的旋转位置。在近端节段内拧入第2颗螺钉可以更好地治疗压缩骨折。如果钢板的外形适合腓骨，近端内固定将有助于远端段的复位并提供压力。

（3）以标准方式将远端螺钉拧入钢板内。

（4）由前向后置入远端螺钉。这种螺钉置入技术特别适用于骨质疏松的病例。

避免在腓骨远端1 cm处放置螺钉，可减少腓骨肌腱受刺激的可能。

内踝前内侧入路

8. 在内踝与大隐静脉平行的正上方切开。由前向后弧形切开，以便于显示前内侧关节（**图42.5**）。或者，可以在内踝的中心处做一个纵向切口，远端指向距骨颈。

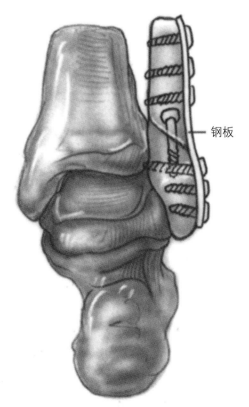

图 42.4 腓骨固定（螺旋形或斜形移位的腓骨骨折）注意1/3管形钢板固定这些骨折的常用方法。近端皮质螺钉穿过两侧皮质。远端松质骨螺钉仅穿过外侧皮质，因此不会进入踝关节间隙。注意骨折间拉力螺钉的位置

钢板

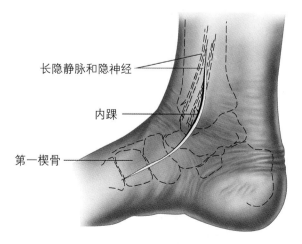

长隐静脉和隐神经

内踝

第一楔骨

图 42.5 切口位于内踝的中心，当切口的远端穿过内踝尖端时，稍微向前弧形切开

9. 暴露骨折部位。去除骨折碎片以观察距骨穹隆的软骨损伤。

10. 清除内侧沟及骨折部位的血肿，清理可能阻碍骨折解剖复位的软组织。

11. 通过放置在骨折部位的点状复位钳来复位骨折。胫骨上的单皮质引导孔有助于点状复位钳复位骨折。

12. 从 4 mm 空心螺钉组中平行钉入 2 根小直径克氏针，垂直于骨折部位（图 42.6）。第 3 根克氏针置入可用于在螺钉放置期间保持旋转稳定性。

13. 在透视评估骨折复位和克氏针位置后，用空心钻在外皮质钻孔。插入适当长度的 4 mm 半螺纹松质骨螺钉。推荐使用 2 个平行螺钉来保证旋转稳定性（图 42.7）。

14. 对于旋后内收型的垂直内踝骨折，在生物力学上需要采用小的 1/3 管形钢板支撑技术。

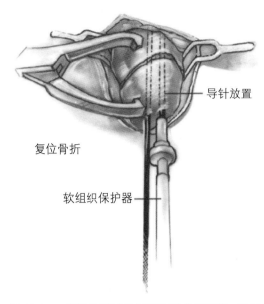

导针放置

复位骨折

软组织保护器

图 42.6　2 根导针穿过骨折部位胫骨干骺端。如有可能，透视评估复位和导针位置。对踝关节进行透视评估，确保导针不会插入踝关节中

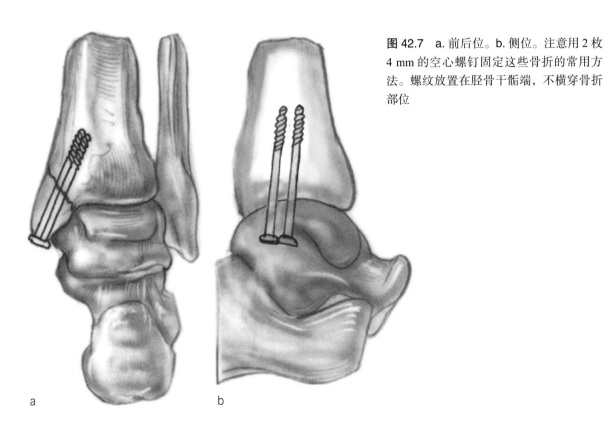

a　b

图 42.7　a. 前后位。b. 侧位。注意用 2 枚 4 mm 的空心螺钉固定这些骨折的常用方法。螺纹放置在胫骨干骺端，不横穿骨折部位

胫骨后外侧入路

（1）患者取俯卧位。切开跟腱和腓骨肌腱之间的皮肤，切口位于腓肠神经外侧。通过向外侧牵开腓骨肌腱暴露远端腓骨。向内侧牵开踇长屈肌以暴露胫骨后侧。必须注意避免对腓肠神经造成损害。这在暴露腓骨远端时更容易发生。

（2）如果胫骨后外侧骨折块足够大，则应使用 1/3 管形钢板或预弯的解剖钢板来防止移位。为了达到令人满意的支撑效果，应减少钢板塑形。解剖钢板的存在有助于确保获得适当的解剖。

（3）同时用后外侧板固定腓骨，防止移位。

下胫腓联合韧带固定

（1）在进行了外侧、内侧和（或）后侧稳定手术后，评估下胫腓联合韧带的完整性。

（2）在透视下进行 cotton 试验，用骨钳牵拉腓骨，同时稳定胫骨，评估下胫腓联合是否增宽，任何增宽都表明韧带损伤需要固定。还应进行矢状位应力测试。

（3）也可以在踝穴位进行外旋应力测试。在前方背屈踝关节处施加旋后和外旋应力，以评估内侧间隙或距骨倾斜是否扩大。

（4）如果下胫腓联合需要固定，在踝关节下方放置一个较大的支撑物，以防止下胫腓复位不良。使用大角度复位钳，以复位下胫腓联合分离。将一齿放在胫骨远端，另一齿放在腓骨远端。复位钳应放在踝关节的水平。确保复位钳放置在韧带联合的轴线上，以避免复位不良。将足外旋 15°。正确的复位通常不需要很大的力量。需要过度挤压复位钳以获得复位，通常提醒外科医师可能发生了复位不良。

（5）用透视证实解剖复位。获取侧位 X 线片，

并与未受伤的健侧踝关节进行比较，以确保对称。这一步骤将减少错误率。避免腓骨后移。这种情况最常见的是后踝骨折没有复位和稳定。

（6）直接通过腓骨切口暴露下胫腓关节，直接显露韧带联合，复位时让腓骨直接位于下胫腓联合处。建议在所有情况下都这样做，以降低错误率。

（7）固定复位用 1 枚或 2 枚 3.5 mm 或 4.5 mm 空心螺钉，使其穿过 3 层或 4 层皮质。使用缝合扣装置是另一种适当的选择。然而，该装置不能单独用于 Maisonneuve 骨折的损伤，也不能应用于后踝骨折，因此不能直接复位固定骨折。

（8）螺钉放置在踝关节近端 1.5~2 cm 处，在韧带联合的近端，向前倾斜 15°。将螺钉平行于胫腓关节并垂直于胫腓关节放置，以避免复位不良。近端固定越多，强度越低（更近端的固定与刚度降低有关）。较多的远端固定侵犯下胫腓骨联合，应尽可能避免。如果下胫腓关节的胫骨近端不适合螺钉置入，则首选远端置入。

（9）当使用腓骨外侧钢板时，可通过螺钉孔放置联合螺钉。当使用腓骨后钢板时，螺钉穿过外侧腓骨皮质放置。

闭合切口

15. 按常规方式闭合切口。将肢体放置在有衬垫的小腿夹板中。在大多数情况下，踝关节是用中立位夹板。但是，如果使用后侧入路，则踝关节在轻微的跖屈状态夹板固定，最大限度地保护皮肤血运。

延伸阅读

1. Boyle MJ, Gao R, Frampton CM, Coleman B. Removal of the syndesmotic screw after the surgical treatment of

a fracture of the ankle in adult patients does not affect one-year outcomes: a randomised controlled trial. Bone Joint J 2014;96-B(12):1699–1705

2. Nortunen S, Lepojärvi S, Savola O, et al. Stability assessment of the ankle mortise in supination-external rotation-type ankle fractures: lack of additional diagnostic value of MRI. J Bone Joint Surg Am 2014;96(22):1855–1862

3. Matuszewski PE, Dombroski D, Lawrence JT, Esterhai JL Jr, Mehta S. Prospective intraoperative syndesmotic evaluation during ankle fracture fixation: stress external rotation versus lateral fibular stress. J Orthop Trauma 2015;29(4):e157–e160

4. Kortekangas TH, Pakarinen HJ, Savola O, et al. Syndesmotic fixation in supination-external rotation ankle fractures: a prospective randomized study. Foot Ankle Int 2014;35(10):988–995

5. Switaj PJ, Weatherford B, Fuchs D, Rosenthal B, Pang E, Kadakia AR. Evaluation of posterior malleolar fractures and the posterior pilon variant in operatively treated ankle fractures. Foot Ankle Int 2014;35(9):886–895

6. Berkes MB, Little MT, Lazaro LE, et al. Articular congruity is associated with short-term clinical outcomes of operatively treated SER IV ankle fractures. J Bone Joint Surg Am 2013;95(19):1769–1775

7. Phisitkul P, Ebinger T, Goetz J, Vaseenon T, Marsh JL. Forceps reduction of the syndesmosis in rotational ankle fractures: a cadaveric study. J Bone Joint Surg Am 2012;94(24):2256–2261

8. SooHoo NF, Krenek L, Eagan MJ, Gurbani B, Ko CY, Zingmond DS. Complication rates following open reduction and internal fixation of ankle fractures. J Bone Joint Surg Am 2009;91(5):1042–1049

9. Xenos JS, Hopkinson WJ, Mulligan ME, Olson EJ, Popovic NA. The tibiofibular syndesmosis. Evaluation of the ligamentous structures, methods of fixation, and radiographic assessment. J Bone Joint Surg Am 1995;77(6):847–856

10. Klammer G, Kadakia AR, Joos DA, Seybold JD, Espinosa N. Posterior pilon fractures: a retrospective case series and proposed classification system. Foot Ankle Int 2013;34(2):189–199

43

跟腱修复

著者：Steven A. Kodros

摘 要

急性跟腱断裂可以手术治疗，也可以非手术治疗。对于活动量大和经常运动的人，跟腱断裂的外科修复将更好地恢复功能和减少再断裂率。对于伤口愈合并发症发生率高的患者，应谨慎地进行外科治疗。手术时应注意恢复肌腱的正常长度。跟腱断裂的外科修复允许进行相对早期的运动训练和康复锻炼。

关键词：跟腱断裂；跖肌腱；姆长屈肌腱；汤普森试验（Thompson's test）

适应证

1. 竞技或高水平运动员急性跟腱断裂。
2. 治疗延迟的急性跟腱断裂：尽管延期手术治疗的具体时间仍有争论，但伤后 2 周内通常是手术最佳时间。如果治疗延迟较长（如超过 6~8 周），手术修复断裂的跟腱可能需要额外的筋膜翻转皮瓣或姆长屈肌腱转位。

禁忌证

1. 手术区皮肤或软组织状况差。
2. 有可能增加伤口愈合问题风险的患者（如周围血管疾病、糖尿病、大量吸烟）（相对禁忌证）。

术前准备

1. 评估患者的手术治疗与非手术治疗的益处。

2. 与患者讨论手术治疗和非手术治疗（及其各自的利弊）。
3. 如果怀疑跟骨撕脱骨折，踝关节和足部的 X 线片是必需的。
4. 虽然适当的病史和体格检查可以基本诊断大部分跟腱断裂，但如果诊断不清楚或需要更准确地确定断裂部位，则可通过 MRI 和超声进行诊断。

特殊器械、体位和麻醉

1. 如果考虑行跖肌腱或其他组织对跟腱进行修复，就需要肌腱剥离器和编织器。
2. 手术通常是在患者俯卧的情况下进行的。然而如果需要的话，这个手术可以通过仰卧位来完成。将对侧臀部垫高，使患肢外旋。
3. 使用大腿止血带。
4. 这个手术是通过全麻、椎管麻醉或周围神经阻滞（腘神经阻滞或坐骨神经阻滞）来完成的。周围神经阻滞具有术后镇痛的优势。

建议和要点

1. 术前应密切注意对侧足踝部正常的跖屈休息位和紧张度，在修复外伤性骨折时，应尽可能地保持相同。如果有必要的话，双下肢都可以备皮和悬垂，以便在手术中进行对比。
2. 在处理皮肤和软组织的过程中要非常小心，以减少术后伤口愈合问题的发生。然而术后伤口愈合问题，即使应用无创技术也有风险，这种可能性应在手术前向患者交代。

3. 使用内侧切口。这避开了腓神经，使我们能够更好地显露跖肌、趾长屈肌和姆长屈肌，而这些肌腱有时是加强修复所必需的。

4. 确保修复过程中所有的缝线结都被深埋，不要留在伤口闭合处表面。

5. 小心缝合腱旁组织，以减轻皮肤闭合时的张力，并尽量减少伤口并发症。如果这种闭合张力太大，可以考虑在跟腱前方的深筋膜处做一个减张切口。

陷阱和误区

1. 避免过度破坏或切开腱旁组织浅层的皮下组织。

2. 尽量避免重建肌腱太长或太短。目的是修复肌腱，使其尽可能接近原来正常长度。

术后护理

1. 手术后，将足部和踝关节置入带衬垫的后踝夹板或石膏加固的琼斯敷料中。足和足踝保持在一个中立的或轻微的跖屈的位置。如果已经实现了稳定的修复，就没有必要固定足踝在极度马蹄足内翻位。

2. 术后 1 周拆除夹板，检查伤口。如果在手术中获得了稳定的修复，那么这个时候就可以开始早期的主动运动训练。我们鼓励患者仅使用受影响患肢的肌肉群进行背屈和跖屈运动。不允许进行抗阻活动或被动活动或拉伸。当患者不运动时，踝关节支具固定，做直腿抬高，继续进行严格的非负重行走。

3. 术后 3 周，拆除缝线，开始按摩瘢痕部位，防止肌腱粘连。

4. 手术后 4 周，允许使用能抬高足跟的可拆卸支具，可进行水上运动、游泳和固定式自行车（阻力最小）。其他的康复计划将保持不变。

5. 术后 10~12 周，停用支具，并开始使用垫高足跟的普通鞋。在这个时候，开始更积极的渐进式抗阻力练习，包括双足趾的站立训练。此外，可以开始在平地或跑步机上进行轻缓慢跑和本体感觉训练。如果有必要，及膝高的弹力袜可以帮助限制足踝下垂导致的肿胀。

6. 随着力量和运动能力的提高，可进行少量的运动康复。如果患者能够成功以患侧足趾站立标志着可以安全地重新进行体育活动。

手术技术

1. 麻醉成功后，患者俯卧在手术台上。使胸部垫高，让腹部悬空。避免肩部过度外展，预防臂丛神经损伤。所有骨性突起下垫软垫。

2. 评估对侧足踝的正常足弓、静息位置和紧张度。此外，评估其对小腿肌肉挤压的正常被动跖屈反应（即 thompson 试验）。另一种方法是，在手术过程中，除了患侧外，还要准备和暴露健侧，以便进行比较。

3. 大腿上止血带。备皮和铺巾。驱血并将止血带充气至 250~350 mmHg。

4. 以断裂部位为中心，沿跟腱内侧行纵行切开（图 43.1）。通常，断裂部位可以通过触诊来识别。切口至少 10 cm。延长切口比撑开皮肤和软组织要好，因为过度牵拉皮肤和软组织可能会增加发生伤口并发症的风险。

5. 直接切开皮下组织，并识别潜在的腱旁组织层。注意避免破坏腱旁组织浅面的皮下组织。在处理皮肤边缘和软组织时，使用无创伤性或"无接触"技术。这些有助于将伤口并发症的风险降到最低。

6. 纵向切开腱旁组织。

7. 暴露跟腱断裂的断端及血肿部位，同时，暴露跖肌腱。清理血肿，切开水肿的腱鞘。如有必要，清理撕裂的肌腱断端。

8. 如果需要编织的跖肌腱来加强跟腱，此时要

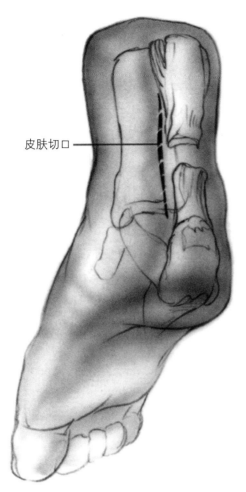

皮肤切口

图 43.1 皮肤切口
沿着跟腱断裂部位中心的内侧行纵向手术切口

切断跖肌腱。用取腱器从皮下沿跖肌将其从三角韧带的近端剥离下来,再将其尽力拉向远端,以组织剪从近端的腱性部分离断。将跖肌远端的附着点留在跟骨的内侧面。

9. 用改良的 Krackow 缝合技术在跟腱近端和远端编入 2 号或 5 号不可吸收缝线(**图 43.2**)。拉紧缝合端,确定各缝合端的牢固。

10. 将断裂的肌腱固定在尽可能接近其正常长度的位置,并将缝合端牢固地固定。将缝合线系紧,使缝合线深埋于皮肤下,而不是直接位于皮肤下的皮下组织中。

11. 踝关节被动背伸超过 90°,从而确认修复的稳定性。通过评估足跖屈静止位置和对 thompson 试验的反应,确保适当的肌腱长度已经恢复正常。将这些结果与术前在健侧肢体(或术中,如果已经准备好的健侧肢体)中获得的结果进行比较。

12. 使用 3-0 可吸收缝线,在修复点周围沿圆周方向进行一段环状连续缝合。这既有助于将轮廓更好修复,也有助于加强修复。

13. 如果需要,可以用跖肌腱编织加强修复(**图 43.3**)。当跖肌腱穿过跟腱撕裂的末端时,要注意避免在无意中切断或损坏修复缝合线。用可吸收缝线将跖腱固定在跟腱外侧的几个点上。让线结深埋在皮肤下。

14. 止血带放气并确认止血。

15. 彻底冲洗伤口。

16. 用间断的 2-0 可吸收缝线关闭鞘膜层,注意不要在此处缝到深部的跟腱。

17. 用间断的 3-0 尼龙缝线缝合皮肤。

18. 在伤口上覆盖无菌敷料。将患肢放置在垫好的夹板或石膏增强琼斯敷料中。保持足踝处于中立位至轻微跖屈位。

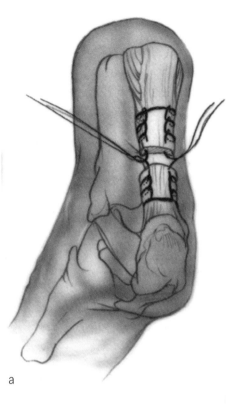

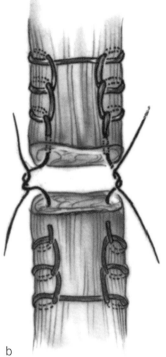

图 43.2　a. 跟腱修复。使用改良的 Krackow 缝合技术，将 2 或 5 号的不可吸收缝线编织跟腱的近端和远端部分。b. Krackow 缝合。注意改良 Krackow 缝合技术的方法

a

b

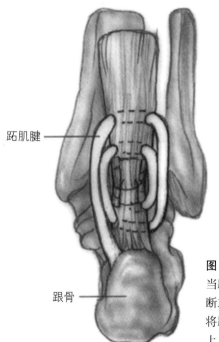

跖肌腱

跟骨

图 43.3　跖肌腱增强
当跖肌腱穿过跟腱时，小心不要切断或损坏修复缝线。用可吸收缝线将跖肌腱固定在跟腱外侧的几个点上，以保持线结埋入伤口

延伸阅读

1. Mandelbaum BR, Myerson MS, Forster R. Achilles tendon ruptures. A new method of repair, early range of motion, and functional rehabilitation. Am J Sports Med 1995;23(4):392–395

2. Uquillas CA, Guss MS, Ryan DJ, Jazrawi LM, Strauss EJ. Everything Achilles: knowledge update and current concepts in management: AAOS exhibit selection. J Bone Joint Surg Am 2015;97(14):1187–1195

3. Wapner KL. Achilles tendon ruptures and posterior heel pain. In: Kelikian AS, ed. Operative Treatment of the Foot and Ankle. Stamford, CT: Appleton & Lange; 1999:369–387

44

Chevron 截骨术治疗踇外翻

著者：Daniel J. Fuchs，Armen S. Kelikian

摘 要

踇外翻畸形会在第一跖趾关节产生凸起，并且可能会疼痛，尤其是穿鞋时。Chevron 截骨术是治疗轻度至中度症状性外翻畸形的有效方法，其第一和第二节跖间角度小于 13°。Chevron 截骨术使第一跖骨头横向移动和旋转，也可以用来纠正增大的远端跖骨角。对于更严重的畸形，应采用近端截骨代替，如果存在关节不稳定，首选第一跗跖骨融合。

关键词：踇外翻；chevron 截骨术；跖骨间角；远侧跖骨关节角

适应证

1. 踇外翻疼痛，通常伴有穿鞋疼痛是踇外翻手术的必要条件。未行矫形手术。
2. 跖骨间角 <13°（**图 44.1**）。
3. 远侧跖骨关节角（DMAA）>10°（双向 chevron 截骨）（**图 44.1**）。

禁忌证

1. 第一跖关节活动度较大。
2. 翻修术（相对）。
3. 中晚期跖趾关节炎。
4. 外周血管疾病。

术前准备

1. 前后位片和侧位负重 X 线片。
2. Harris 足印。

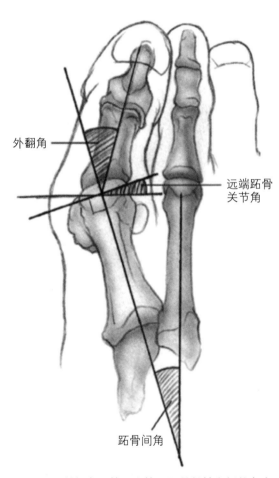

外翻角

远端跖骨关节角

跖骨间角

图 44.1 跖骨间角—第一和第二跖骨长轴之间的角度 远端跖骨关节角—垂直于第一跖骨和沿第一跖骨头关节面划线之间的角度。外翻角—第一跖骨长轴与第一脚趾近端指骨之间的角度

特殊器械、体位和麻醉

1. 踝关节神经阻滞和止血带（250 mmHg）。
2. 患者取仰卧位。
3. 微型摆锯（中刀片）。
4. 薄骨刀。
5. 带导向器的 0.15 cm（0.062 英寸）和 0.14 cm（0.054 英寸）克氏针。
6. 切腱剪。
7. Banana 67 号刀片。
8. Ragnell、Davis 和 Hohmann 牵引器。
9. 截骨导向器。
10. 2.0 mm 可生物吸收钉或 2.5 mm 埋头螺钉。

建议和要点

1. Ragnell 牵开器用于从内侧牵引近端截骨块，以允许远端截骨块的横向移动。
2. 关节囊内松解和内收肌腱切断术可以用 banana 刀片从内侧到外侧进行。
3. 对于较大畸形（HVA>13°），应行远端跖骨截骨术（如嵌接截骨术），而不是远侧截骨（如 Chevron）。对于跗外翻畸形和晚期 MTP 关节炎，应采用 MTP 融合术矫正畸形。对于冠状面 TMT 不稳定的情况，应进行 Lapidus 手术（第一次 TMT）融合以纠正畸形。
4. 对于中度旋转不良（旋前），请考虑 Lapidus 手术或反向旋转等。

陷阱和误区

1. 避免头部或颈部的过度横向剥离。
2. 避免穿过截骨端。
3. 在骨赘切除术中避免切开第一跖骨皮质。

术后护理

1. 手术后应用大块敷料包扎。手术后 5~7 天更换，并应用跗趾夹板。
2. 术后用固定鞋 4 周，夜间用夹板 4 周。在这个阶段，允许穿运动鞋但是要使用分趾垫。
3. 第一次手术后鼓励足趾背伸练习。

手术技巧

开　始

1. 按照标准的无菌方式准备和包扎足踝，确保充分暴露。
2. 如果要使用止血带，足部应该驱血，并将足踝止血带充气。
3. 在 MTP 关节上做 1 个 4 cm 的内侧皮肤切口，以皮肤缝线牵拉，更好地暴露切口。用组织剪在筋膜下分离跗侧背侧皮瓣。注意保护背侧皮神经。
4. 进行倒 L 形关节囊切开术。短的切口平关节间隙，长的切口在背侧和近端（图 44.2）。或者，也可以进行环形切除术，去除畸形矫正后的多余组织。

过　程

5. 暴露跖骨颈部。清除内侧外生骨疣（1~2 mm）。请记住，内侧疣体切除不应平行于第一跖骨干，而应与第一跖骨内侧缘平行。以避免损伤骨皮质（图 44.3）。
6. 做一个 70° 的跖骨远端截骨。顶点靠近关节面近端 1 cm 处。注意：不要在中心交叉（图 44.4）。为了避免交叉，可以在截骨的顶端从内侧到外侧用 0.14 cm（0.054 英寸）克氏针穿透。截骨术也可以通过使用固定在克氏针上的截骨导向器来进行。克氏针应与第二跖骨轴垂直放置，以避免缩短跗趾或增加 DMAA。
7. 用薄的截骨锯片完成截骨。
8. 用 Ragnell 拉钩向内牵拉，使头部侧向移位。
9. 如果 DMAA 固定角过大，再次进行背侧斜形截骨。首先，在内侧切下 1~2 mm 的骨片，

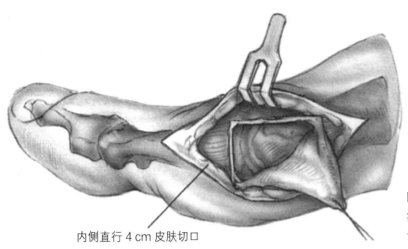

内侧直行 4 cm 皮肤切口

图 44.2　L 形关节囊切开术
注意：短的垂直切口在关节面处，长的水平切口在背侧和近侧

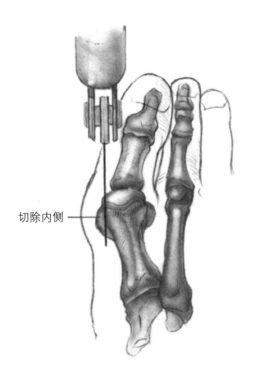

切除内侧

图 44.3　内侧隆突切除术
使切口与足的内侧缘平行，而不是与第一跖骨的轴平行，避免损伤到皮质

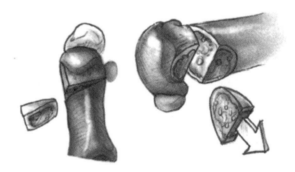

图 44.4　双向人字形截骨
做一个 70° 的顶部远端截骨。水平截骨与地面平行。斜形截骨至背侧

然后移除。这有助于截骨术的双向（平移和旋转）性。

10. 在平移和校正后，使用 0.14 cm（0.054 英寸）克氏针顺行固定来稳定跖骨头。

11. 可以顺行或逆行打入克氏针，建议逆行将 0.15 cm（0.062 英寸）克氏针从跖骨头穿入，从截骨端的背侧和近端穿出（**图 44.5**）。

12. 测量针的长度。插入长度为 20 或 30 mm 的

生物可吸收棒。另外，也可以使用 2.5 mm 的埋头螺钉。

13. 如果截骨端不稳定，则打入第二根针。

14. 切除移位后的台阶状骨质（见**图 44.6**）。

15. 如果内收肌腱有张力，则行关节内或开放的内收肌腱切断术。

16. 平衡内侧关节囊。从垂直短切口内切除多余的 8~10 mm 的关节囊（**图 44.7**）。

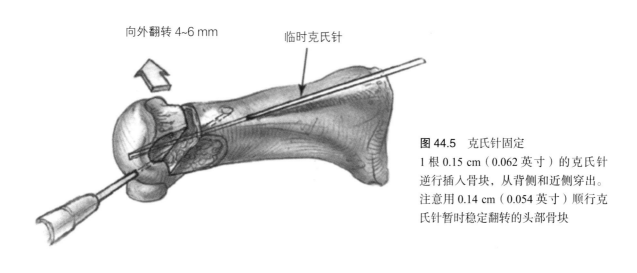

图 44.5 克氏针固定
1 根 0.15 cm（0.062 英寸）的克氏针逆行插入骨块，从背侧和近侧穿出。注意用 0.14 cm（0.054 英寸）顺行克氏针暂时稳定翻转的头部骨块

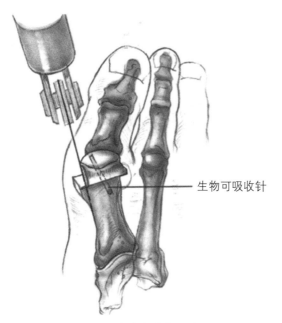

图 44.6 去除台阶状骨质

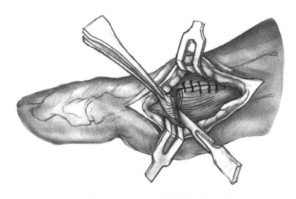

图 44.7 将多余的 8~10 mm 关节囊从垂直短切口切除

闭合切口

1. 使用 2-0 Vicryl 可吸收缝线行关节囊缝合。

2. 用 5-0 尼龙线缝合皮肤。厚敷料加压包扎。

延伸阅读

1. Easley ME, Trnka HJ. Current concepts review: hallux valgus part II: operative treatment. Foot Ankle Int 2007;28(6):748–758

2. Kelikian AS. Hallux valgus. In: Kelikian AS, ed. Operative Treatment of the Foot and Ankle. Stamford, CT: Appleton & Lange; 1999:61–94

3. Kitaoka H. Distal chevron first metatarsal osteotomy. In: Kitaoka H, ed. Master Techniques in Orthopaedic Surgery: The Foot and Ankle. Philadelphia, PA: Wolters Kluwer Health; 2013:1–12

45

锤状趾的矫正

著者：Daniel J. Fuchs，Armen S. Kelikan

摘 要

锤状趾常常发生在第 2~5 足趾，可引起疼痛，严重者伴有皮肤破损。除锤状趾以外，2~5 足趾还常见其他几种畸形，如槌状趾、爪形趾、骑跨趾。不论哪种畸形，都可分为柔韧性和僵硬性两类，这对于手术方式的选择很重要。对于僵硬性的锤状趾，标准术式应该选择近侧趾间关节成形或融合。对于跖趾关节不稳、爪形趾或骑跨趾，行跖骨短缩截骨并跖板修复术后效果很好。

关键词：锤状趾；槌状趾；爪形趾；骑跨趾；跖骨短缩截骨；Weils 截骨；跖板修复

概 念

1. 槌状趾：远侧趾间关节（DIP）屈曲畸形。
2. 锤状趾：近侧趾间关节（PIP）屈曲畸形合并跖趾关节（MTP）及远侧趾间关节的轻度过伸。
3. 爪形趾：PIP 关节屈曲合并 MTP 关节过伸。
4. 偏斜趾：MTP 关节内翻或外翻畸形。
5. 骑跨趾：第 2 趾向内偏骑跨于姆趾上且合并有锤状趾畸形。
6. 卷曲趾：第 4 或第 5 趾弯曲畸形但没有成角。

适应证

1. 畸形合并有疼痛。不应该仅仅为了整形而做手术。

2. 出现继发于畸形的皮肤破损。
3. 经过特制鞋、鞋垫及足趾垫治疗无效的。

禁忌证

合并外周血管疾病。

术前准备

1. 体格检查：
   （1）Cock-up 试验（MTP 关节屈曲时检查者在跖骨头下方施加压力）。
   （2）F-Thompson 试验（第 2 跖趾关节不稳）。
   （3）评估姆趾和第一趾列。
   （4）检查足部是否合并胼胝、角化症、鸡眼等。
2. 足部负重正侧位 X 线。

特殊器械、体位和麻醉

1. 患者仰卧于标准手术台上。
2. 该手术可使用局麻或区域麻醉。
3. 可选择使用踝部止血带（压力 250 mmHg）。
4. 15 号刀片。
5. 小剥离器。
6. Meyerding 拉钩。
7. 双齿皮肤拉钩。
8. 微型电锯。
9. 0.11 cm（0.045 英寸），0.14 cm（0.054 英寸），以及 0.15 cm（0.062 英寸）克氏针。

10. 3-0 可吸收缝线。

11. 4-0 尼龙线。

12. 2.5 mm 无头螺钉。

13. 跖板修复系统：包括穿线器、关节牵开器和 2 mm 折断钉。

建议和要点

将脉搏氧饱和度仪夹在脚趾上，是测量足部供氧的绝佳方法。

陷阱和误区

1. 如果克氏针固定后，发现足趾血循环障碍，应将克氏针拔除。

2. 如果需要，可以增加近节趾骨切除量，以避免周围软组织张力过高。

术后护理

1. 使用标准的带衬垫的足部敷料。

2. 留有克氏针固定的患者，PIP 关节和 DIP 关节成形术后 3 周拆除，如克氏针穿过 MTP 关节则推迟 1 周，术后 4 周拆除。

3. 患者术后下床活动时需穿特制硬底鞋。

4. 克氏针拆除后，可将患趾与临近的脚趾绑在一起。

5. 做了跖板修复的患者，术后 2 周开始被动跖屈锻炼，每天 2 次。还可以选择性使用动态跖屈夹板。

手术技巧

准 备

1. 足部消毒铺巾，确保术中能良好暴露。

2. 如需使用止血带，建议先从足部驱血再将踝部止血带充气。

手术步骤

（1）柔韧性槌状趾：

在远端跖侧横纹处，取横切口经皮将趾长屈肌切断。

（2）僵硬性槌状趾：

①在 DIP 关节背侧做一椭圆形切口（图 45.1a）。

②切除皮肤、伸肌腱和背侧关节囊。

③切断侧副韧带，用摆锯将中节趾骨的远端截除 3 mm，同样将远节趾骨的基底部截除 1~2 mm（图 45.1b）。

④使用 1 根 0.14 cm（0.054 英寸）的克氏针固定远、中、近 3 节趾骨，术后 3~4 周拆除（图 45.2）。

⑤或者使用埋头加压螺钉将 DIP 关节固定，螺钉术后无须取出。

（3）柔韧性锤状趾：

①行 Girdlestone-Taylor 屈—伸肌腱转位术，同时松解背侧关节囊。对僵硬性锤状趾则应将近节趾骨的远端切除（见下文）。

②找到趾长屈肌腱：在跖侧跨 MTP 及 PIP 关节横纹做一正中纵向切口，钝性分离找到趾长屈肌腱，在其远端横行切断。

③将趾长屈肌腱分成两束，用 2-0 不可吸收缝线分别标记。

④两束趾长屈肌腱从骨膜下绕过近节趾骨，从背侧另一切口穿出，在近节趾骨的伸肌装置处汇合。保持踝关节中立位，足趾屈曲 20°，将两束肌腱上可吸收线于伸肌腱膜深面相互打结。

（4）僵硬性锤状趾：

①在 PIP 关节处做一梭形（椭圆形）或横行切口（图 45.1a）。

②切除多余皮肤，并将伸肌腱横行切断。将刀锋转向关节，由外向里，在关节的两侧切断侧副韧带。

③使用微型摆锯将近节趾骨头截除 5 mm，同时将中节趾骨的基底部截除 2 mm（**图 45.1b**）。

④使用 1 根 0.14 cm（0.054 英寸）的克氏针按先顺行后逆行的方法固定远、中、近三节趾骨。然后通过 cock-up 试验检查 MTP 关节是否存在过伸。如果存在过伸，则在 MTP 关节处另做一直切口，行伸肌腱切断以及背侧关节囊松解术（**图 45.2**）。

⑤或者可使用埋头加压螺钉替代克氏针固定。先打入合适直径的导针，移除导针后，从远端向近端拧入螺钉。螺钉的尾端需要拧过 DIP 关节，完全埋

入中节趾骨内，以免阻碍 DIP 关节的活动。

（5）爪形趾、骑跨趾、MTP 关节不稳的矫正（**图 45.3**）：

①爪形趾畸形，对 PIP 关节的处理同前［见上文（4）部分］。除此之外，可能需要行跖骨短缩截骨以及跖板修复，以此纠正 MTP 关节畸形。跖板变薄引起的骑跨趾畸形，也可用相同的方法进行治疗。

②MTP 关节过伸畸形常合并有跖骨的相对过长。对于这类病例，可采用跖骨干骺端的短缩截骨（Weil 截骨术）。短缩截骨不仅可减轻跖骨压力，还有利于跖板修复术的暴露。

③经 MTP 关节背侧做一纵向切口，将伸肌腱向侧方牵开后，打开背侧关节

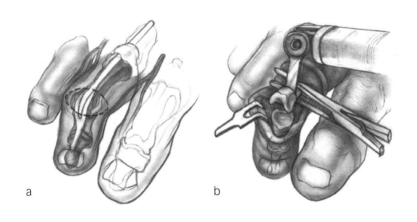

a   b

图 45.1　a. PIP 关节处做椭圆形切口。b. 近节趾骨远端切除

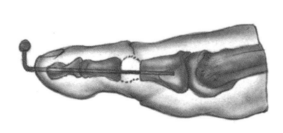

图 45.2　僵硬性的槌状趾和锤状趾患者，都可用 1 根 0.14 cm（0.054 英寸）克氏针

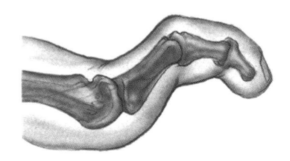

图 45.3　爪形趾畸形 克氏针穿过 3 节趾骨固定

囊，在近端趾骨基底部将副韧带松解，再用弧形剥离器（McGlamry 剥离器）将跖板的近端止点剥离跖骨的跖侧。

④行跖骨短缩截骨。使用摆锯在跖骨头背侧关节软骨下方 2 mm 处开始截骨，平行于足的跖表面，向跖骨的近侧和跖侧方向进行截骨（**图 45.4a**）。

⑤将截下的远端骨块按具体需求向近端平移相应的距离，一般为 2~4 mm。从背侧向跖侧钻入一根 0.15 cm（0.062英寸）克氏针，固定 2 个骨块（**图 45.4b**）。

⑥将跖骨背侧残余的突出削除，使背侧骨皮质与关节软骨平齐。

⑦将跖板与趾屈肌腱分离开，并找到撕裂的远端。如果发现跖板有部分撕裂或者变薄，则把它完全分离。

⑧在近节趾骨基底部由背侧向跖侧打入第 2 根 0.15 cm（0.062 英寸）克氏针，

利用小关节牵开器将 MTP 关节牵开。

⑨在穿线器辅助下，用 2 根 0 号不可吸收缝线做双排褥式缝合，线尾从跖板背侧穿出。

⑩打磨近节趾骨的近端跖侧表面，形成渗血的骨床，以利于腱骨愈合。

⑪拆除牵开器及近节趾骨上的克氏针。

⑫拆除做 Weil 截骨时打入的第一根克氏针。注意维持截骨块的位置，保持断端加压，拧入 1 枚 2 mm 直径螺钉固定。

⑬放置最后的固定螺钉之前，可以根据跖骨的抛物线排列，再调整一下跖骨的长度。

⑭用 0.15 cm（0.062 英寸）克氏针从背侧向跖侧钻孔，在近节趾骨基底部建立 2 个平行或相交的骨道。

⑮利用穿线器将 2 根缝线的两头分别穿过 2 个不同的骨道。

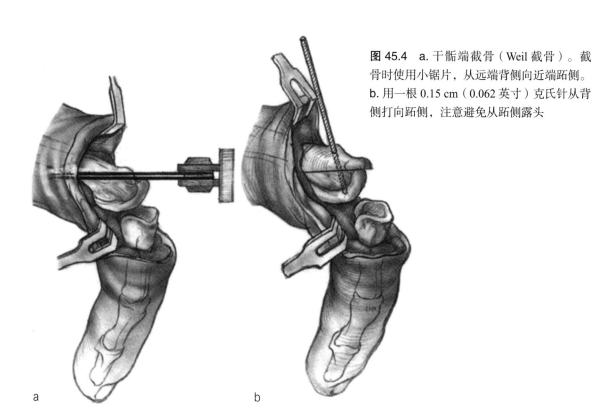

a   b

图 45.4 a. 干骺端截骨（Weil 截骨）。截骨时使用小锯片，从远端背侧向近端跖侧。b. 用一根 0.15 cm（0.062 英寸）克氏针从背侧打向跖侧，注意避免从跖侧露头

⑯拉紧缝线，使跖板贴近近节趾骨基底部。注意将MTP关节维持于跖屈位，缝线在骨桥上打结固定，完成跖板修复。

闭合切口

3. 缝合皮肤。

4. 使用厚敷料加压包扎。对跖板修复的患者需要用背侧的铝夹板固定。

延伸阅读

1. Coughlin MJ. Lesser toe deformities. In: Coughlin MJ, Saltzman CL, Mann RA, eds. Mann's Surgery of the Foot and Ankle. Philadelphia, PA: Elsevier Health Sciences; 2014:322–424

2. Nery C, Coughlin MJ, Baumfeld D, Mann TS. Lesser metatarsophalangeal joint instability: prospective evaluation and repair of plantar plate and capsular insufficiency. Foot Ankle Int 2012;33(4):301–311

3. Shirzad K, Kiesau CD, DeOrio JK, Parekh SG. Lesser toe deformities. J Am Acad Orthop Surg 2011; 19(8): 505–514

46

Morton 神经瘤切除术

著者：Steven A. Kodros

摘 要

    Morton（莫顿）神经瘤是常发于前足远端跖间神经的周围神经纤维瘤，最常见于第三和第四跖骨间。症状包括病变区域局部疼痛，偶有对应的脚趾麻木或感觉减退。如果保守治疗无法充分缓解或控制这些症状，则应当选择手术切除神经瘤。手术需注意近端神经的处理技巧，以减少出现有症状的残端神经瘤的风险。大概 10% 的病例会出现残端神经瘤。应告知患者该手术会导致对应脚趾的永久性麻木。

    关键词：Morton 神经瘤；周围神经纤维化；跖骨痛；跖间韧带

» Morton 的神经瘤被认为是继发于趾间神经周围的神经纤维化。约 90% 的莫顿神经瘤发生在第三个间隙。

» 只有约 10% 的莫顿神经瘤发生在第二个跖骨间隙中。 因此，该间隙的跖骨痛症状应考虑其他可能的原因。

适应证

    Morton 神经瘤非手术治疗失败（例如：调整鞋、跖骨垫、可的松注射）。

禁忌证

1. 血管疾病。
2. 具有伤口愈合风险的患者（例如外周血管疾病、糖尿病、重度吸烟者）（相对禁忌）。

术前准备

1. 如果循环状态有问题（例如老年患者、糖尿病患者），应考虑详细进行无创动脉血流量检查（足趾负重情况下）。
2. 告知患者成功的神经瘤切除术会导致相邻脚趾永久性麻木。

特殊器械、体位和麻醉

1. 这个手术可采用踝关节神经阻滞麻醉、联合麻醉监护和静脉镇静，或者采用全身麻醉或其他神经阻滞麻醉。
2. 使用踝关节止血带（踝关节上方），压力设定为 250 mmHg。
3. 准备 1 个小型撑开器，可以放在跖骨之间，增加手术视野。

建议和要点

1. 在消毒铺单前实施踝关节神经阻滞麻醉，这样可以确保有足够的时间使阻滞麻醉达到最佳的效果。
2. 在止血带充气之前抬高肢体几分钟用来驱血。
3. 当切除神经近端时，使用止血钳向远端纵向牵引神经，然后在尽可能接近近端处切断神经。
4. 止血带放气应在切除神经瘤之后关闭切口前。这有助于确认各足趾的血运良好。

陷阱和误区

避免同时切除相邻跖间隙的神经瘤，因为在切除时可能损伤相邻的动脉血管。如果损伤跖骨两侧的动脉血管，可能发生相应足趾的坏死。

术后护理

1. 使用柔软的伤口敷料适当加压包扎。
2. 术后 12 小时内应避免患肢负重，之后患者可完全负重。
3. 术后 1 周去除伤口敷料，拆线不早于术后 3 周，以确保伤口完全愈合。
4. 术后使用术后鞋 3 周，之后患者可以穿合适的网球鞋。

手术技术

入 路

1. 患者仰卧在手术台上。在同侧臀部下方放置一个卷起的毯子，内旋患肢。踝关节上方绑止血带。

2. 用 1% 利多卡因和 0.5% 丁哌卡因溶液（不含肾上腺素）的 1 : 1 混合物进行踝关节阻滞。
3. 以无菌操作进行消毒铺单。将足部放血并将止血带充气至 250 mmHg。
4. 在相关间隙的足背部行纵向切口。从远端趾蹼向近端延伸 3~4 cm（图 46.1）。
5. 小心钝性解剖分离皮下组织，逐渐暴露深层组织，烧灼小静脉止血。
6. 确定横向跖间韧带。在这个结构附近放置小撑开器牵开两侧跖骨（图 46.2）。
7. 沿横向跖间韧带下方(足底侧)进行解剖分离，与下方组织隔开后切断该韧带（图 46.3）。
8. 使用小撑开器向两侧牵引分开跖骨，帮助暴露神经和神经瘤。

神经瘤切除术

1. 轻柔地将神经、神经瘤与相邻血管钝性解剖分离。
2. 跖间神经在远端分为两支各自进入两侧足趾。在切口最远端锐性切断所有分支。

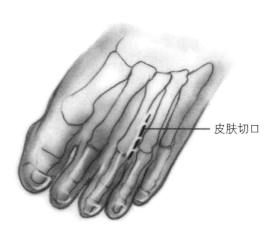

图 46.1 皮肤切口
在所涉及的间隙背面做一个纵向切口。这应该从远端趾蹼开始，并向近端延伸 3~4 cm

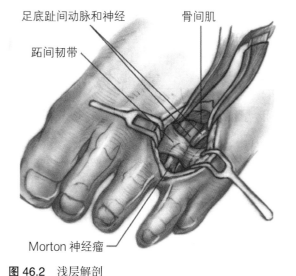

图 46.2 浅层解剖
在跖骨之间放置一个小的层状撑开器，可以看到横行的跖骨间韧带和下面的神经血管结构

3. 从远端到近端方向进行解剖并游离神经和神经瘤。

4. 用止血钳夹住神经向远端纵向牵引神经，尽可能贴近术野近端切断神经，使神经残端自动回缩（**图46.4**）。

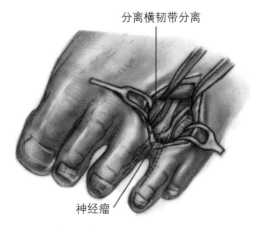

图46.3 深层解剖
横行的跖间韧带被分离，露出下面的神经瘤

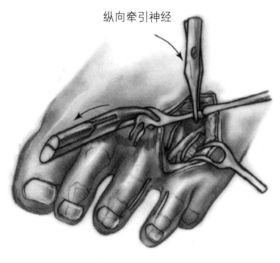

图46.4 神经切除
神经在尽可能近的地方被锐性切断。可通过止血钳由远端纵向牵引神经，近端软组织用 Freer 拉钩牵拉

5. 切除神经和神经瘤。检查术野，确认切除所有异常的神经组织。

6. 取下撑开器，止血带放气，细致止血，确认足趾血运良好。

闭合切口

1. 冲洗伤口。

2. 仅缝合皮肤，使用 4-0 尼龙缝线间断缝合。

3. 覆盖无菌敷料，柔和地加压包扎。

4. 将患者转移到康复室。

延伸阅读

1. Kodros SA. Armamentarium and implants. In: Kelikian AS, ed. Operative Treatment of the Foot and Ankle. Stamford, CT: Appleton & Lange;1999:53–60/edb

2. Kodros SA. Nerve entrapment. In: Kelikian AS, ed. Operative Treatment of the Foot and Ankle. Stamford, CT: Appleton & Lange;1999: 201–210

3. Pomeroy G, Wilton J, Anthony S. Entrapment neuropathy about the foot and ankle: an update. J Am Acad Orthop Surg 2015;23(1):58–66

47

第五跖骨近端 JONES 骨折：内固定

著者：Steven A. Kodros

摘 要

　　Jones 骨折发生在第五跖骨近侧干骺端。该区域是血液供应的分水岭，与骨折的延迟愈合和症状性骨不连的发生率增高有关。对于希望快速恢复活动的患者、运动员或者是疑似骨愈合延迟的病例，可以考虑第五跖骨髓内固定的手术方式。适当的手术技术和术中透视将有助于确保良好的手术结果。一般来说，适当长度的固定螺钉可以使内固定螺钉置入第五跖骨峡部，并提供最佳的内固定效果。

　　关键词：Jones 骨折；第五跖骨；骨不连；髓内的

» Jones 骨折是位于第五跖骨近端骨骺—骨干交界处的横断骨折。

» Jones 骨折比单纯的第五跖骨结节撕脱性骨折（位于更近端）发生症状性骨不连或者纤维性骨愈合的概率要高得多（图 47.1）。

» 通常来说，非手术治疗包括短腿石膏固定，

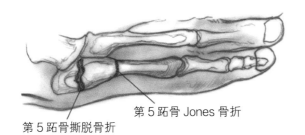

第 5 跖骨 Jones 骨折

第 5 跖骨撕脱骨折

图 47.1　第五跖骨骨折
第五跖骨结节性撕脱骨折位置和位于近端干骺端交界处的横断 Jones 骨折

非负重 6~8 周后可以改用短腿支具或者步行石膏，直至骨折愈合（通常还需 6~8 周）。

适应证

1. 第五跖骨近端 Jones 骨折采用非负重短腿石膏 6~8 周保守治疗后骨折仍不愈合。

2. 年轻运动员急性第五跖骨近端 Jones 骨折，希望快速康复，缩短治疗和康复时间。

3. 第五跖骨近端 Jones 骨折患者希望手术治疗，而非保守治疗。

4. 第五跖骨近端应力性骨折、延迟愈合或者骨不连。

禁忌证

1. 髓腔直径太小，不能容纳足够大的螺钉。

2. 患者有伤口愈合风险（例如，周围血管病、糖尿病、长期吸烟等）。

术前准备

1. 通过测量第五跖骨髓腔宽度来确定合适的螺钉大小。通常来说，直径 4.5~6.5 mm 的螺钉是比较适合的，并且具有足够的强度用于内固定。

2. 实心螺钉较为坚固，但是空心钉更合适，选择大小合适的空心钉器械（导针、空心钻、扩孔器）有利于第五跖骨的髓腔准备，以利于螺钉放置。

3. 髓内峡部通常采用长度小于 50 mm 的螺钉，由于第五跖骨向足底侧弯曲，应注意避免使用太长的螺钉，以防止出现骨折部位的侧向空隙或者医源性跖骨干骨折。

特殊器械、体位和麻醉

1. 使用"相对"经皮技术将有助于将空心钉置入髓内。
2. 术中透视和可透射线的手术台是准确定位螺钉所必需的。
3. 患者仰卧在手术台上，在同侧臀部下放置一个大的软垫，这有助于内旋患肢。
4. 手术可以在踝关节阻滞麻醉下进行，配合麻醉监护和静脉麻醉。或者，采用全麻或者其他区域阻滞麻醉。
5. 使用踝关节止血带（位于踝关节上方），压力设定在 250 mmHg。

建议和要点

1. 术前，确保可以获得多角度的第五跖骨的透视图像，包括前后位、侧位、斜位。
2. 切皮之前，将导针直接放在第五跖骨的轴线上，用透视图像评估在前后位及侧位上的位置，用记号笔沿导针画线，这些标记线将有助于术中正确放置髓内导针。
3. 如果术中髓内导针的初始位置不合适，可以反转钻头，尝试重新定位，这有助于防止导针尖端进入之前的骨道。
4. 在置入实心髓内钉时，可以使用空心螺钉系统的导针和空心钻（如果空心钻的直径合适）来帮助实现髓内钉的精确定位。
5. 如果使用全螺纹钉，第五跖骨近端部分应该大于螺钉直径钻孔，这就产生了一个滑动孔，形成骨折部位的碎片间加压。

陷阱和误区

1. 在第五跖骨髓腔内避免使用过大的螺钉，这很可能造成第五跖骨的医源性骨折。
2. 尽量避免损伤腓肠神经分支，通过钝性分离皮下组织，防止出现切口神经瘤。

术后护理

1. 术后立即予以患肢短腿夹板或者石膏外固定，患肢严禁负重。
2. 术后 2 周拆线，佩戴短腿支具开始足部和踝关节的早期功能康复锻炼。
3. 对于急性骨折，术后 2 周可以佩戴短腿支具适当负重。术后 6 周，如果早期骨折愈合明显，可以去除支具。
4. 对于骨不连和一些应力性骨折，术后应将负重时间推迟 4~6 周，并一直佩戴短腿支具直到随访的 X 片显示有明显骨折愈合迹象。

手术技术

1. 患者仰卧位，患侧的臀部下方放置一个垫子，使患肢内旋，将踝关节止血带放置在踝关节上方。
2. 用 1% 利多卡因与 0.5% 丁哌卡因溶液（不含肾上腺素）按 1：1 混合，进行踝关节阻滞。
3. 消毒铺巾后驱血，设置止血带压力为 250 mmHg。
4. 沿中足侧面纵行切开，从第五跖骨结节顶端开始，向近端延长约 3 cm（图 47.2）。
5. 仔细钝性分离，直至暴露第五跖骨结节。
6. 将导针的软组织套管直接定位于第五跖骨结节的顶端，使用前后位和侧位透视确认其位置（图 47.3）。
7. 保持软组织套管的轴线与第五跖骨长轴一致。
8. 通过软组织套管将导针钻入第五跖骨。
9. 使用术中透视，从前后位、侧位、斜位等多个方位的透视确定导针在髓腔内的精确位置。

10. 使用测深器来确定螺钉合适的长度。

11. 使用适当的空心钻，在导针引导下穿过软组织套筒进行钻孔，定期清理钻头，清除碎骨片，防止堵塞。

（1）如果使用空心钉，将螺钉穿过导丝，将其拧入第五跖骨，一旦螺钉进入跖骨髓腔，将导针稍退出一点，以防止出现断裂或者导针被卡住的情况，但是，在空心钉最终位置被术中透视确认满意之前，不要将导针完全退出空心钉。

（2）如果使用实心钉，可以取出导丝，将实心钉拧入空心钻所产生的通道中，使用术中透视，以确保螺钉进入髓腔内满意的位置。

12. 在前后位上使用透视图像评估螺钉的最终位置（**图 47.4**）。

13. 松开止血带，止血，冲洗伤口。

14. 使用 4-0 尼龙线间断缝合皮肤。

15. 盖上无菌敷料。患肢使用短腿支具或者石膏固定。

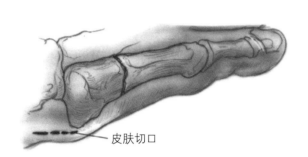

图 47.2 沿中足侧面纵向切开，从第五跖骨结节顶端开始，向近端延长约 3 cm

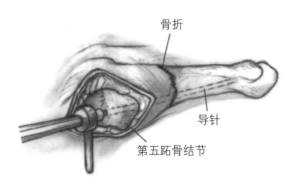

图 47.3 导针放置

将导针的软组织套管直接定位于第五跖骨结节的顶端，使用前后位和侧位透视确认其位置

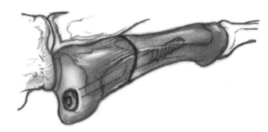

图 47.4 螺钉位置

螺钉的最终位置由透视图像确定

延伸阅读

1. Den Hartog BD. Fracture of the proximal fifth metatarsal. J Am Acad Orthop Surg 2009;17(7):458–464

2. Ochenjele G, Ho B, Switaj PJ, Fuchs D, Goyal N, Kadakia AR. Radiographic study of the fifth metatarsal for optimal intramedullary screw fixation of Jones fracture. Foot Ankle Int 2015;36(3):293–301

3. Johnson JT, Labib SA, Fowler R. Intramedullary screw fixation of the fifth metatarsal: an anatomic study and improved technique. Foot Ankle Int 2004; 25(4):274–277

48

腰椎间盘切除术

著者：Srdjan Mirkovic，Mark T. Nolden

摘 要

　　腰椎间盘切除术是最常见的脊柱外科手术。虽然手术方式是多样性的，但本质是相同的。不管是使用牵开器和显微镜还是放置扩张管道，这两种方式都是通过有限的小切口实现椎间盘切除，所以被称为微创椎间盘切除术。

　　关键词：腰椎间盘切除术；显微椎间盘切除术；微创椎间盘切除术；椎板切开术

适应证

1. 大小便功能障碍（绝对适应证）。
2. 保守治疗失败（相对适应证）。
3. 反复发作的腰椎神经根性症状（相对适应证）。
4. 超过3个月症状不缓解（相对适应证）。

禁忌证

1. 没有神经功能损害的无痛性椎间盘突出（HNP）。
2. 没有发现明显的病变。
3. 临床表现、解剖节段、体格检查和影像学表现之间缺乏一致性。
4. 单纯下腰痛。

术前准备

1. 腰椎正侧位X线片。
2. 进一步的影像学检查［磁共振成像（MRI），计算机断层扫描（CT），CT脊髓造影］。

3. 神经系统评估、心理评估、神经根紧张性试验。
4. 临床和麻醉方面的评估。
5. 术前抗生素使用。

特殊器械、体位和麻醉

1. 患者俯卧位，胸部垫枕，髋、膝关节伸直或者90°膝胸位。
2. 使用抗血栓弹力袜和（或）压力靴。
3. 老年人考虑留置导尿管。
4. 双上肢与躯体呈90°放置，以避免臂丛神经损伤。
5. 所有受压部位垫枕，特别是胸部、肘部和膝部。
6. 男性要确保会阴区不受压。
7. 手术可以在全麻、腰麻、局麻下进行。如果没有禁忌证，可以使用低血压性麻醉控制平均血压在70 mmHg以下，以减少术中硬膜外出血量。
8. 术中可以在显微镜下或环状放大光源下进行。如果用环状放大光源，需要使用纤维光学头灯。
9. 基本腰椎脊柱器械：咬骨钳，椎板拉钩，椎板咬骨钳，双极电凝，Penfield牵开器，明胶海绵，凝血酶，Cobb骨膜剥离器，特殊的自动维持牵开器，以及一个显微镜或环状光源。
10. 必要时使用脊髓监测。

建议和要点

1. 确保腹部悬空以减少静脉受压并帮助控制硬

膜外出血。

2. 患者应完全肌松，以利于椎旁肌肉的牵开。

3. 旁中央型椎间盘突出只需要将患侧肌肉牵开，而中央型突出则需要将两侧肌肉牵开。

4. 术中操作时不能持续牵拉神经根以避免损伤神经根。

5. 术前要回顾病史及影像学资料以确保手术节段和左右侧的正确性。术前让患者再次确认患肢。在切皮前，再次核对病变节段和确保自己站在患侧。

6. 在男性中，髂嵴的顶端平 L4~5 间隙。要避免移动手指超过髂棘水平，这会使切口位置偏高。髂后上棘大约平 L5~S1 间隙。

7. 对于肥胖患者明确中线，可通过触诊到高节段棘突并将它们和臀间沟做连线。

8. 在手术区域放置定位针，并通过侧位 X 线片明确手术节段。

9. 对脊柱异常情况进行评估，如脊柱裂或异常的腰骶分化。

陷阱和误区

1. 避免在错误的间隙手术。一般来讲，节段容易偏高，特别是有显著脊柱前凸的患者。

2. 避免忽视术中情况与术前影像和查体之间的差异。

3. 避免遗漏突出的椎间盘组织。

术后护理

1. 大部分患者在术后 24~48 小时内办理出院。

2. 患者在下列情况下可以出院：下地行走；术前症状消失或显著缓解；大小便功能正常，可以进食，且没有胃肠道反应。

3. 患者在随诊的 2 周内要恢复心血管系统功能。术后 4 周进行腰部力量恢复性锻炼。对于从事重体力劳动的患者，可能需要更长时间的康复锻炼和适量工作强度，才能恢复。

4. 坐着工作的人在术后 10~20 天回到工作岗位。而对于重体力劳动的人需要 3~5 个月时间。

5. 术后镇痛可以使用非甾体类和少量镇静药物。

手术技术

1. 患者胸部垫枕俯卧位于手术床上。确保腹部悬空。检查眼睛、尺神经、男性会阴部和女性胸部，以确保皮肤不受压。

2. 常规消毒、铺巾。

3. 在病变节段插入 1 根 18 号穿刺针，控制穿刺针向侧边穿刺从而避免损伤硬脊膜。正侧位 X 线透视明确穿刺针位置，也可以利用解剖标志来定位。髂棘顶点连线接近 L4~5 间隙水平，髂后上棘连线接近 L5~S1 间隙水平。

4. 后正中做 3~4 cm 长的切口。切开皮下组织到腰背筋膜层。

5. 用电刀止血，确保无出血。

6. 在置入牵开器时，用 Cobb 骨膜剥离器牵开软组织。

7. 在手术节段用电刀切开棘突的顶端。

8. 在患侧从棘突向下至椎板分离椎旁肌。尽量不要损伤棘上、棘间韧带，椎旁肌肉剥离范围仅限于暴露的椎板间。

9. 放置一个自动牵开器。

10. 电凝止血，如果有必要的话，可以用磨钻削除小关节来扩大视野。如果只进行一个节段的椎间盘切除，只需要暴露患侧椎板间隙和部分上下椎板（**图 48.1**）。如果髓核突出，则还要行全椎板或半椎板切除术，并根据椎间盘突出方向决定切除头侧还是尾侧椎板。如果还需要更广泛的暴露，则要考虑在减压过程是否引起医源性骨折。

11. 确认起于上关节突的基底，在上外侧椎板上覆盖的脂肪垫，并在椎板间隙分离覆盖在黄韧带的软组织。以脂肪垫为标志，切除这些软组织，双极电凝止血。

12. 显露黄韧带，其边界是上下椎板和外侧关节突关节。

13. 处理黄韧带，从下椎板的边缘开始，由外侧向中间刮削黄韧带，使之变薄，有助于黄韧带的切除或者牵开。

14. 使用 Kerrison 咬骨钳行椎板切除。咬除上椎板的下缘和下椎板的上缘（**图 48.2**）。如果需要扩大视野，可以行内侧面扩大切除，咬除大部分内侧上关节面，充分暴露其下方的黄韧带。

15. 使用 2-0 成角 Epstein 刮匙将黄韧带向下翻转到尾侧椎板上表面，暴露椎管，翻转时操作要轻柔以避免损伤硬膜。

16. 用 3-0 Epstein 刮匙剥离黄韧带。开始在小关节下向外侧剥离，再逐渐向上剥离。

17. 将一个短的球型探针插入黄韧带下，横向纵向清除残余韧带。

   如果椎板间隙先天发育较大，那么可采取以下措施：

   （1）注意保护其内侧黄韧带。

   （2）将黄韧带向内侧反折。

   （3）手术结束将残留黄韧带尽量覆盖硬膜以防硬膜粘连。

   如果椎板间隙先天发育不大，那么可采取以下措施：

   （4）完全切除椎板间的黄韧带。

   （5）用齿镊夹住黄韧带。使用 Kerrison 咬骨钳或 15 号刀片切除，也可以使用刮匙（**图 48.3**）。

18. 进入椎管后，用 4 号神经剥离子来确认神经根的外侧缘。如果神经根的外侧无法找到，则寻找相对应的椎弓根，因为神经根的远端内侧面就紧贴着椎弓根。如果仍然找不到，就应考虑是否存在侧隐窝狭窄导致神经根持续受压或其他原因。这种情况会导致术后效果不理想。

   （1）侧隐窝狭窄是由于上关节突的内侧面退行性增生并掩盖神经根所致。用 2 mm 的椎板咬骨钳切除骨刺，这样就可以安全地看见神经根的外侧面。

   （2）"腋下"型的椎间盘突出使神经根向内移位。

   （3）纤维血管性的炎症包裹神经根影响了视野。

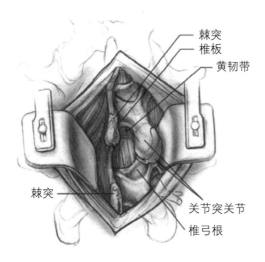

图 48.1　腰椎肌肉组织
椎旁肌从患侧棘突外侧解剖至椎板。肌肉剥离仅限于暴露位置

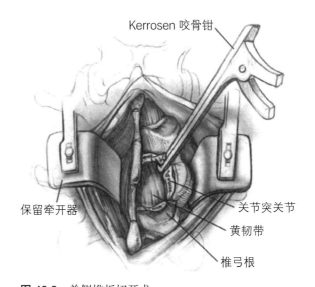

图 48.2　单侧椎板切开术
椎板咬骨钳可用于半椎板或全椎板切除术。这是通过去除上椎板的下缘和下椎板的上缘来完成的

（4）先天性神经根异常增加解剖分离神经根的困难。

19. 一旦找到神经根，应尽可能轻柔地拉开神经根。应避免牵拉神经根。神经根拉钩保护神经根并轻柔地与神经根下的椎间盘的髓核接触，以防止神经根的滑动，避免向背侧牵拉神经根。

20. 如果遇到神经根周围的粘连，可以用双极电凝和刀片分离。

21. 如果遇到 Hoffman 韧带，可以切除以暴露神经根和硬膜。

22. 当不需要牵引时可以松开牵开器以减少对神经根的损伤。

23. 用双极电凝和含凝血酶的明胶海绵充分止血。术后充分吸引，术前准备多个吸引器头防止吸引器头堵塞。

24. 牵开神经根，确认在其下方的纤维环。

25. 如果遇到纤维环破裂，部分髓核突出的情况，用 15 或 11 号刀片背对神经根切开扩大纤维环，以避免神经根的损伤。

26. 十字环形切开纤维环。

27. 用钝性神经拉钩拉开神经根。将髓核游离至硬膜外间隙。

28. 用适当大小的髓核钳取出突出髓核，并在椎体间隙内将多余髓核取出（图 48.4）。建议只切除突出部分的椎间盘。

29. 突出髓核切除后，在硬膜和神经根的前侧放置神经根探子以确认突出髓核已切除。这时神经根可以轻易地被移动 1 cm。一般来讲，这时可以观察到神经根的搏动。保持术野清晰，暴露硬膜，重复 Valsava 操作加压 50 mmHg，如无脑脊液流出，提示硬膜没有损伤破裂。

闭合切口

30. 用抗菌液充分冲洗伤口。

31. 如果可能尽量保持术区无明显出血以减少术后瘢痕。放置引流管。

32. 将保留的黄韧带覆盖在硬膜上。如果黄韧带缺损，用含凝血酶的明胶海绵覆盖椎间盘缺损。

33. 用 1–0 的可吸收缝线封闭缝合椎旁筋膜。用

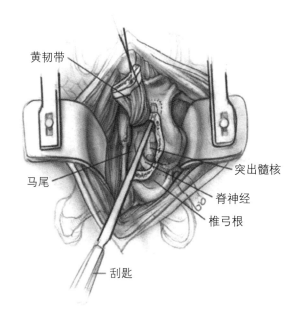

图 48.3　单侧黄韧带切除术
黄韧带切除可以通过椎板咬骨钳，刮匙来完成

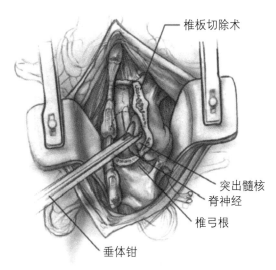

图 48.4　椎板切除术
用适当大小的髓核钳取出突出髓核

2-0 的可吸收缝线缝合皮下组织。常规缝合皮肤。

34. 伤口覆盖无菌敷料。

微创技术：具体注意事项

适应证

与开放性椎间盘切除术相同，但是不适用于马尾综合征患者。

禁忌证

1. 无神经功能障碍的无痛性腰椎间盘突出。
2. 无明显器质性改变。
3. 临床表现、解剖水平、体格检查和影像学表现缺乏一致性。
4. 仅下腰痛。
5. 对于马尾神经综合征不太理想。

术前准备

同开放性椎间盘切除术一样。

特殊仪器、体位和麻醉

1. 定位和麻醉是和开放性椎间盘切除术相同的。
2. 附加工具：
   （1）管状拉钩。
   （2）高速磨钻。
   （3）刺刀样工具（刮匙，椎板咬骨钳）。

手术技术

1. 在手术间隙水平的小关节和其侧面的中心位置放置一根 18 号穿刺针。这个位置被用来作为皮肤切口的中心点。
2. 切口长度由拟使用的管状牵开器的直径预先确定。切口的长度要不超过计划的管式牵开器的直径。一般来说，对于微椎间盘切除术，一个直径为 18 mm 或 20 mm 的牵开器是足够的。
3. 切开皮肤，电刀切开皮下组织。然后，从管状牵开器组中取出一根锋利的导针或最窄的扩张器，然后通过皮下层、腰背筋膜和棘突旁肌肉向前推进，并在侧面透视下停靠在小关节上。
4. 然后将逐步增大直径的扩张器插入直到预计直径牵开器。在第一次或第二次扩张器置入后，最好将导丝移开，以防止它在连续扩张时无意中向前方移动。
5. 一旦扩张器就位，根据最终扩张器的测量深度，选择合适长度管状牵开器。牵开器长度的选择应该大于小关节到皮肤距离。此外，牵开器的方向应略向内侧，其程度由患者的解剖结构决定。然后将牵引器固定在关节臂上，该关节臂又被固定在手术台上。
6. 此时，需要显微镜或放大镜。在头灯或显微镜的照射下，在管状牵开器内的少量肌肉组织切除。
7. 视野内上半椎板和内侧小关节与上面椎板棘突的外侧基底部一起被暴露。这些解剖标志需要清晰可见，以防止过度的骨切除。

陷阱和误区

1. 需要注意不要切除太多的小关节和（或）椎板。太多的小关节切除或医源性椎骨脱离可能导致术后不稳定。用牵开器充分显现椎板间隙。
2. 然后用磨钻进行半椎板切除术，显露黄韧带。上椎板切开术的程度取决于 MRI 上椎间盘突出的方位。非必要的情况下不应该进行更多的骨切除术。
3. 此时，用磨钻和椎板咬骨钳进行有限小关节切除松解外侧韧带。
4. 对管状牵开器的位置进行轻微的尾向调整，然后用刮匙和电刀小心地暴露下椎板的边缘。用刮匙从它的边缘分离黄韧带。然后进入硬膜外空间。

5. 用刮匙、神经剥离器或直角钝头探子以刮除的方式在黄韧带和硬膜之间建立一个安全区域。在其背外侧中线横切断韧带，使韧带漂浮。这样就可以用椎板咬骨钳将其安全切除。

6. 接下来，用神经根牵开器将神经根和硬膜牵拉到中线，就像标准的椎间盘切除术一样，然后，切除突出或脱出的椎间盘。

闭合切口

1. 一旦椎间盘切除术完成，止血，移除管状牵开器，缝合棘突旁肌层。

2. 经冲洗后用可吸收线进行单纯地间断缝合真皮层。皮肤根据外科医师的喜好缝合。

3. 局部麻醉剂可用于切口周围术后镇痛。

延伸阅读

1. Quaglietta P, Cassitto D, Corriero AS, Corriero G. Paraspinal approach to the far lateral disc herniations: retrospective study on 42 cases. Acta Neurochir Suppl (Wien) 2005; 92:115–119

2. Weinstein JN, Lurie JD, Tosteson TD, et al. Surgical vs nonoperative treatment for lumbar disk herniation: the Spine Patient Outcomes Research Trial (SPORT) observational cohort. JAMA 2006; 296(20):2451–2459

3. Weinstein JN, Tosteson TD, Lurie JD, et al. Surgical vs nonoperative treatment for lumbar disk herniation: the Spine Patient Outcomes Research Trial (SPORT): a randomized trial. JAMA 2006; 296(20):2441–2450

4. Weber H. Lumbar disc herniation. A controlled, prospective study with ten years of observation. Spine 1983; 8(2):131–140

49

颈椎前路手术：椎间盘切除、融合和椎体切除

著者：Serena S. Hu

摘 要

　　尽管保守治疗对颈椎神经根病有效，但对于大多数患者来讲，手术可以取得良好的治疗效果。虽然手术入路涉及重要的解剖结构，但对于大多数医师而言，借助颈椎解剖学知识及仔细的解剖暴露，颈椎前路手术是一个简单的手术过程。

　　关键词：颈椎神经根病；颈椎间盘突出；颈椎融合；颈椎椎间盘切除术；颈椎椎体切除术

适应证

1. 患者有神经分布区域的神经根病变，表现为疼痛、麻木或无力等症状，需要行前路椎间盘切除术或融合术；症状要与解剖影像研究相对应。
2. 继发于轻性椎间盘突出、脊椎病或后纵韧带骨化（OPLL）的脊髓病患者需要行前路多节段椎间盘切除、椎体切除术和融合术。
3. 创伤性损伤，如可复位的椎骨关节面损伤（椎间盘切除和融合）或椎体骨折（椎体切除术和融合术）。
4. 椎体肿瘤（椎体切除术和融合术）或感染。

禁忌证

1. 需要三个节段以上的椎体切除术是相对禁忌证，一般也需要后路椎体手术。
2. 由于硬膜损伤的高风险，广泛的 OPLL 是相对的禁忌。
3. 保留颈椎前凸和多节段脊髓压迫的患者，考虑后路入路（椎板成形术或椎板切除术和融合）。
4. 继发于以前的手术、放疗或感染的大面积瘢痕。

术前准备

1. 如果需要切除大量骨赘，则根据需要切除的骨量确定是否最好进行椎间盘切除术和（或）椎体切除术。
2. 评估患者无症状的活动范围，以确保在手术定位过程中保持。

特殊器械、体位和麻醉

1. 手术在全身麻醉下进行。
2. 术中可取在左侧或右侧切口。喜欢取左侧切口的医师是因为颈部左侧可以暴露喉返神经远端的很长一部分。相反，用右手的医师喜欢右侧切口因为操作起来更方便。
3. 气管插管应被固定在手术入路的对侧。
4. 摆放患者体位时，在肩胛骨之间放置一条折叠的小毛巾，使肩部向后下垂，增加颈椎前凸。

5. 考虑将头部固定在马鞍型头座上，并保持 2.3~6.8 kg 的牵引力。

6. 将两肩向远端牵引并固定在手术床两侧，以保证下颈椎的透视。但有时很难平衡术中拍片清晰时牵引的重量和臂丛神经拉伤的关系，腕部约束装置可用于 X 射线期间间歇性牵引，以减少这种风险。

7. 患者的髂前上棘用沙袋稍微垫高。

建议和要点

1. 一个横切口最多可达到 3 个间盘节段，但要暴露更多节段，则要沿胸锁乳突肌前面做纵切口进入。

2. 用高速球钻将侵犯椎管的骨赘削薄，然后用小的刮匙或 1 mm Kerrison 咬骨钳一片片地将残余部分刮除。

3. 移植骨块的测量包括高度和深度。一般来讲，颈椎椎间盘切除术后的移植骨高 6~7 mm、深 1.5 cm；能保证足够压力和适当的神经根孔扩大的最小骨块高度是 5 mm。

4. 如果进行椎体切除，要考虑足够的植骨长度以保证最大的稳定性。如果切除两个节段以上的椎体，则髂嵴的骨量就不够了，可以考虑选择腓骨。

5. 当行多节段椎间盘切除或椎体爆裂骨折及脊髓病行椎体切除术时，前路钢板固定可以增加稳定性。颈椎前路钢板用螺丝钉仅穿透一侧皮质，并且被锁死，防止以后脱出。

6. 硬膜损伤很常见，尤其在后纵韧带骨化的患者中多见，这种患者的硬膜很薄而且粘连。

7. 进行性恶化的神经功能需要查出原因，可以使用激素治疗。MRI 和 CT 可以检查出椎管内的血肿或骨性突入物，并且可以迅速定位。

8. 标准的 Smith-Robinson（史密斯－罗宾逊）前路从 C3~T1 抵达病灶。由于下颌骨和胸骨／锁骨，很难到 C2 或 T2 的前路。暴露这些节段需要改进的技术，需要更广泛的解剖。

陷阱和误区

1. 避免损伤交感神经干引起霍纳综合征。交感神经干位于颈长肌的前面，小心地将颈长肌在中线处分离，使用双极电凝而不用电刀。

2. 尽量减少气道问题，特别是对长时间的手术和颈脊髓损伤的患者，在放置牵引器后，先将气管插管内气囊放气再充气，可降低吞咽困难或喉返神经麻痹的风险。

术后护理要点

1. 根据医师的偏好，术后固定用 Aspen 或 Miami-J 颈托。

2. 头部抬高离开床面，以降低术后肿胀。

手术技术

入路和椎间盘切除术

1. 利用体表标志确定切口的水平。甲状软骨对 C4~C5 椎间盘，环状软骨对 C6 椎体。在体瘦的患者可以轻松触摸到 C6 椎体上的夏桑亚克结节（Chassaignac's tubercle），肥胖的患者则比较困难。

2. 一旦定位完成后，用一根针头或金属标志物固定在皮肤上拍片确定节段。

3. 颈部消毒超过中线，确保消毒范围向下过锁骨，向上过下颌，向后过后冠状线。如果计划自体骨移植，髂嵴也要消毒。

4. 基于 X 片，做横切口向 Langer 线，从颈正中线一直到胸锁乳突肌肌腹的中线（图 49.1）。

5. 沿切口以电刀切开颈阔肌，该肌肉在男性较发达，而女性则难以确认。

6. 在颈阔肌下方用 Metzenbaum 剪刀分离确认胸锁乳突肌和颈前肌群的间隙（图 49.2）。

7. 如果有需要可以结扎颈外静脉的分支，以手触及动脉搏动确定颈动脉鞘。尽量不要打开颈动脉鞘以防止损伤里面的颈动脉、颈内静脉或迷走神经。

8. 将颈动脉向外拉开，钝性分离颈动脉鞘（用戴着手套手指）与其后的椎前筋膜，直到暴露椎前筋膜（**图 49.2**）。

9. 用手动拉钩将颈前肌群向内外拉开，注意保护甲状腺、气管、食管（**图 49.3**），避免损伤这些结构。食管穿孔会导致脓肿、瘘管或者侵犯纵隔。在 C4 以上可能暴露甲状腺上动脉，而 C6 以下会遇到甲状腺下动脉，如果为了术野暴露清楚可以结扎这 2 条动脉。

10. 确认在颈椎前面的颈长肌。以手触摸颈椎的前面，突起的部位（"山峰"）是椎间盘；凹陷的部位（"山谷"）是椎体（**图 49.4**）。

11. 确认中线为最薄肌肉范围的两侧隆起的肌腹中间。颈长肌肌腹向两侧中线的外侧。

12. 使用一个剥离子，把颈长肌沿脊柱前方向外侧移动。通常，肌肉中的一些血管会出血，必须用双极电刀来烧灼。前椎体出血可以用骨蜡控制，可以用 peanut 或 Penfield 剥离子。

13. 在确认一个椎间隙后，插入一根定位针进行术中拍片。为防止针体脱出或进入椎间隙，

可将针尾弯曲或固定。如果定位显示椎体间隙正确，可以进行下一步暴露，否则应扩大暴露范围。

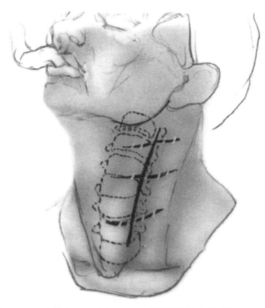

图 49.1 皮肤切口，沿 Langer 线做横行皮肤切口 切口要根据手术节段和 X 线定位来确定。切口从颈前正中线开始向外至胸锁乳突肌的肌腹隆起。纵形切口是用来做多节段椎体手术的

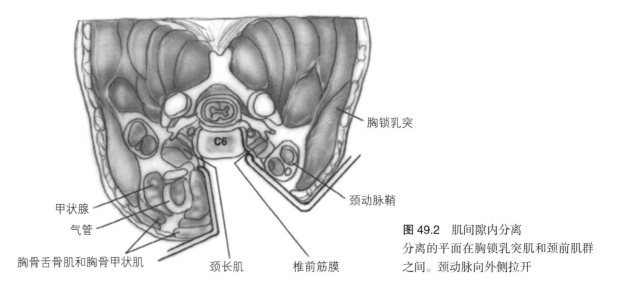

胸锁乳突

颈动脉鞘

甲状腺

气管

胸骨舌骨肌和胸骨甲状肌

颈长肌

椎前筋膜

图 49.2 肌间隙内分离 分离的平面在胸锁乳突肌和颈前肌群之间。颈动脉向外侧拉开

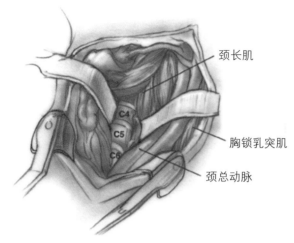

图 49.3 深部分离
手动拉钩将颈前肌群向内拉开，以便保护甲状腺、气管和食管

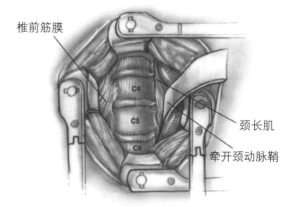

图 49.4 骨性解剖
骨性解剖。在颈椎前面的颈长肌确认后可以触诊其骨性结构。椎间盘的位置隆起（山峰），椎体的位置凹陷（山谷）

14. 将椎体外侧暴露至钩椎关节处，这可以通过水平终板在侧部更向上倾斜确定。如果计划放置钢板，应暴露相应椎体，以便确定相邻椎间盘间隙的边缘。

15. 放入自动拉钩，用带齿的拉钩打开颈长肌，光滑的拉钩纵向拉开。

16. 用 15 号尖刀切开椎间盘纤维环，以髓核钳和小刮匙取除髓核。

17. 用放大镜或显微镜观察椎间盘切除的原始期，在上下椎体各打入一个可牵开椎间隙的针以增加间隙宽度以利于植骨。为避免针偏离入椎间隙，在穿针过程中应以刮匙一直顶住椎体。

18. 椎间盘切除要到钩椎关节，这个识别为钩椎关节头侧成角部分邻近软骨板。

19. 以刮匙或神经拉钩探及椎体后缘，可触及后纵韧带，后纵韧带很容易与纤维环在纵向运行和环形纤维上区别。没有必要切除后纵韧带。然而，如果术前 MRI 显示有软的椎间盘突出或后纵韧带上有裂隙，则可以在椎间隙插入一神经拉钩，将突出的碎片钩出，或

将后纵韧带上的裂隙扩大以便直视下将突出物取出。

20. 如果术前预先设计咬除后侧骨赘，则可以先用高速磨钻将骨赘削薄，再用小刮匙或 Kerrison 咬骨钳像剔肉一样逐层地刮除残余骨赘（图 49.5a）。

21. 如果只进行椎间盘切除术，在进行下一个椎间盘切除或植骨之前，应以明胶海绵将软骨板刮除后的缓慢渗血止住。

椎体切除术

22. 确认并部分切除邻近的两个椎间盘。

23. 以咬骨钳咬除椎体的前部分，为了骨移植把这些碎片存下来。

24. 注意应使用顶部是磨钻的钻头，这样在逐渐削除后半椎体接近后侧皮质骨时，可以减少损伤硬膜的机会。

25. 一旦椎体后侧皮质被削磨得很薄，像一个边缘透明壳时，用小刮匙或 1 mm Kerrison 将这层薄壳与硬膜和脊髓轻轻地分离开。注意，如果遇到后纵韧带骨化，它可能会与硬脑膜

粘连。对于这种情况，如果需要行颈椎前路手术，将后纵韧带"漂浮"将会更加安全：切除没有后纵韧带骨化的椎体后部、高速磨钻打薄骨化的后纵韧带、硬膜在打薄的骨化下膨胀，这样便不会刺入脊髓。

26. 减压完全成后，撤出自动拉钩。

髂骨移植骨取骨术

27. 用两脚规或直尺测量需要植骨的缺损大小。

28. 取出三面皮质骨（Smith-Robinson 技术）。

植骨块的测量包括高度和深度的测量。

29. 如果进行椎体切除术，则要考虑附加的长度以维持最大的稳定性（**图 49.6b，c**）。如果两个以上的椎体被切除，髂骨的取骨量就不够了，可以考虑腓骨取骨。

30. 常规暴露髂嵴。

31. 距离髂前上棘最少 2.5 cm（1 英寸）取骨以防止撕脱骨折，用摆锯获取植骨。

32. 如果椎间隙植骨需要分次植骨，在髂嵴上很容易分次取下骨块，第一垂直切割后，在骨

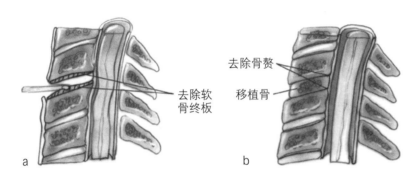

去除软骨终板

去除骨赘
移植骨

图 49.5 a. 椎间盘切除术。椎间盘切除术的一部分是去除邻近椎体的软骨终板以利于植骨。 如果需要可以去除后侧骨赘，先用高速磨钻削薄，再用一个小刮匙像剔肉一样将剩余骨赘刮除。b. 移植骨植入。用牵引器或在头架上加压将椎体间隙轻微拉开将植骨块插入。按照标准 Smith-Robinson 方式，植骨块的皮质面（髂嵴上面）向前方放置

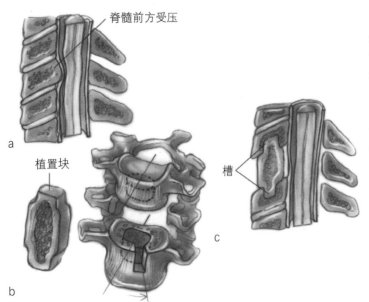

脊髓前方受压

植置块

槽

图 49.6 a. 前侧随机受压。椎体切除术是治疗急慢性爆裂骨折并引起神经损伤的情况。b. 移植骨植入。如果椎体切除术已经完成，再取植骨块时要考虑足够的长度，以便植骨块的上下端能入邻近椎体的槽中以增加稳定性。注意邻近椎体的下面与植骨块的上下端吻合。c. 安入植骨块。移植骨块像钥匙一样入邻近椎体上或下的槽中

槽内放入一个窄骨刀，第二次垂直切割平行于骨刀进行。当所有纵向切割完成后，在深部进行一个横向切割，收集所有取出的骨块避免遗漏。

33. 包扎这个切口，以便以后同时闭合。在缝合切口前，以咬骨钳咬平取骨时的各种骨尖，骨蜡或明胶海绵止血。

移植骨块植入

34. 颈部伤口内重新置入自动牵开器。确保牵开器的齿插入颈长肌肌肉中（**图 49.5a**）。

35. 以钻打磨软骨骨板直到骨面渗血。

36. 牵开预先打入椎体的骨针加大椎体间隙或者用头部牵引带牵引，采用标准的 Smith–Robinson 方式，移植骨块的皮质骨面（髂嵴上面）面朝前方（**图 49.5b**）。

37. 轻柔地将植骨块打入椎体间隙，椎体的边缘可见沉降压缩几个毫米。

38. 术中侧位拍片确定骨块位置。

39. 如果行椎体切除术，取骨时要考虑植骨块的足够长度以确保植入后的最大稳定度（**图 49.6b，c**）。

闭合切口

40. 伤口间断缝合降低出血防止血肿形成，极少数患者会因血肿形成造成气管或神经受压。考虑放置负压引流过夜，以减少这种风险。

41. 将胸锁乳突肌与颈前部肌肉对齐缝合数针。

42. 用间断缝合颈阔肌。

43. 连续皮内缝合，缝合时应连续可滑动以便必要时顺利抽出。

延伸阅读

1. Emery SE, Smith MD, Bohlman HH. Upper-airway obstruction after multilevel cervical corpectomy for myelopathy. J Bone Joint Surg Am 1991;73(4):544–551

2. Flynn TB. Neurologic complications of anterior cervical interbody fusion. Spine 1982;7(6):536–539

3. Shriver MF, Lewis DJ, Kshettry VR, Rosenbaum BP, Benzel EC, Mroz TE. Pseudoarthrosis rates in anterior cervical discectomy and fusion: a meta-analysis. Spine J 2015;15(9):2016–2027

4. White AA III, Jupiter J, Southwick WO, Panjabi MM. An experimental study of the immediate load bearing capacity of three surgical constructions for anterior spine fusions. Clin Orthop Relat Res 1973(91):21–28

50

腰椎后路融合术

著者：Jay M. Zampini

摘 要

腰椎后路融合是为了稳定一个或多个腰椎移动节段。这些技术包括后侧/后外侧融合和后侧/经椎间孔椎间融合。手术适应证包括滑脱、畸形，以及继发于创伤、肿瘤或医源性切除关键稳定结构的不稳定性病变。如果没有明确的融合、无不稳定性的脊柱狭窄手术或者原发性腰椎间盘切除术的适应证，就不应该进行后路融合。术前评估需要详细的患者病史、体格检查以及影像检查，以评估是否存在手术适应证。

关键词：后侧腰椎融合术；后外侧腰椎融合术；后路椎间融合术；经椎间孔椎间融合术；脊柱不稳定性治疗；脊柱滑脱；脊柱畸形手术

适应证

1. 所有腰椎融合术的共同目标是稳定腰椎的移动节段。
2. 腰椎融合有以下几种形式：
   （1）后/后外侧的融合。
   （2）腰椎后路椎间融合术（PLIF）或经椎间孔椎间融合术融合（TLIF）。
   （3）腰椎前路椎体间融合术。
   （4）体间外侧融合（XLIF、DLIF等）。
3. 将具体手术视为实现稳定的手段。
4. 所有融合类型手术的适应证与椎间手术的适应证相似。
5. 腰椎融合的一般适应证有：

（1）脊柱骨折或肿瘤骨溶解引起的不稳定。
（2）脊柱畸形，包括脊柱后凸和脊柱侧弯。
（3）腰椎滑脱。
（4）医源性脊柱不稳定，因切除1个以上的关节突关节而引起（如椎管狭窄减压或小关节突骨折，椎间孔椎间盘突出时的椎骨关节面切除术）。
（5）椎间盘突出复发减压术。
（6）既往融合后出现假关节。
（7）与先前融合相邻的不稳定性。
（8）一个或两个退变性椎间盘的患者有轴向椎间盘源性背痛。
6. PLIF或TLIF的具体适应证是：
   （1）腰椎间盘的不稳定性。
   （2）椎间孔狭窄，因椎板高度降低，椎间孔切开术无法纠正。
   （3）因退行性变或滑脱引起的腰椎后凸。
   （4）增加腰骶连接处稳定性，长节段融合到S1。

禁忌证

1. 轴向性背痛，无明确融合指征。
2. 无滑脱、畸形或不稳定症状的椎管狭窄术。
3. 主要的腰椎椎间盘切除术。
4. 金属过敏或骨质疏松症患者。

术前准备

1. 临床评估应包括体格检查、术前非手术治疗和诊断性注射，以评估融合的适宜性。

2. 评估患者和外科医师的预期结果。

3. 手术前 6 个月至融合愈合前，应建议患者不要摄入尼古丁。

4. 针对脊柱患者的 X 线检查应如下所示：

（1）正位（AP）、侧位、屈位 / 伸位片评估脊椎滑脱和畸形。

（2）腰椎斜位片评定有无峡部裂。

（3）磁共振成像（MRI）评定腰椎神经源性疾病。

（4）有 MRI 禁忌证的患者和有腰椎融合手术的患者，可采用脊髓造影计算机断层扫描。

（5）在外伤和肿瘤手术前应进行 CT 扫描。

5. 临床评估以确定麻醉和手术的安全性。

特殊器械、体位和麻醉

1. Cerebellar、Zelpi 或其他固定微创或开放牵开器。

2. Cobb's 剥离子，Hibbs's 或 Myerding's 手持式牵引器。

3. 电切刀 / 双极电凝。

4. Kerrison、髓核钳和 Leksell 咬骨钳和骨凿。

5. 刮匙，Penfield 剥离子，Woodson 剥离器，神经根牵引器。

6. 脱脂棉。

7. 含凝血酶的明胶海绵胶，SurgiFlo（Ethicon）或 FloSeal（Baxter）；骨蜡。

8. 如果需要，可使用移植骨：骨块、脱矿骨基质（DBM）。

9. 脊柱植入器械（由制造商提供）。

10. 接受过脊柱手术的患者的特别注意事项：

（1）获得术前报告以确定椎板切除、融合、器械制造商和髂嵴采收部位。

（2）事先获得螺丝拆卸的仪器（每个制造商）。

（3）通用螺钉拆卸装置适用于断钉、不再制造和无法识别的植入物。

11. 患者体位：

（1）后路融合术和腰椎后路椎体间融合术在俯卧位进行。

（2）把所有的骨性突起都垫好护垫。

（3）保持脊柱前凸，尽量减少医源性矢状位失衡：臀部伸直，胸部和骨盆支撑，腹部不支撑，悬空。

（4）有足够的空间来行正侧位透视。

（5）穿顺序压缩靴预防血栓栓塞。

（6）将肘部和肩膀弯曲 90°，并垫好肘部。

12. 手术应在全身麻醉下进行，如计划进行运动诱发电位监测，应采用全静脉麻醉。

建议和要点

1. 应优化脊柱前凸；Jackson 四柱脊柱框架是理想的。

2. 在整个手术过程中应持续止血。

3. 在硬脊膜、神经根或椎弓峡部外侧使用双极电凝。

4. 保护暴露在外的大部分小关节囊。最好的方法是用 Cobb's 剥离子将关节囊上的肌肉进行钝性剥离。

5. 让助手手持 Hibbs 牵开器暴露对侧横突。

6. 用高速球钻、咬骨钳或刮匙进行骨的去皮质处理。

7. 为减少失血，在所有的器械操作和减压完成后，再进行去骨皮质融合。

8. 尽可能增加与自体骨一起使用的骨移植物用量，必要时辅以同种异体松质骨和脱矿骨基质。

9. 可供选用的几种融合器设计：

（1）可双侧插入直型和前凸型 cage（PLIF）。

（2）可单侧插入，旋转并嵌入椎间隙前方三分之一处的弯曲（香蕉形）融合器（TLIF）。

（3）可单侧插入并沿对角线穿过椎间隙的直型前凸融合器（TLIF）。

10. 用 0 或 1# Vicryl 缝线缝合筋膜，采用连续或"8"字缝合法。

陷阱和误区

1. 勿施压于接触手术台的所有解剖结构。

2. 勿采用腰部屈曲姿势，以免内源性矢状面失衡。

3. 至少每小时重新放置一次牵引器，避免肌肉长时间收缩。

4. 勿损伤任何未融合小关节的关节囊和软骨。

5. 勿将骨移植物留在椎管或椎间孔中，以减少医源性神经根病。

6. 手术后前 3 个月内，勿服用被认为会减慢或抑制融合疗效的药物：非甾体类消炎药、类固醇、氨甲蝶呤和其他风湿病药物，以及尼古丁。

术后护理

1. 做好充分的疼痛管理，以便早期活动和走动。

2. 经常检查神经功能，及时发现并迅速纠正任何新的变化。

3. 尽快抽吸引流，防止感染。

4. 开大便软化剂和泻药，以防止便秘。

5. 阻止使用含有尼古丁的产品。

手术技术

1. 患者定位之前：
   （1）穿弹力袜和顺序压缩靴。
   （2）执行安全暂停，以确定正确的患者和程序。
   （3）全身麻醉诱导。
   （4）如果需要，在无菌条件下插入 Foley 导管。
   （5）根据医院政策选择并注射预防性抗生素。

2. 患者体位：
   （1）把患者俯卧在手术台上，垫好所有的骨性突起。

（2）采取侧位 X 线片或透视图像来计划切口。
（3）用电动理发器剪掉覆盖下背部的毛发。
（4）保护乳房和生殖器，确保其没有受压。
（5）消毒、铺巾，使脊柱和髂嵴上的皮肤达到无菌状态。

3. 脊椎暴露：
   （1）用肾上腺素注射或肾上腺素加 1% 利多卡因至皮肤止血。
   （2）在计划好的椎体上做纵向切口。
   （3）用电凝 / 切刀止血，加深筋膜切口。
   （4）用自动牵开器向外侧牵拉皮肤和皮下脂肪。
   （5）在棘突的切口位置处切开双侧筋膜。
   （6）用电灼法将椎旁肌从棘突、椎板、黄韧带和椎弓峡部分离出来。
   （7）调整 Cerebellar、Zelpi 或其他牵引器的位置，使肌肉侧向固定。
   （8）获得侧位图像，确认合适的椎骨暴露。
   （9）从横突和（或）骶尾部分离椎旁肌层。
   （10）用电刀和咬骨钳切除融合的小关节囊。

4. 移植骨取骨和准备：
   （1）所有减压术中摘除的骨块应保存以备植骨。
   （2）用咬骨钳把骨头咬成约 2 mm³ 的小块。
   （3）如有必要，用髂嵴取骨补充局部植骨：
       ①触摸髂后上棘。
       ②在 L4~S1 处，同样的皮肤切口，可以进行单独的筋膜切口。
       ③在 L4~5 以上，应单独切开皮肤和筋膜。
       ④用电刀止血，加深筋膜切口。
       ⑤切开髂嵴的筋膜，分离骨头上的肌肉
       ⑥ Taylor 牵开器可用于维持臀肌牵开。
       ⑦使用直的骨刀分离进入嵴的背侧和外侧表面。
       ⑧用弯曲的骨刀分离皮质骨块（**图 50.1**）。
       ⑨将皮质骨切成火柴杆大小的碎片或碎

沫。

⑩用骨凿从髂嵴上去除多余的松质骨。

⑪将髂嵴骨和从脊柱上取出的骨块相结合。

⑫冲洗切口，将干明胶海绵压入骨缺损处。

⑬需要时，用同种异体移植骨片包裹缺损以重建髂嵴。

5.后路椎体间融合术：

（1）PLIF（腰椎后路椎体间融合术）双侧进行，需要双侧椎板切除术；所有的过程都是通过硬脊膜内侧牵开来完成的。

（2）TLIF（经椎间孔腰椎椎间融合术）是单侧手术，需要单侧椎板切除术和椎骨关节面切除术；所有的过程都是在硬脊膜、神经根出口和椎弓根之间进行。

（3）步骤：

①按计划进行椎板切除或椎板切除及椎骨关节面切除术。

②用神经根牵开器在硬脊膜和硬膜外静脉内侧牵开。

③用15号手术刀切除纤维环的方形部

分。

④使用刮匙将椎间盘同侧清除至前纤维环。

⑤使用侧弯刮匙或锉刀清除对侧椎间盘。

⑥尽可能清除椎间盘以显露软骨下骨。

⑦注意不要穿透松质骨或纤维环。

⑧使用试模（每个制造商）来确定最佳的融合器尺寸。

⑨透视观察有助于确定试模的大小和位置。

⑩用移植骨填充前/内侧椎间盘间隙。

⑪通过环切术插入所需的融合器。

6.脊椎后路融合：

（1）最后对整个手术区域进行冲洗。

（2）清除关节突关节的所有软骨，直至软骨下骨出血。

（3）剥除椎弓峡部、关节突关节和横突以便进行植骨融合（**图 50.2**）。

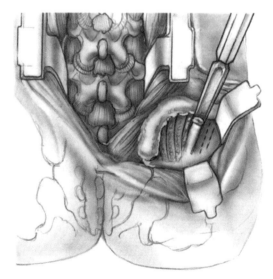

图 50.1 髂嵴移植骨取骨术
移植骨是通过截骨器、刮骨器和凿骨器从髂骨上取得的

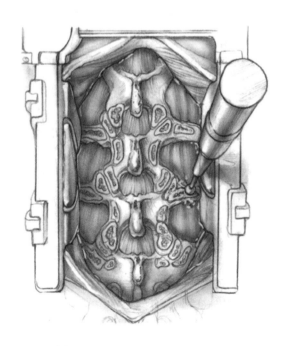

图 50.2 融合
融合应从上横突的上侧面延伸至下横突的下侧面，并从横突的尖端向外侧延伸至包括上关节突的外侧侧面。收获的皮质骨、松质骨移植物被植入关节突和椎板

（4）牵开椎旁肌，暴露横突。

（5）沿去皮骨方向，将双侧移植骨包入关节
突关节内（**图50.3**）。

（6）取出所有牵开器，将椎旁肌重新定位于
移植骨上。

（7）如果需要，插入引流管，分层缝合切口。

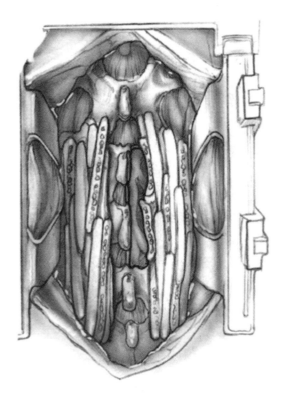

图 50.3 后侧组织皮质剥除
用咬骨钳、骨凿和刮匙削薄关节突关节、椎板及峡部。
高速磨钻可用去除更致密的皮质骨，如峡部

延伸阅读

1. Lee YP, Ravinutala A, Garfin SR. Lateral and posterior approaches to the lumbosacral spine. In: Herkowitz HN, Garfin SR, Eismont FJ, Bell GR, Balderston RA, eds. Rothman-Simeone: The Spine. 6th ed. Philadelphia, PA: Elsevier Saunders; 2011:349–356

2. Siemionow KB, Muschler GF. Principles of bone fusion. In: Herkowitz HN, Garfin SR, Eismont FJ, Bell GR, Balderston RA, eds. Rothman-Simeone: The Spine. 6th ed. Philadelphia, PA: Elsevier Saunders;2011:1130–1158

3. Hilibrand AS, Smith HE. Transforaminal lumbar interbody fusion. In: Herkowitz HN, Garfin SR, Eismont FJ, Bell GR, Balderston RA, eds. Rothman-Simeone: The Spine. 6th ed. Philadelphia, PA: Elsevier Saunders;2011:946–952

51

腰椎减压术

著者：Srdjan Mirkovic，Mark Nolden

摘 要

　　腰椎减压指的是椎管狭窄后的神经单元减压。充分减压意味着椎板切除术或椎板切开术。额外的减压则可能需要处理椎间孔外侧狭窄(椎间孔切开术)、椎骨关节面(椎骨关节面切除术)和黄韧带（黄韧带切除术），也可以用通道来减小入路，即所谓的微创减压。

　　关键词：椎管狭窄；椎板切除术；椎板切开术；椎间孔切开术；椎骨关节面切除术；黄韧带切除术

适应证

1. 椎管狭窄：
　（1）对非手术治疗无疗效，且下肢症状为主。
　（2）持续的疼痛和日常活动明显受限。
2. 突然神经退变。
3. 马尾综合征。

禁忌证

1. 多发性退行性椎间盘突出，轴向腰痛。
2. 缺乏确切的影像学资料。

术前准备

1. 医疗和麻醉准备。
2. 明确椎管狭窄的确切位置。
3. 如果可能的话，戒烟。
4. 健康教育和减肥。

5. 普通的 X 线片。
6. 包括矢状面重建在内的高级放射成像（核磁共振及 CT 脊髓成像）。

特殊仪器、体位和麻醉

1. 使患者俯卧屈膝位,胸部垫于软枕,腹部悬空。有膝关节或髋关节疾病的患者，禁止使用跪姿。
2. 短节段或无器械植入的椎板减压术，可使用脊髓或全身麻醉。长节段减压或有器械植入的，使用全麻。如果没有药物禁忌证，可以考虑降压麻醉以减少硬膜外出血。
3. 特殊仪器：45° 角的椎板咬骨钳，尺寸在1~4 mm 之间。
4. 用双关节咬骨钳去除椎板和小关节，去除棘突。
5. 用4 mm 和5 mm 磨钻削薄椎板和关节面关节。
6. 神经剥离子用于触诊神经根和硬脊膜，仔细分析手术平面的解剖结构。
7. 各种型号的球型探针用于探测神经根管的减压情况。
8. 显微镜或环状放大和光增强目镜。
9. 弯头刮匙用来剥离瘢痕组织和清理手术平面。
10. 用含有凝血酶的明胶海绵止血。
11. 双极电凝。

建议和要点

1. 在严重脊柱退变患者中，椎板间隙可能完全消失。由于腰椎上下椎板的叠瓦样结构，椎板的上缘很难找到。可以在棘突间安装椎板牵开器，以加大椎板间间隙，显露上位椎板的下缘、黄韧带和小关节。这个过程先以椎板咬骨钳置于黄韧带的下面，一旦黄韧带的平面确定以后，可以撤除椎板牵开器，以棘突咬骨钳咬除棘突，以椎板咬骨钳咬除椎板和黄韧带。

2. 神经根受压明显的三个常见区域是：继发于小关节增生的侧隐窝；由于黄韧带肥厚引起的中央狭窄；由于退变椎间盘挤压引起的椎间孔狭窄。部分或完全切除下位椎体的棘突有利于椎板上缘减压。底层椎板较厚，应该用磨钻削薄或用咬骨钳咬除。

3. 患有单节段性椎管狭窄症（例如，L4~5 节段）的患者，需要切除 L4 椎板的下半部和 L5 椎板的上半部。

4. 侧隐窝狭窄是由于小关节背侧增生突出压迫所致，这是导致手术失败的常见原因。受压的神经根需要完全减压，减压彻底的指征是可以清楚地看到相应椎弓根的内侧缘。

5. 用球形探针探查椎间孔各壁以检查减压效果。

6. 对于退行性腰椎滑脱、脊柱侧凸和（或）后凸、双侧小关节切除超过 50% 以及先前融合的复发性狭窄，应考虑使用脊柱融合术。

7. 如果患者取俯卧屈膝位时脊柱是后凸位，那么应确保神经根孔充分减压，以避免当患者重新站立时脊柱前凸导致术后的椎管狭窄。

陷阱和误区

1. 避免减压不充分。

2. 尽量避免完全切除小关节以防止术后脊柱不稳。

3. 避免硬膜撕裂。减少硬膜撕裂主要注意两个手术平面（骨和黄韧带之间的平面以及黄韧带和硬膜之外的平面）。椎板切除时，应将棉片放在椎板下保护硬膜和防止出血。

4. 避免提前 X 线检查。术后进行 X 线检查，以明确减压是否达到预期的范围。

术后护理

1. 术后留置引流 24~28 小时，当引流量少于 20 mL 时拔除引流管。

2. 术后第 1 天就可以进行物理治疗和职业相关治疗。

3. 当患者可以坐起或站在床边时，可以拔出尿管。

4. 尽管椎管狭窄的患者多为老年人，但过多的卧床同样会导致腰功能的丧失，应鼓励患者尽可能长时间地坐在床边。

5. 只行减压手术而不融合的患者，只要用一个软腰围固定即可；而行融合手术的患者则需一个坚强的腰围。

6. 术后 48 小时内使用抗生素。

7. 老年患者应及时使用镇痛药物，避免出现因疼痛导致的慌乱及定向障碍。

8. 术后 2 周拆线。届时，应安排患者进行温和的心血管功能康复计划。

9. 术后 4 周开始进行下腰部功能锻炼。

10. 如果没有进行融合术，大部分患者可以在术后 2~4 周进行较轻的工作，强度更大的工作需在术后 6~12 周进行。

手术技术

术　前

1. 术前预防性使用抗生素。

2. 患者取俯卧位，考虑使用抗血栓袜，间断充气加压，脊髓监测。

3. 术前插导尿管，保护四肢，包括尺神经、臂丛神经、男性生殖器及女性乳房。

4. 患者后背常规消毒、铺巾。

5. 确定切口的正确节段。从检查前后 X 线片开始。按照常规，胶片被放置在观片灯上，就像检查者面对患者的背部一样。因此,放射线片是这样定位的:患者的右侧在放射线片的右侧。使用髂嵴作为 L4~5 水平的标志,使用髂后上棘作为 L5~S1 的标志。

6. 在预定的手术节段插入一根脊髓穿刺针,使用侧位 X 线片和(或)透视检查来确认位置。

入　路

7. 在椎旁肌肉注射 1:500 000 的肾上腺素与生理盐水混合液。

8. 在棘突上做正中切口(**图 51.1**)。

9. 向下解剖分离至胸腰筋膜。置入自动牵引拉钩。

10. 沿棘突做骨膜下分离至椎板,避免损伤肌肉内的血管,引起不必要的出血。结扎、电凝所有出血血管,保证手术视野清楚。

11. 以腰骶交界处(L5~S1)的腰背筋膜纤维的交叉点作为额外的术中参照。

12. 通过与棘突的连接、附着确认椎旁肌肉。用电刀沿尾至头方向解剖分离椎旁肌肉。

13. 用 Cobb 骨膜剥离器暴露椎板。暴露是从中央的棘突向两侧的小关节面分离。注意不要劈裂小关节,除非要进行椎体融合。

14. 将残余在椎板和椎板间隙的软组织用刮匙或磨钻清除。置入深部自动拉钩。作者建议使用 McCulloch 自动拉钩。这种拉钩的臂弹性很好,可以调整不同的深度和宽度。将拉钩臂的尖端放置在小关节外侧,以保护小关节囊、肌肉附着点以及潜在分布的神经。

15. 在椎板间隙内放入一个拍摄标志物,侧位拍片或透视以再次确认手术间隙的正确性。

减　压

(1)每小时取出自动牵开器 5 分钟,同时用抗生素溶液充分冲洗伤口,将软组织的创伤减至最小。

(2)在整个手术过程中,使用双极电凝低强度止血、填塞含凝血酶的明胶海绵、偶尔使用 Avetene,以充分止血。

16. 以棘突咬骨钳咬除棘突(**图 51.2**)。骨蜡涂抹松质骨面止血,将椎板间隙内的软组织完全清除,暴露下面的黄韧带。

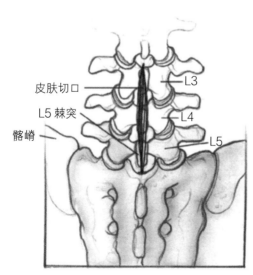

图 51.1　正中切口
直接在棘突上做正中切口,切口以病变腰椎节段为中心

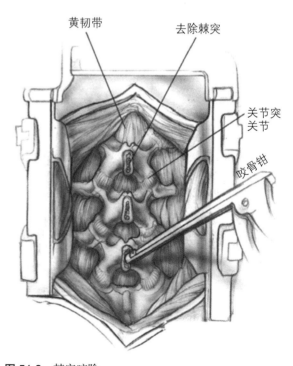

图 51.2　棘突咬除
以大的咬骨钳咬除棘突。清除椎板间隙残留的软组织,暴露黄韧带

17. 以椎板咬骨钳或磨钻将椎板削薄，松质骨面渗血以骨蜡止血，保证术野清晰以利于下一步的椎板切除术。

18. 用 2-0 的刮匙剥离椎板和黄韧带之间的间隙（图 51.3）。在这个间隙内填入棉片以保护其下方的硬膜和黄韧带。

19. 从中线开始减压。

20. 中央椎板切除后，向两侧切除外侧椎板。但减压不应超过椎弓根。小心注意保护椎弓根及小关节，以减少脊柱失稳的发生率。

21. 以椎板咬骨钳减压侧隐窝，也可使用磨钻或 0.64 cm（1/4 英寸）骨凿，侧隐窝减压应以清楚看到黄韧带为度。

22. 以球形探针插入黄韧带中线将黄韧带向两边分开。

23. 以 15 号刀片将掀起的黄韧带切除（图 51.3），因为两侧黄韧带附着在增生的小关

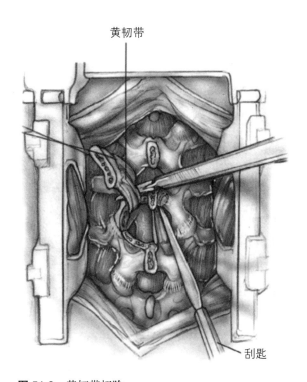

黄韧带

刮匙

图 51.3 黄韧带切除
用刮匙分离黄韧带与椎板，并从椎板上将黄韧带的上半部分剥离，用 15 号刀片切除

节下方并导致侧隐窝狭窄。神经根被卡在退变钙化的椎间盘、椎弓根和下位椎体上关节面之间。严重突出的椎间盘掩盖住小关节，当这些退变组织被清除后，可以清楚地看到神经根和周围组织的关系。

24. 以 2 mm 或 3 mm 的椎板咬骨钳咬除小关节的下半部分和黄韧带，如果侧隐窝周围非常紧，用 1 mm 的椎板咬骨钳扩大，锐性分离椎间盘的后侧面，或者如果椎间盘明显钙化，可以用小骨刀或低转速磨钻去除（图 51.4a）。

25. 这时可以完全看清神经根从椎弓根旁穿出，如果这时侧隐窝狭窄依然存在，可以行椎间孔切开术以减压，沿着神经根进入椎间孔。要注意的是背侧神经节就在椎弓根的下面，这个神经节是一个重要的疼痛传递器，神经节周围必须彻底减压。

26. 用球形探针（直径 5 mm）探查神经根孔，如果仍残留有椎间孔狭窄，可以用弯头椎板咬骨钳再次减压。

严重的狭窄

27. 彻底的减压是从一侧椎弓根到另一侧椎弓根（图 51.4b）。这时也要排除椎间盘突出导致椎管狭窄的可能性。可以将硬膜和神经根轻轻推向一侧，探查硬脑膜和神经根的前面是否有压迫（图 51.5）。

闭合切口

28. 减压彻底后，用抗生素溶液冲洗伤口。

29. 用含有凝血酶的明胶海绵覆盖外露的硬膜。

30. 伤口内置引流管。

31. 1-0 的可吸收线缝合椎旁肌肉，消灭无效腔。

32. 1-0 的可吸收线缝合筋膜，2-0 的可吸收线缝合皮下组织。

33. 常规缝合皮肤，伤口加压包扎无菌敷料。

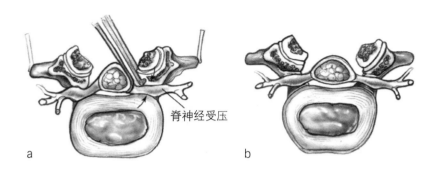

图 51.4 a.横断面上受压的神经根。神经根被卡在钙化退变的椎间盘、椎弓根和下位椎体的上关节突之间。用 2 mm 或 3 mm 椎板咬骨钳从小关节的内侧连同附着的黄韧带一并咬除。b.横向减压脊神经。彻底的减压应从一侧椎弓根到另一侧

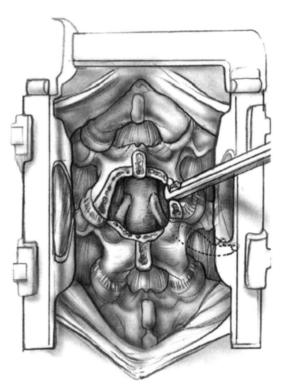

图 51.5 全椎板切除术
彻底减压应从一侧椎弓根到另一侧，神经根在椎弓根旁的出口应被完全显露。应继续探查神经根孔，如有狭窄也应进行减压，这时可以使用有角度的椎板咬骨钳

微创技术：具体考虑

适应证

与开腹椎板切除术相同，但对马尾综合征并不理想。

禁忌证

1. 与开放椎板切除术相同。
2. 马尾综合征。

术前准备

与开放椎板切除术相同。

特殊仪器、位置和麻醉

1. 定位和麻醉与开放椎板切除术相同。
2. 附加仪器：
 （1）Tubular 牵开系统。
 （2）高速磨钻。
 （3）刨削工具（刮匙，椎板咬骨钳）。

手术技术

1. 对于微创椎板切除术，使用 Tubular 牵开系统是外科医师的首选。作者更喜欢将牵开器的入路建立在侧隐窝狭窄或患者腿痛最严重的一侧。

2. 导丝的初始位置应该位于椎间盘切除术中所使用的起始点的外侧几毫米，以便使套筒便于靠内侧，从而有效地进行对侧椎管减压。其程度将由患者在针定位的前后位透视下看到的解剖结构决定。20~22 mm 扩张器通常足以致用。

3. 一旦如上所述完成牵开器的放置和暴露，就可用高速磨钻和椎板咬骨钳对该侧的上、下

半椎板进行半椎板切开术。对于椎板切除术，应将上椎板从顶部切除至黄韧带附着点上方，以确保全节段的椎管减压。此外，必须进行下椎板切开术以完整显露神经根鞘，并在侧隐窝内横行减压神经根。骨性切除时保留肥厚的韧带以保护硬膜。

4. 套筒轨迹向内侧成角。然后，沿斜面切除上半棘突和上半椎板，横跨中线，直至椎管的对侧面。深度达到黄韧带背侧，将它作为保护。

5. 用小刮匙将韧带从半椎板的腹侧面剥离，然后用高速磨钻开始磨除骨质，并用椎板咬骨钳完成。

6. 然后用剥离子从硬膜外腔中线开始，小心地将韧带从硬膜外解剖分离。然后将其横切并向拉钩侧切除。然后使用神经剥离子在椎管内建立对侧韧带和硬膜之间的安全平面。

7. 然后将韧带小心地切至椎管内的内侧面。显露横跨的神经根。然后用小椎板咬骨钳咬除内侧小关节，以及减压对侧侧隐窝。

8. 然后用椎板咬骨钳来进一步咬除对侧的半椎板，在必要时进行全节段减压。

闭合切口

9. 止血后闭合伤口，如上所述。

10. 再次强调，切口周围麻醉是有帮助的，特别是对门诊手术。

延伸阅读

1. Lurie JD, Tosteson TD, Tosteson A, et al. Longterm outcomes of lumbar spinal stenosis: eight-year results of the Spine Patient Outcomes Research Trial (SPORT). Spine 2015;40(2):63–76

2. Weinstein JN, Tosteson TD, Lurie JD, et al; SPORT Investigators. Surgical versus nonsurgical therapy for lumbar spinal stenosis. N Engl J Med 2008;358(8):794–810

52

前路腰椎间融合术：传统的 ALIF 和微创侧方入路

著者：Kirkham B. Wood

摘 要

　　腰椎椎体融合在过去 20 年中因其恢复腰椎前凸、减压狭窄的椎间孔和椎管，并能有效地融合腰椎而越来越受欢迎。它可以通过直接侧方入路，横向开放切口或通过微创和自然通道进行。适应证包括：①退行性腰椎病；②腰椎侧凸：特发性或退行性；③腰椎滑脱：峡部或退行性；④椎间盘突出；⑤前假关节；⑥背向畸形；⑦骶骨融合；⑧椎管狭窄。ALIF（前路腰椎体间融合）通常通过脐下方中线小切口，提供从 L3~S1 的通路。可以直接放置大型同种异体移植物或不同高度和脊柱前凸角度的骨块。需要注意的是交感神经丛在 L4~S1 位于脊柱前方，如果用电烧伤受伤，可能导致男性性功能损害的并发症。对于腰椎侧方入路，主要是不能安全直接行前路入路（或需要高于 L3~4 的通道）的情况采用，虽然髂骨可能会有阻碍，但胸腰椎交界处是可以进入的。腹腔内容物向前收缩以暴露后部肌肉，然后再自前向后反射回脊柱。第三种技术是外侧腰椎间融合术或 XLIF 或 DLIF。在这里，患者体位同开放的侧方入路一样，借助立体定向手术导航和神经监测系统的小切口，可以在某种程度上安全地接近从 L1~5 的大多数椎间盘。髂骨经常阻碍 L5~S1 的侧向进入。然而，重要的是，要记住腰丛神经根在椎间盘间隙的远端下降时，更靠近前方，在 L4~5 处，最容易受伤。尽管如此，如果操作得当，这种最低限度的侵入方法与开放的手术相比，可以缩短住院时间和使患者更快地返回工作。

　　关键词：ALIF；椎体间融合；微创手术；侧向椎体间融合；横断面入路

适应证

1. 退行性腰椎病。
2. 腰椎侧凸：
　（1）退变性。
　（2）特发性。
3. 脊柱滑脱：
　（1）峡部。
　（2）退变性。
4. 后方假关节。
5. 平背畸形。
6. 骶骨融合。
7. 椎管狭窄。
8. 椎间盘突出。

禁忌证

1. 脊柱融合或强直。
2. 活动性感染或腹膜后感染史。
3. 脊柱手术史或相关病史。
4. 腹部大型手术和瘢痕组织形成。

5. 高血压性血管钙化（或相关血栓形成）。

6. 肥胖。

7. 不能平躺或侧卧位。

8. 严重腰椎滑脱（Ⅲ级以上，增加融合器移位风险）。

术前准备

1. 腰椎 X 线片。

   正侧位 X 线片：

   ①使 T12 和（或）骶骨显示出来。

   ②耻骨联合与 L5~S1 间隙的位置很重要。

2. C 臂透视。

3. 计算机断层扫描（CT）和磁共振成像（MRI）有助于识别脊柱或异常血管位置的变异。

4. 肠道准备，放置鼻胃管。

5. 计算机神经血管检查。

6. 神经监测包括肌电图。

7. 脉搏血氧仪可以放在脚趾上以监测血流量，在放置牵开器时，氧饱和度可能急剧下降，因此在释放牵开器之前只有很短时间来完成手术。

8. 适当的治疗和麻醉术前评估。

传统 ALIF

特殊器械、体位和麻醉

1. 平板手术台或带有侧臂支架的杰克逊手术台（必要时弯曲）。

2. 垂头仰卧位固定可以帮助推动腹内内容物远离手术区域。

3. 圆枕可以放在腰椎下方以增加脊柱前凸。

4. 保护所有压力点。

5. 放置压力袜，以减少深静脉血栓形成的风险。

6. 放置鼻胃管胃肠减压。

7. 自体血回收器。

8. Omni 或其他自锁式牵开器。

建议和要点

1. 皮肤切口前应给予静脉注射抗生素。

2. L3~S1 可以采用前入路，偶尔可能会达到 L2/3 间隙。水平切口最适合 L5~S1（图 52.1）。

3. "访问医师"：接受过普外科或血管外科手术培训的医师是治疗与入路相关并发症的宝贵资源。

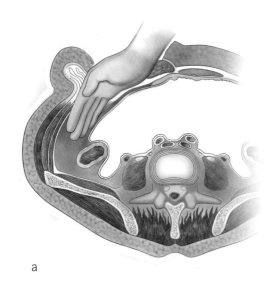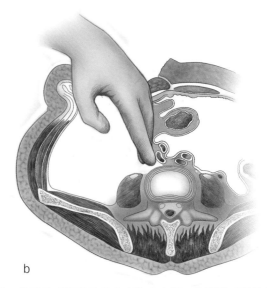

a   b

图 52.1　一旦进入腹膜后间隙，外科医师手横向扫至髂肌，然后移动腹膜及其内容物在右侧，在腹膜后结构外形成一个平面

4. 如果以前进行过腹部手术，可以考虑先行输尿管置入支架以帮助识别。在意外撕裂的情况下，也便于修复。

5. 应放置导尿管。

6. 对于右利手外科医师，可以优先站在手术台的右侧，以进入 L5~S1 间隙，但在开 L4~5 和 L3~4 的时候站在左侧。

7. 如果有髂腰静脉，要识别、隔离和控制髂腰静脉，它是靠近 L5 椎体的髂总静脉的上行分支，通常需要限制其移动以便于暴露 L4~5 和 L3~4 间隙。它们的直径往往短而宽，如果撕裂会导致快速失血。

8. 如果仅仅是融合，除非需要切除突出的椎间盘，否则可以保留纤维环。

9. 对于所有椎体间融合，植入物选择的范围可以从预先准备的股骨环到 PEEK 或者钛的 cage，二者均可填充自体移植物、脱矿骨基质或其他合成骨替代物，连同椎弓根螺钉和前路钢板联合固定。

10. 融合器的尺寸很重要，因为尺寸过小的植入物缺乏骨接触并且存在融合失败的风险。

11. 在植入的准备过程中注意保护椎体终板，选择具有最大横截面积的融合器，不仅可以增加融合可能性，还可以最大限度地减少脆弱的椎体中心面的压力。

陷阱和误区

1. 避免损伤交感神经丛，其位于主动脉、骶骨岬和左髂总动脉的前表面；限制电刀的使用，尤其是男性（可导致逆行射精），特别是在 L5~S1 注意识别和保护。

2. 避免损伤静脉结构（例如髂静脉、腔静脉）。如果使用静态牵拉，请使用手持式牵引或需要多次评估的固定式牵引装置。

3. 避免输尿管损伤，应将其与后部周围神经一起牵向前方。

4. 避免损伤腰大肌上方的髂腹股沟和外生殖神经。

术后护理

1. 通常不需要引流。

2. 进行神经血管检查并记录。

3. 腹部加压黏合剂有助于减轻疼痛。

4. 建议使用机械装置预防深静脉血栓形成。

5. 坚持口服摄入，直到肠道活动恢复；麻醉药也会延迟肠道活动。

6. 术后康复锻炼是常规治疗。

步　骤

1. 让患者仰卧在手术台上。

2. 手臂应尽可能伸展到 90° 支撑架上。

3. 腰椎下的垫子有助于脊柱前凸和暴露。

4. 弯曲手术台（高达 20°）有助于前凸和暴露。

5. 如果手术台弯曲，头部则需要额外的支撑。

6. 备皮（剪毛发，不要刮），并以常规的方式覆盖腹部，应尽量是从耻骨到剑突和侧方。

7. 根据患者的偏好和腰椎治疗节段，切口可以是旁中位、中线或水平。

8. 对于 L5~S1 椎间盘，牵开器应位于保护髂静脉的椎间盘两侧，对于 L4~5 及以上，牵开器通常位于右侧，沿该方向便于拉动血管以露出椎间盘（图 52.2）。

9. 透视或侧位 X 线片来定位。

过　程

10. 用适当大小的刀片切除椎间盘。

11. 沿两个终板水平切割，然后尽量靠外侧垂直切割，以适应所选的植入物，注意保护交感神经丛。

12. 用咬骨钳摘除椎间盘组织（纤维环和髓核）。

13. 将终板处理装置沿多个方向处理椎间隙，使软骨终板与骨性骨骼分层，并移除剩余的椎间盘组织。

14. 可以用咬骨钳或刮匙除去剩余的椎间盘组织。

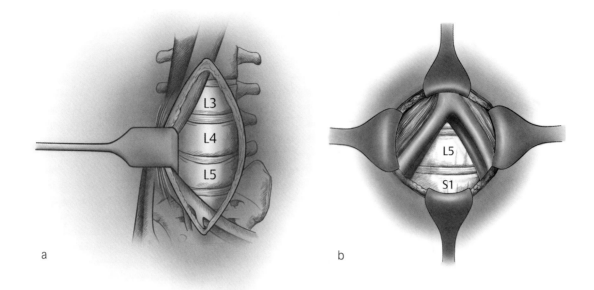

图 52.2　用于暴露 L3~4、L4~5（a）和 L5~S1（b）间隙

15. 如果植入骨块，可以使用系统特定撑开器逐渐增加椎间隙的高度。
16. 应处理暴露的骨终板的点状出血，但不得损害终板骨质。
17. 然后在直视下将植入物置于前椎体线内侧的凹陷处。

闭合切口

18. 用抗生素溶液彻底冲洗伤口。
19. 仔细检查是否有出血并在必要时进行处理。
20. 检查腹膜和输尿管。
21. 用可吸收缝合线缝合皮下组织。
22. 用皮下缝合线和皮钉缝合皮肤。
23. 使用压缩敷料外敷。

外侧腰椎间融合术（微创）

特殊设备、体位和麻醉

1. 可以双平面透视的杰克逊手术台（弯曲手术台可辅助暴露 L4~5）。如有需要，可以旋转。

2. 可以使用立体定向手术导航。
3. 术中神经功能监测：离散阈值，自由运行和触发 EMG。
4. 应避免使用吸入麻醉剂，以减少对神经监测的干扰。
5. 优先放置侧卧位，以尽量降低损伤腔静脉的风险。

建议和要点

1. 一般可用于 L1~5；髂嵴阻挡了 L5~S1 的进入。
2. 相对于开放式手术，成本增加。
3. 关于手术入路相关的神经、血管和肠道损伤的报道。
4. 美国食品和药品管理局已经批准了与后路固定有关的一级和二级腰椎融合术。

陷阱和误区

1. 避免损伤支配腰肌的腰椎神经丛。
2. 从头侧（L1~2）到尾侧（L4~5），腰椎正侧位影像上腰丛占椎间盘空间的百分比逐渐增加（在 L4~5 时高达 50%）并且腹侧移动更多。暴露侧盘间隙时使用双极烧灼可以降低腰丛神经损伤的风险。

3. 避免损伤腰椎、肠道和输尿管前方的脉管系统，避免损伤椎管后部。

术后护理

1. 对股神经和坐骨神经丛进行严格的神经系统检查并记录。
2. 压力黏合剂可能有助于缓解肌肉疼痛。
3. 术后康复是典型常规的治疗方案。

方　法

1. 患者置于侧卧位，如有必要，手术台可以稍微弯曲以帮助暴露。
2. 头部和颈部应处于中立位置。
3. 髋部和膝部要弯曲，下肢要伸直。

4. 加衬垫保护髋、膝和脚踝，保护臂丛神经，两腿之间放置 2 个枕头。
5. 将患者安全地放在柔软的手术台上，并使用胶带固定，如有必要，可以使手术台倾斜。
6. 正侧位透视，切口 5~7 cm，以便直接横向进入椎间盘或正位片中点处之间。利用在椎间盘中心上方两条相交的导丝，定位皮肤上的位置。
7. 可采用双切口技术（**图 52.3**）。首先在竖脊肌的侧面做一个对口切开，大约一个手指，离椎间盘间隙的理想切口约 1 指节。这个切口用于腹膜后间隙的形成。然后，手指可以旋转到皮肤表面，以提供用于第二切口的路径，以直接进入椎间盘空间。
8. 腹部的筋膜层，包括外斜肌、内斜肌和腹横肌，可切开并钝性分离进入后腹膜。继续钝性分离到腰肌，以暴露侧方椎间盘间隙。

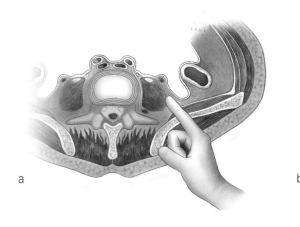

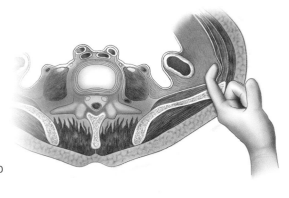

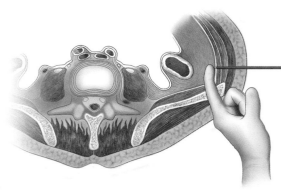

图 52.3　双切口入路。首先通过胸腹筋膜进入腹膜后间隙（a）。然后，徒手分离向前至刚好位于椎间盘间隙（b）侧面的位置。第二个切口在手指（c）上

9. 手持牵开器可以保护腹部和腹膜后内容物。

过 程

10. 首先使用可以刺激和（或）旋转的探针来评估椎间盘的侧面，以评估与腰丛神经的接近程度。
11. 如果没有周围神经，则将探头插入椎间盘。
12. 依次放置扩张器以扩张通过腰肌的通路。
13. 一旦最大的扩张器就位，并且没有神经刺激的证据，则在扩张器上方放置一个带照明的多叶片牵开器。
14. 牵开器叶片轻轻展开，提供工作空间（图 52.4）。使用正侧位透视检查其位置，并使用EMG棒刺激牵开器和椎间盘的工作空间。
15. 行椎间盘环切，取出椎间盘组织，并使用刮刀、刮匙和咬骨钳仔细修整终板。

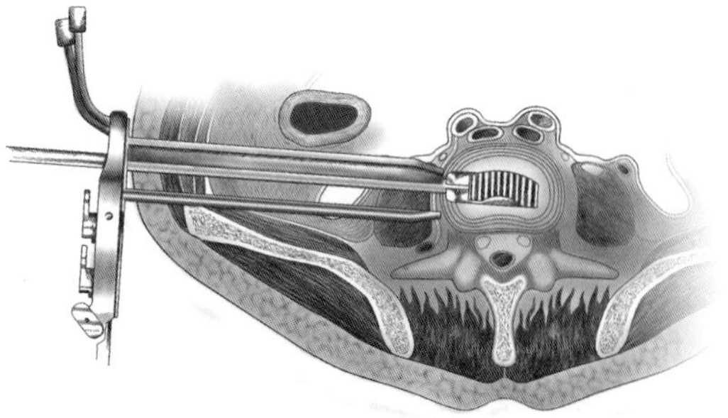

图 52.4 一次植入扩张器后，放置自保持拉钩，然后打开该牵开器使侧向椎间盘充分暴露

16. 对于所有步骤，用透视检查确认。
17. 用 Cobb 或刮匙仔细减压对侧纤维环。注意不要过度穿入对侧腰肌以防止疼痛性血肿。
18. 选择适当大小的骨块填充，并在透视导向下进行加压。
19. 如果需要，此时可以添加外侧钢板固定，但应减少钢板的弯曲。

闭合切口

20. 用抗生素溶液冲洗伤口。
21. 分层缝合腹部肌肉组织。
22. 缝合皮肤。
23. 加压包扎。

延伸阅读

1. Brau SA. Anterior approaches to the lumbar spine. In: Wang JC, ed. Advanced Reconstruction: Spine. Rosemount, IL: American Academy of Orthopaedic Surgeons;2011
2. Bess S, Youssef JA. Lateral transpsoas approach/fusion. In: Wang JC, ed. Advanced Reconstruction: Spine. Rosemount, IL: American Academy of Orthopaedic Surgeons;2011
3. Kwon B, Kim DH. Lateral lumbar interbody fusion: indications, outcomes, and complications. J Am Acad Orthop Surg 2016;24(2):96–105
4. Patel AA. Lateral lumbar interbody fusion: a better, worse, and similar approach to lumbar arthrodesis. J Am Acad Orthop Surg 2016;24(2):57–59

53

颈椎间盘置换术

著者：Daniel G. Kang，K. Daniel Riew

摘　要

颈椎间盘置换术（CDA）已成为治疗神经根型颈椎和一些脊髓型颈椎病患者的流行治疗技术。在本章中，着重强调禁忌证、术前准备、定位、注意事项、需要避免的事情、术后护理、手术技术等。同其他手术一样，患者的选择是短期和长期临床疗效的关键。与颈前椎间盘切除和融合（ACDF）不同，CDA 包含运动要求，因此要求彻底减压。因为骨刺不会随时间延长而被吸收，在实际上，反而将随时间增长。CDA 植入物的设计和材料有许多种，外科医师必须完全熟悉植入物特有的说明、技术、仪器和尺寸。无论选择何种植入物，外科医师都必须非常注意细节，因为手术的每一步都必须非常小心地完成，才能取得手术的成功。从患者透视定位、克氏针放置、减压、终板准备到冲洗掉骨粉末和止血，一切都必须小心进行。此外，在进行椎间盘成形术之前，必须先对正侧位透视片进行分析。否则，可能发生以下并发症：定位错误、手术早期失败、异位骨化、持续性疼痛等。最后，为了预防突发情况下的 CDA 手术中止，用于 ACDF 过程的其他设备和植入物应该准备好。

关键词：关节成形术；椎间盘置换术；颈前路人工颈椎间盘置换术

适应证

1. 神经根病和（或）颈椎退行性椎间盘疾病引起的脊髓病，如椎间盘突出。

2. C3~T1 在 1~2 个椎间水平一致的局灶性压迫，在高级影像学资料中得到证实（例如，磁共振成像、CT）。

禁忌证

1. 单独的轴向颈部疼痛。

2. 严重的小关节炎症引起明显的颈部疼痛。

3. 强直性脊柱炎或弥漫性特发性骨质增生。

4. 后纵韧带骨化症。

5. 类风湿关节炎。

6. 严重的骨质疏松。

7. 既往椎板切除术。

8. 先天性狭窄性脊髓病。

9. 脊柱骨折、肿瘤或感染。

术前准备

1. 非手术治疗大于 6 周无效（例如非甾体抗炎药物、椎间孔注射糖皮质激素），进行性肌无力或脊髓病可能需要早期手术治疗。

2. 仔细分析现有影像资料，确定具体需要减压的部分（例如椎间盘突出、椎体后骨赘、横突肥大）和鉴别椎动脉的任何异常改变。

3. 目前，虽然没有标准化的方法来确定植入物大小 / 位置，但是使用成像系统来预测椎间盘的空间深度、宽度和高度可以有助于估算植入物大小。

4. 外科医师应完全熟悉植入物特有的说明、仪器仪表和调整大小的方法。

特殊器械、体位和麻醉

1. 各个颈椎间盘关节成形术（CDA）设备特有的仪器、牵引装置、终板处理装置；因此，我们只讨论一般颈椎间盘关节成形术。

2. 术中推荐多模式神经监测，结合运动诱发电位、体感诱发电位和（或）肌电图检查。

3. 植入CDA设备时，预先抗生素给药是必需的。

4. 保证透视定位时正侧位无障碍遮挡，以确定手术部位、颈椎序列，并确认植入物的位置。

5. 透视时使用7.6 cm（3英寸）的布胶带固定肩膀，便于显露下颈椎；此外，Kerlix纱布或包裹在手腕周围的带子在术中牵引可以辅助显示下颈椎。

6. 将卷好的垫子放在脖子后面提供额外的支撑，并使用5 cm（2英寸）的布胶带固定前额，以避免在固定后意外旋转。

7. 保持颈部的中立位对于终板的准备是关键的，以避免将CDA植入后出现脊柱后凸（颈部过分扩张）或脊柱前凸（颈部过度弯曲）情况（图53.1）。

建议和要点

1. CDA的患者选择是影响短期和长期临床疗效的最重要因素，因为适应证差会增加失败的风险。

2. 额外的设备和植入物（ACDF）在融合的过程中应事先准备好以预防CDA手术必须中止的突发状况。

3. 如果在实际所需植入物的大小在现有植入物两种尺寸之间，建议选择较小尺寸，而不是过大的植入。

4. 植入物放置后，充分冲洗，洗去所有的骨粉末，将骨蜡覆盖所有出血的骨表面/Caspar针孔，以减少异位骨化的风险。

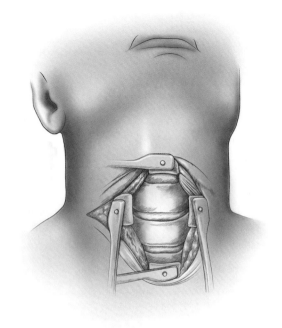

图53.1 将患者的颈部定位在一个过度伸展的位置将导致过度的后终板切除，导致CDA装置后凸对齐

陷阱和误区

1. 手术前不能鉴别成像异常椎动脉解剖结构。

2. 因为椎体后骨赘、横突孔的减压不充分导致的持续性神经系统症状。

3. 由于暴露不充分、前部骨赘去除不完全、中线识别失败或不对称的终板制备，导致植入物错位或位置不当。

4. 过度终板切除引起的植入物沉陷。

术后护理

1. 颈部制动不是必要的；但是，术后1~2周软颈围领是有效的。

2. 术后2周使用NSAID（非甾体类消炎药）作为预防用药。

3. 3个月进行可以忍受的活动，避免过度屈曲伸展活动或接触类体育运动。

手术技术

1. 暴露：标准 Smith-Robinson 入路（左 / 右侧根据外科医师的偏好）。

2. 沿皮纹切开，以提供最佳的美容效果。

3. 定位节段，然后用双极电凝行颈长肌两侧静脉复合体凝固，然后暴露颈长肌的内侧缘。

4. 然后用 2 号剥离子器将颈长肌抬高至钩突外侧缘，避免电灼意外造成椎动脉损伤。

5. 自动牵引系统是根据外科医师结合临床需求使用。

6. 骨赘去除：除去前骨赘，直到椎间盘空间的前缘是光滑的。

7. 椎间盘间隙撑开：置入 Caspar 钉是手术的关键步骤，必须使用解剖学标志（钩状关节）和透视引导，以确保它们位于椎间盘间隙中线和平行于椎间盘间隙（图 53.2，图 53.3）。

8. 牵引装置按原有椎间隙长度放入，然后打开来扩大椎间空间。

9. 椎间盘间隙准备：用 15 号刀切开椎间盘间隙，后角用刮匙和枪状咬骨钳摘除椎间盘组织，暴露至双侧钩突关节。

10. 刮匙应始终从钩状关节的外侧部分拉入椎间盘空间，以防止刮匙被无意地拉到外侧并损伤椎动脉（图 53.4）。

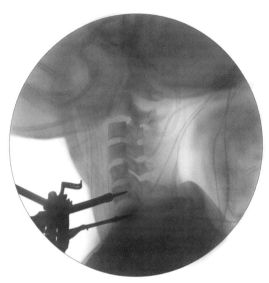

图 53.3 椎体固定钉必须在透视下放置于椎间盘的位置以验证平行

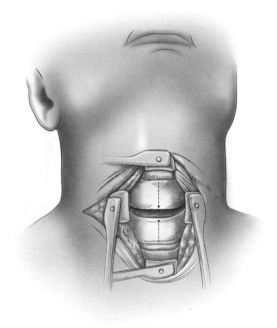

图 53.2 充分暴露双侧钩突的侧方达到可识别中线的程度

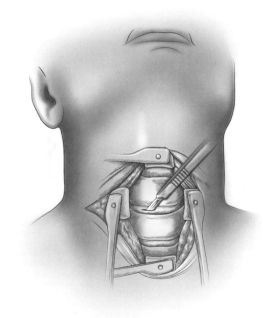

图 53.4 必须清除钩突关节中的椎间盘组织，使用微型刮匙从钩突关节的外侧部分将其拉入椎间盘间隙

11. 中央减压：侧切刮匙被用于去除后方纤维环和后方骨赘以及后纵韧带。

12. 某些 CDA 装置需要完整的后纵韧带和骨赘后唇以防止装置后翻，因此，在某些情况下应避免完全后纵韧带和骨赘后唇切除术。

13. 如果怀疑椎间盘突出，暴露后纵韧带后方以确保足够的减压，除此之外，不能常规地完全切除后纵韧带。

14. 椎间孔减压：使用小的后角刮匙和 4 号剥离子组合识别钩突的外侧部分；侧面放置 2 号神经剥离子来牵拉软组织，以保护椎动脉。

15. 侧切刮匙去除钩椎关节的后内侧部分，直到用小神经钩触及椎弓根外侧缘为止。

16. 终板的准备：侧切刮匙去除任何残留的软骨和两终板的皮质。

17. 某些 CDA 设备具有特殊终板制备切割引导。

18. 大多数 CDA 设备的目标是使终板彼此平行，并成"方形"，同时保持大部分天然皮质终板以避免下沉。

19. 植入物的大小 / 插入：确保按正确方向插入 CDA 设备。

20. 在一般情况下，在椎间牵引装置去除的前提下，CDA 应紧贴在处理的椎间盘空间内。

21. 植入物过大可能导致运动受限、植入物负荷过大和后颈部疼痛，而过小可能不足以恢复椎间孔高度和韧带张力

22. 最终透视确认：仔细止血，充分冲洗伤口，取出椎体固定钉，将骨蜡置于任何出血的骨表面，然后取出牵开器，使正侧位透视观察清晰。

23. 因为脊柱旋转轴位于椎间盘后间隙，所以 CDA 装置应尽量放在后方，但要注意避免损伤脊髓。

24. 关闭：放置深处引流，然后进行分层缝合。

延伸阅读

Buchowski JM, Anderson PA, Sekhon L, Riew KD. Cervical disc arthroplasty compared with arthrodesis for the treatment of myelopathy. Surgical technique. J Bone Joint Surg Am 2009;91(Suppl 2):223–232

54

经皮椎弓根螺钉的置入

著者：Robert K. Eastlack

摘　要

　　经皮椎弓根螺钉内固定技术可用于多种情况下的脊柱后部稳定，包括前路重建、稳定特定的胸腰椎爆裂骨折或者 chance 骨折，以及其他微创重建技术。考虑到对椎管后方组织造成最低程度的破坏，置钉技术通常依赖于成像、机器人或者导航制导。

　　关键词：微创手术；经皮；椎弓根螺钉；空心螺钉

适应证

1. 无须开放显露，经后路稳定 / 固定脊柱。
2. 适应的临床类型举例：前路椎体次全切后需要重建后方稳定的；胸腰椎爆裂骨折的后方固定。

禁忌证

1. 椎弓根直径太小，无合适椎弓根螺钉。
2. 透视成像显示差。
3. 肿瘤或其他软组织异常（感染、假性鞘膜突出）。
4. 先前皮瓣覆盖的区域手术时（相对），手术必须根据血管蒂和皮瓣的可行性进行规划。

术前准备

1. 评估覆盖预定手术入路区域的软组织。
2. 复查 X 线和（或）CT，以确定椎弓根的显像情况及大小。
3. 椎弓根螺钉的长度。
4. 确定相对于轴（横）面螺钉内侧向轨迹的近似值。这个角度由 L5~S1 处的高外侧角变为内侧角，在中胸椎处变化最小。

特殊器械、体位和麻醉

1. 麻醉一般是全身性的；但是，如果需要，可以使用局部麻醉。
2. 如果在固定过程中计划进行神经生理监测［用于检测探针和（或）螺钉］，则需要进行非麻痹麻醉。
3. 体位：俯卧或侧卧。
   （1）对于俯卧位，Jackson 式带桩手术台是优化腰椎前凸的理想选择。确保患者平躺，避免术中椎体明显旋转。
   （2）侧卧位时，上方的椎弓根螺钉便于置入，如果需要双侧固定，可将手术台向腹侧倾斜 15°，以便于下方椎弓根置钉（**图 54.1**）。
4. 椎弓根穿刺有多种方式可选。一次性 Jamshidi 穿刺针可广泛使用，且可与大多数空心螺钉系统中的导丝一起使用。也可以使用导航对准椎弓根和插入导管，无须置入导丝。
5. 如果使用 Jamshidi 穿刺针和导丝，请在患者手术巾洞口正上方和正下方放置 Raytec 海绵纱布（**图 54.2**），但距离需足够近，以便导

丝置入后将其固定于手术区外。应使用按扣 /
止血钳类仪器将 Raytecs 牢牢固定在患者手
术巾上。

6. 使用透视法行椎弓根插管时，请使用较长的
Kocher 钳夹牢固固定 Jamshidi 穿刺针，直至
穿刺针的骨咬合度足以自行保持其位置不变
为止。这些长型仪器可缩小您的双手和上肢
暴露于 γ 辐射场的范围。

7. 将穿刺针置入椎弓根需使用骨锤，且在准备
好后通常需使用持针器来抓住并将导丝穿过
针导管。

建议和要点

1. 请使用透视法找准切口位置，无论是中线还
是旁中线，因为这样会缩短需切开的长度。
从中线旁开约 3 个手指宽即可获得满足通路
需求；但是，患者体型较大和（或）从皮肤
到骨起始点的深度较大可能会影响远旁侧的
中线旁皮肤切口，需要更偏外侧。

2. 如果拟定内固定较长（高于 4 节），笔者赞
成使用中线皮肤切口和旁中线筋膜入路行椎
弓根穿刺的。这样愈合后外观更加美观，但
需考虑对腰背筋膜上方的皮下脂肪层破坏造
成的凹坑采用浅表引流。

3. 旋转病床获得目标椎体的最佳前后位（AP）
影像，以减少 C 臂重新放置过程中透视影像
的变异性。

4. 请考虑使用斜角针尖 Jamshidi 穿刺针，因为
这种穿刺针在椎弓根内更容易"操纵"。针
尖的钝侧让其可从内侧椎弓根壁"掠过"。

5. 在使用无刻度 Jamshidi 穿刺针时，抵达骨表
面后，请在导管轴上距离皮肤或筋膜边缘约
30 mm 的地方做一个记号（图 54.3）。插入
骨骼 25~30 mm（到所画直线处）后，AP 影
像应显示针尖接近内侧椎根弓壁，但不会使
其凹陷。如果这两种显示不明显，穿刺针很
可能位置不理想。

6. 无论是单独操作还是与手术助手 / 搭档一起
操作，为最大限度地减少透视暴露，可以同
时对两侧椎弓根穿刺。将穿刺针被骨质固定
到适当位置后，将两针分别适量刺入，再分
别进行透视。

7. 用 Jamshidi 穿刺针将导管安全插入椎弓根后，
取下穿刺针并将液化止血剂（如液化明胶海
绵，即便没有凝血酶）放入导管。置入导丝
前更换穿刺针，这样可在取下 Jamshidi 导管
后产生一些止血效果，因为导丝难以阻碍椎
体血液从起始部位流出。

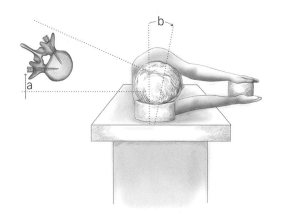

图 54.1　a. 侧卧位双侧置入椎弓根螺钉，将患者向腹
侧倾斜 15°~20°。b. 下方椎弓根置钉时，避免因置钉
的外倾角使器械被手术台阻挡

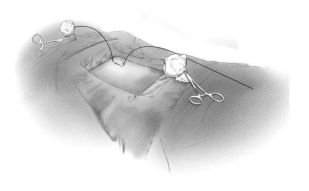

图 54.2　如果使用的是 Jamshidi 针和导丝，将 Raytec
海绵直接置于手术洞巾的上方和下方

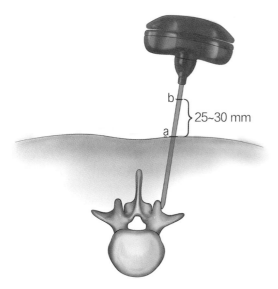

图 54.3　在起始点放置 Jamshidi，其轴上标记在皮肤水平（a）和皮肤水平以上 25~30 mm 处（b）

8. 注入液化止血剂之前，可以使用注射器从椎体中抽取几毫升骨髓抽吸物，然后可将其用于需要移植的材料。

9. 如果使用骨水泥强化术及经皮螺钉，在通过 Jamshidi 导管置换丝时，用湿 Raytec 海绵纱布或衬布向下擦拭导丝。这可擦除可能阻碍空心螺钉下旋入骨骼的骨水泥，并防止黏合，而黏合还可能导致导丝穿过椎体前皮质。

10. 如果 Jamshidi 穿刺针从头至尾的轨线不甚理想，那么导丝的轨线也不太理想，则可以利用丝锥重新引导导丝。用丝锥穿刺椎弓根即可做到，当丝锥尖端抵达椎骨后皮质壁后，将导丝完全拉回丝锥。然后按照更理想的轨线进一步刺入丝锥。这一步完成后，越过丝锥尖端进一步刺入导丝，然后按常用方法取出丝锥。

陷阱和误区

1. 放置头向椎弓根螺钉时必须更加小心，以免损伤未包含在融合段中的小关节。斜位透视图（椎弓根视图）通常也可用于显示小关节的轮廓，并确保椎弓根穿刺不存在发生这种损伤的风险（**图 54.4**）。

2. 当刺入 30 mm 或者更深时，如果穿刺针位于椎弓根左右径中分线的外侧，穿刺起始点和穿刺轨迹很有可能太靠近外侧。

3. 如果当刺入深度不到 10~15 mm 时，Jamshidi 穿刺针针尖靠近椎弓根内侧壁，则轨线和（或）起始点很可能太靠近内侧。

4. 切勿将 Jamshidi 穿刺针刺入过深，因为这样形成的通道无法让导丝固定不变，并且可能损伤皮质或其他脏层。在未拍摄侧面透视图的情况下，请勿将 Jamshidi 穿刺针置入深度超过 30~35 mm 的地方。

5. Jamshidi 穿刺针安全刺入椎体骨小梁后，进一步刺入椎体很少需要使用尖锐的导丝。通常不要使用尖锐导丝，尤其是对骨质减少患者穿刺时，因为这类患者更容易发生前皮质层意外穿透。

6. 注意不要将导丝推送穿过椎体前皮质层。一旦发生这种情况，丝锥穿刺和螺钉置入过程中控制偏移的难度就会大幅增高，且在插入螺钉过程中需多次透视。

7. 在导丝上置入丝锥或螺钉前，请确保导丝光滑，没有扭结或其他障碍物，以免妨碍穿刺器械 / 植入物在导丝上轻松滑动。

术后护理

1. 标准的切口护理应根据外科医师的偏好和缝合类型来安排。

2. 术后制动是由整体结构和外科医师的偏好决定的，通常不受经皮螺钉技术的具体使用的影响。

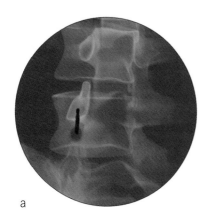
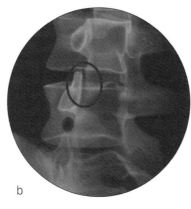

a   b

图 54.4　C 臂的角度接近椎弓根的同轴外侧到内侧的角度。这可以直接观察椎弓根（a），并可以提供邻近小关节的视图（b），以确保 Jamshidi 针安全位于椎弓根通道内，不会侵犯小关节

手术技术

1. 铺巾前后可进行切口规划，最好通过透视引导完成。

2. 对于单节段固定，中线旁切口中点应接近椎间隙，也可在每侧椎弓根上做 2 个单独的切口。另一种方法是在一侧头向和尾向椎弓根之间以其间距为长度做一个切口，2~3 cm 应该足够；长度变化还取决于所用特定椎弓根螺钉系统（更具体地说，是延长套件）的体积。

3. 采用中线皮肤切口时，必须采用较大的长度，以便皮肤和皮下组织向中线旁筋膜入路平移。不存在具体确定切口最佳长度的规则，因为皮肤和软组织活动性及患者体型对其影响很大。但是，如果双侧引入器械时皮肤切口过度拉紧，则可直接进行尾向或头向延长。

4. 做切口前，用局部麻醉剂浸润规划切口和肌肉剥离区域。

5. 如为中线旁皮肤切口，而非跨越多个弓根的切口，无论是否对每个椎弓根采用单一皮肤 / 筋膜入路，筋膜初始处理有两种基本方法可选。如果最初在置入 Jamshidi 穿刺针过程中并未切开筋膜，筋膜的张力有助于保持穿刺针的位置不变。笔者更赞成采用手指钝性分离法将筋膜切开至椎弓根螺钉起始点。这样可进行触诊，以便更准确地引导最初置入穿刺针，从而可减少椎弓根穿刺所需的透视次数。

6. 采用触诊方法时，起始点通常可通过触及横突、小关节和脊柱关节接合点的乳突确定。理想的方法是使用正位（前后位 AP）透视法确定正确位置，穿刺针针尖应位于外侧椎弓根皮质臂上或正外侧（图 54.5）。

7. 在头尾径上，应对准 3 点钟（左侧椎弓根）和 9 点钟（右侧椎弓根）位置。

8. 使用斜角针尖穿刺针穿刺腰椎时，引导尖锐一侧朝向内侧，这样可让穿刺针停在内侧壁上。

9. 相比之下，在穿刺胸椎时则引导穿刺针尖锐一侧朝向外侧，以便其向上和外侧斜刺时，更加有效地停在横突上。

10. 每次重新放置穿刺针时，请拍摄新的影像来确认其位置。

11. 到达正确的起始点位置后，用骨锤将针尖锤入约 5 mm，以便骨骼保持其位置不变，而无须继续使用 Kocher 钳夹。

12. 找到对侧起始点，并采用同一方法操作。对侧操作过程中拍摄的影像可用于确认同侧位置是否正确。

13. 两个起点都创建且通过影像确认后，每次将

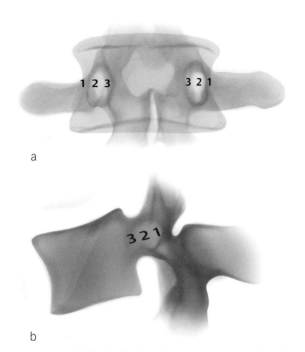

a

b

图 54.5 在透视下可见椎弓根穿刺起始点为外侧皮质壁的"1"。当 Jamshidi 针尖在正位视图上达到"2"时，其在侧位视图上应近似位于"2"位置。当尖端到达 AP 视图上的内侧皮质壁"3"时，也必须刚好在椎体后壁的正上方，达到侧视图上对应的"3"位置

穿刺针推进 5~10 mm，逐渐刺入椎弓根。这一步必须通过 AP 影像完成。应特别注意 Jamshidi 导针插入深度不小于 25~30 mm 过程中，此视图上的针尖都不得损伤内侧椎弓根壁。

14. 在针尖抵达每个椎弓根内侧壁后，将 C 臂变换至侧视图，并确保针尖在椎体内且在椎骨后壁外。结合这两个视图和针尖位置可确认通过椎弓根的安全轨线（**图 54.5**）。

15. 如果难以看清 AP 影像上的椎弓根壁，可另外通过斜视椎弓根视图进行透视，这样可通过椎弓根通道获得正视图（**图 54.4**）。正常的倾斜角度为水平角且因人而异，但在从腰骶交界处向头端移动时，角度会变小。

16. 在 Jamshidi 穿刺针安全穿过椎弓根后，插入

导丝前可涂敷止血剂。如选择通过注射器注入止血剂，重新刺入内置 Jamshidi 针会将该止血剂引入椎体，以便产生更大功效。

17. 向骨骼中置入导丝，最初尝试用手小心推送导丝。在通过骨小梁时，应该能够感知。如果在遇到更硬或更致密的骨骼时，难以用手推送导丝，可在 Jamshidi 导管顶部上方 15~20 mm 处使用持针器。握持骨锤式持针器按预定距离送入导丝，直至其到达 Jamshidi 导管进入点为止。

18. 然后可取出 Jamshidi 穿刺针，这可能需重置手柄。注意要牢牢抓住导丝，同时将 Jamshidi 导管从椎骨中取出，以免同时拉出导丝。如果其他节段也穿刺时，将导丝弯曲固定防止移动。可在患者手术巾上使用和黏附各种固定装置。

19. 插入导丝后，如果计划融合，可利用每段的尾端导丝作为关节突关节的参照物。可在尾端导丝旁放置一个窄小的深部牵引器（如 Gelpi 或 Wiltse 牵引器）或一个管状牵引器，用于显露小关节。然后可去除关节皮质骨，并在植骨后插入丝锥 / 螺钉。

20. 置入所有导丝后，如合适，可用丝锥攻椎弓根，必须注意不要进一步将导丝推送入椎体，这样可能会损伤前皮质。应单手拉住皮肤 / 筋膜边缘，对其进行限制，以免在此过程中发生偏移。在导丝上置入椎弓根螺钉时同样需注意。

21. 如在插入螺钉前认为有必要使用丝锥攻入椎体，极少数情况下在椎弓根之外置入丝锥会有帮助或好处。例外情况包括终板下方骨质密集硬化的区域。

22. 椎弓根螺钉应越过导丝插入，注意事项与适用于丝锥的相似。重要的是，在椎弓根螺钉抵达椎体（侧位影像上经过椎体后壁）后，将导丝完全缩回螺钉 / 螺丝刀或完全收回。这样可避免椎体内导丝扭结和（或）折断，

以及防止导丝发生偏移，穿过前皮质层。

23. 继续将螺钉插入最终位置，注意不要将钉帽推送入小平面（确认最终位置更多依赖于触感和影像引导）。

24. 完成每个螺钉的插入后，测评每个螺钉尾部的高度，以确保达到预期差异高度。例如，在治疗脊椎滑脱时，头侧螺钉在切口中的位置应低于尾侧螺钉位置，距离大致与腰椎滑脱长度相当。

延伸阅读

1. Hansen-Algenstaedt N, Chiu CK, Chan CY, Lee CK, Schaefer C, Kwan MK. Accuracy and safety of fluoroscopic guided percutaneous pedicle screws in thoracic and lumbosacral spine: a review of 2000 screws. Spine 2015;40(17):E954–E963

2. Mobbs RJ, Sivabalan P, Li J. Technique, challenges and indications for percutaneous pedicle screw fixation. J Clin Neurosci 2011;18(6):741–749

3. Ahmad FU, Wang MY. Use of anteroposterior view fluoroscopy for targeting percutaneous pedicle screws in cases of spinal deformity with axial rotation. J Neurosurg Spine 2014;21(5):826–832

4. Foley KT, Gupta SK, Justis JR, Sherman MC. Percutaneous pedicle screw fixation of the lumbar spine. Neurosurg Focus 2001;10(4):E10

55

特发性脊柱侧凸：脊柱后路内固定植入与融合

著者：Michael Glotzbecker，Daniel Hedequist

摘 要

青少年特发性脊柱侧凸需要治疗干预的指征为胸椎 Cobb 角大于 50° 或胸腰椎 Cobb 角大于 40°。为方便手术方式的制订，术前应进行充分的病史采集、详细的体格检查以及 X 线摄片。术中应采用微创技术以减少失血，手术全过程使用神经电生理监护是必要的。术中采用骨膜下剥离法暴露至两侧横突，然后切除上一椎体下关节突，以促进融合并松解脊柱。内植物常包括椎弓根螺钉或各种椎板钩。通过弯棒、压棒、撑开和加压，以及转棒等技术来进行校正。患者术后早期活动很重要。术后应评估患者神经功能以及常见的并发症（肠梗阻，肺不张）和罕见并发症（抗利尿激素紊乱，肠系膜上动脉综合征）。

关键词：特发性脊柱侧凸；青少年特发性脊柱侧凸；脊柱畸形

适应证

1. 胸椎 Cobb 角 > 50° 或胸腰椎 Cobb 角 > 40°。
2. Cobb 角 >40° 的进展性侧弯，尤其是支具不能控制侧凸进展的躯干失衡的骨骼未发育成熟患儿。
3. 外观不能接受的脊柱畸形。

禁忌证

1. 急性期感染或败血症（绝对禁忌证）。
2. 术前控制不佳的心脏、肺或其他医学合并症。

术前准备

1. 详尽的病史采集和体格检查。
2. 站立位全脊柱正侧位片和侧屈位。
3. 根据影像学检查结果制订置钉方案。
4. 与患者及其家属讨论该手术适应证、目标、围手术期护理注意事项和风险。

特殊器械、体位和麻醉

1. 术前责任脊柱节段选择。
2. 血液回收。
3. 体感诱发电位和运动诱发电位。
4. 足够的静脉通道和用于动脉血压监测的动脉血管。
5. 允许俯卧位状态拍摄 X 线片的手术床。在胸口和髂前上棘部位使用支撑垫垫高，以方便胸腹部自由屈伸；通过减少腹压降低静脉压。腋窝放松，颈部置中立位。髋关节屈伸度会对腰椎前凸产生一定影响（**图 55.1**）。
6. 植骨（同种异体移植）—可考虑局部应用万古霉素。
7. 明胶海绵和凝血酶。

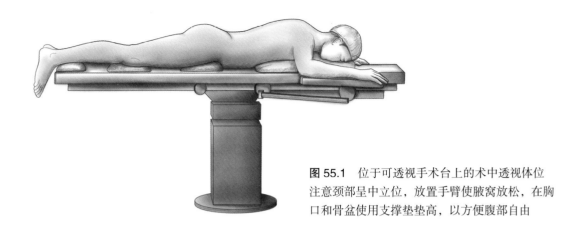

图 55.1 位于可透视手术台上的术中透视体位
注意颈部呈中立位，放置手臂使腋窝放松，在胸口和骨盆使用支撑垫垫高，以方便腹部自由

8. 透视和考虑术中三维重建［计算断层扫描（CT）］。

建议和要点

1. 仔细记录术前神经检查状况。
2. 评估冠状位和矢状位脊柱畸形程度。
3. 术前应扩大手术备皮及铺单区域以方便术中延长切口。
4. 切皮前静滴抗生素，并按时追加剂量。
5. 与麻醉师充分沟通：术中血压控制（平均动脉压 >65~70 mmHg）、失血、抗纤溶药（氨甲环酸）的使用以及当 MEP 或 SSEP 信号变化变化时 Stagnara's 唤醒试验的可能性。

陷阱和误区

1. 暴露脊椎，避免偏离骨膜下层次。
2. 使用透视来识别和确认椎体水平。
3. 避免内固定装置终止于副弯顶椎。
4. 通过使用各种技术（直接探子探查、肌电图螺钉测试、透视或术中三维成像）避免不当置钉。

术后护理

1. 应在全身麻醉终止后立即进行神经检查，并在术后反复进行。
2. 为控制疼痛可选择使用患者自控性镇痛法。
3. 早期功能锻炼有助于肺和胃肠道功能的恢复。
4. 术后临床路径的使用可能加速患者恢复和出院。
5. 评估常见并发症（肠梗阻、肺不张）和罕见并发症（抗利尿激素紊乱、肠系膜上动脉综合征）风险。

操作技术

切口和暴露

1. 准备（首选氯己定）并广泛消毒。用聚维碘酮膜覆盖手术区。
2. 做正中直线切口。
3. 为了尽可能地减少出血，使用加入肾上腺素的浓度为 1：500 000 的生理盐水浸润皮内及皮下组织。使用电刀切开深层组织。沿切口中线分离无血管的中缝结构（椎间韧带）。此缝可以被看作位于椎旁肌之间的一条细白线。用手术刀或电刀将棘突分离。
4. 用 cobb 骨膜剥离器和电刀于骨膜下分离并暴露出每个椎体的椎板、小关节和横突。椎旁肌常附着在椎板的尾端边缘，必须用手术刀或电刀分离。腰椎的解剖结构与胸椎的解剖不同。在腰椎，先分离小关节囊，然后用骨膜剥离子暴露关节面。

5. 使用明胶海绵尽量减少出血。

6. 将放射可视的标记物（巾钳或脊髓针）放置在一个棘突和（或）椎弓根的水平，并透视确认椎体水平。

器 械

椎弓根螺钉放置

7. 使用咬骨钳或枪钳去除下关节面。使用刮匙刮除上关节面，切除关节上的软骨为关节融合作准备。保存之前所去除的骨头用来进行局部自体移植。

8. Lenke's 徒手技术。

　使用开口器在适当的位置创建开口。使用弧形锥在弧形锥尖向椎管外方向进入椎弓根 20 mm，使用球探，来感觉钉道四壁的完整性。然后使用弧形椎以锥尖向内的方式进入椎体，再次使用球探，确认该通道四壁的完整性。在使用小尺寸的攻丝进行攻丝后，用球尖探头触碰，再次检查路径的完整性。测量并放置适当大小的螺钉。

9. 考虑椎体的旋转和相对矢状位形态以及在每个节段的正常螺钉通道，以此来选择螺钉通道。凹侧的椎弓根可能会更小且硬化。

10. 使用透视、肌电图、术中 CT 或三维成像可以确认螺钉放置。

横突钩准备（朝尾端或向下）

11. 暴露椎体的横突以安装横突钩。

12. 在所选节段的上端放置横突钩的起始装置。

13. 按预先设计方式将横突钩放置在横突上。

椎弓根钩准备（朝向头端或上行）（图 55.2）

14. 为了切除关节面，暴露上关节面，使用骨刀在椎板（以及下关节突）的下缘进行横向截骨。切除上关节面取出其内部软骨进行关节融合术。确定截骨位置以确保椎弓根钩尖端能植入椎弓根，同时肩部接触到已截骨的下关节面的骨质。

15. 将试用的椎弓根钩插入准备好的部位，并用骨锤轻轻地固定。确保不使椎板表面劈裂。引导椎弓根钩头倾和侧移，以避免不慎进入椎管。

矫形的方式

16. 测量、切割和折弯金属棒。凹侧棒应与脊柱节段的正常矢状位轮廓相符合。一些外科医师将凸侧棒弯成比正常胸椎后凸少（即较平坦）的形态而对凹侧棒过度折弯。这种过度或欠折弯的目的是对肋骨凸起施加旋转矫正力，并帮助矢状位重建。

17. 放置凹棒并将其固定在植入物上。通过将棒置于合适的矢状位形态及使用一些可行的复

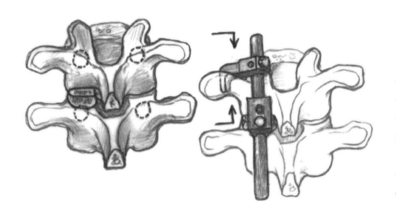

图 55.2 横突钩放置在横突的头侧边缘

请注意，当横突钩正确放置时，钉尾将朝向中间。上椎弓根钩的放置。切除上关节面后两叉的椎弓根钩应跨在椎弓根上。注意钩子的钉尾在正确定位时会向中间倾斜

位器械帮助将脊柱按杆形态进行矫正，然后通过置钉使脊柱复位。或者，将棒的预期矢状弧度预弯后旋转 90°，以便很容易上棒。然后慢慢地、轻轻地转动金属棒，转动的方向是使脊柱侧凸（冠状位）转换成后凸（矢状位）（**图 55.3**）。

18. 在凹侧顶点进行撑开有助于脊柱后凸的恢复与矫正。

19. 当存在脊柱侧凸时，可以考虑通过侧凸凸侧加压，在功能上缩短脊柱，避免神经功能受损的风险。

20. 原位弯棒工具可用来改变冠状面和矫正矢状面。

21. 去旋转技术可以用来帮助复位肋骨隆起畸形。各种整体椎体旋转工具均可使用。在顶椎使用固定钉将提高椎体去旋转的效果，因为这样可以直接使椎体发生旋转，而不是移动万向螺钉的尾部（**图 55.4**）。

22. 放置凸棒将给予额外的修正。

23. 撑开 / 加压有助于平衡内固定装置头尾部的椎间盘应力。

24. 最后拧紧所有部件。

25. 术中 3D 成像、透视或 91 cm（3 英尺）的 X 线片可用于评估植入物放置和侧凸校正情况。

融合和闭合

26. 彻底冲洗伤口。

27. 用骨凿或磨钻去掉棘突、椎板和横突骨皮质。

28. 将局部获得的自体骨和同种异体骨进行植骨。

29. 用粗的可吸收的缝合线将肌肉浅层和肌筋膜层缝合。

30. 如果需要，可以在筋膜闭合处放置 1 根引流管。

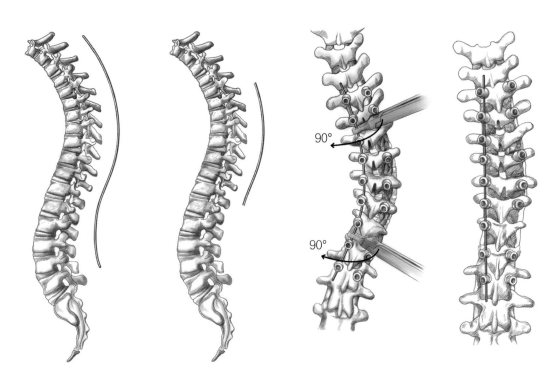

图 55.3 该杆已被塑形成预期的矢状弧度，从其最终位置旋转 90°，以便它可以容易地放置在脊柱侧方。将杆旋转到预期的矢状位置后，就已获得矫形

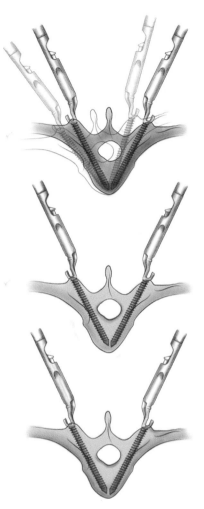

图 55.4 整体旋转动作有助于减少肋骨突出。通过同时旋转多个椎体，每个椎体的应力都会减少

31. 关闭皮下组织和皮肤层。
32. 应用无菌敷料覆盖伤口。

延伸阅读

1. Zindrick MR, Wiltse LL, Doornik A, et al. Analysis of the morphometric characteristics Fig. 55.4 En bloc rotational maneuver can help reduce the rib prominence. By rotating multiple vertebral bodies simultaneously, less stress is placed on each individual level. of the thoracic and lumbar pedicles. Spine 1987;12(2):160–166

2. Mattei TA, Meneses MS, Milano JB, Ramina R. "Free-hand" technique for thoracolumbar pedicle screw instrumentation: critical appraisal of current "state-of-art". Neurol India 2009;57(6):715–721

3. Lenke LG, Betz RR, Harms J. Adolescent idiopathic scoliosis: a new classification to determine extent of spinal arthrodesis. J Bone Joint Surg Am 2001;83-A(8):1169–81

4. Kim YJ, Lenke LG. Thoracic pedicle screw placement: free-hand technique. Neurol India 2005;53(4):512–519

56

股骨头骨骺滑脱：髋部钉治疗

著者：Rachel Mednick Thompson

摘　要

　　股骨头骨骺滑脱原位螺钉固定一直是稳定型和不稳定型骨骺滑脱固定的金标准。它是治疗绝大多数轻到中度骨骺滑脱的最终方法，也是用于中到重度骨骺滑脱病例的一种姑息疗法。单螺钉固定在不大幅降低生物力学稳定性的情况下，可将出现缺血性坏死和软骨溶解的风险降到最低。该固定术采用仰卧位进行，髋关节轻微外展内旋。可在平坦的放射科手术台或骨折台上进行。在 C 臂机透视引导下，从股骨近端前外侧经皮或经一个 2 cm 长的切口置入一根 6.5 或 7.3 mm 粗的全螺纹螺钉，穿过骨骺，对准矢状面和冠状面上的股骨头中心，以防骨骺进一步滑脱。导针及随后拧入的螺钉应不超过软骨下骨 5 mm。成功固定的关键在于选择一个接近小转子近端并位于转子间线外侧的进钉点，

分别为了防止压力上升和减少外部撞击。置入内植物后，应让髋关节在 C 臂机正位和侧位透视下完成一个圆弧的旋转（内旋或外旋），确保内植物没有穿出关节面。稳定型和不稳定型骨骺滑脱患者分别在术后 6 周和 12 周时即可脚趾轻触负重，开始循序渐进的负重练习。

　　关键词：股骨骨骺滑脱；SCFE；原位螺钉；稳定性 SCFE；不稳定 SCFE

适应证

1. 作为稳定和轻度不稳定（Southwick 角 < 30°）、中度不稳定（Southwick 角 30°~ 50°）的股骨头骨骺滑脱（SCFE）的最终治疗手段（图 56.1）。
2. 作为稳定和中度至重度不稳定（Southwick 角 > 50°）的股骨头骨骺滑脱的临时治疗手段。

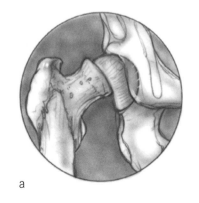 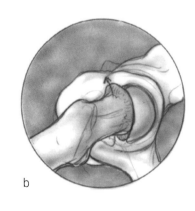

图 56.1　a. 正位像。注意在正位像上股骨头骨骺滑脱的向下移动位置。b. 侧位像。注意在侧位像上股骨头骨骺滑脱的向后移动位置

a　　　　　　　　　　　b

禁忌证

没有真正的禁忌证，但一些中度和最严重的滑脱可能会受益于更先进的外科术式（髋关节外科脱位，股骨近端截骨，骨软骨成形术）。根据外科专业知识的可用性，在出现时或初次固定髋关节后进行。

术前准备

1. 获得双髋关节正位（AP）和真侧位或蛙侧位片。
2. 计算改良牛津评测法下的骨龄，以确定是否需要对侧髋关节进行预防性骨钉固定。
3. 手术稳定前绝对卧床休息。

特殊器械、体位和麻醉

1. 器械：带有相应导针的 6.5 或 7.3 mm 全螺纹空心螺钉和带动力驱动器的空心钻。
2. 体位：仰卧在平坦的可透视手术台或骨折手术台上（根据手术医师的偏好）。
3. 允许小范围地移动臀部，但要避免强行操作。将患肢置于外展和内旋 10°~15° 角的位置，牵引力量要最小化（图 56.2）。
4. C 臂机增强器放置在身体的对侧。正位和侧位片的位置应在铺单之前确定。确保在正侧位中均可以看到整个股骨近端骨骺和关节间隙。
5. 麻醉：全麻。

建议和要点

1. 骨折台可以帮助定位更长的腿和允许交跨手术床的侧位透视。
2. 螺钉放置的最佳位置中心是在矢状面和冠状面的股骨头中心部，防止进一步地下滑。
3. 至少有 4 个螺纹应该进入骨骺，减少螺钉切出或远期塌陷的风险。

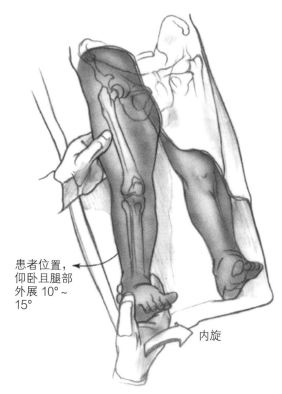

患者位置，仰卧且腿部外展 10°~15°

内旋

图 56.2 患者在骨折手术台上的体位

4. 典型的股骨头骨骺滑脱是向下后方旋转。滑脱程度越严重，导针入口位置就越前，以到达骨骺中心的最佳位置（图 56.1）。
5. 单螺钉固定可降低缺血性坏死（AVN）和软骨溶解的风险，同时不会显著降低生物力学稳定。

陷阱和误区

1. 避免穿透软骨下骨，以免增加软骨溶解的风险。
2. 避免使用强力的复位动作，这增加了 AVN 的风险。
3. 避免进针点远端到小转子，这理论上创造了一个应力提升，并使患者处于未来转子下骨折的风险。
4. 避免进针点在转子间线内侧，术后可能会撞击髋臼边缘。

术后护理

1. 术后第 1 天可开始髋关节活动练习。
2. 术后第 1 天也可以开始使用拐杖并用脚着地部分负重行走。
3. 对于稳定滑脱和不稳定滑脱，分别在术后 6 周和 12 周开始逐步负重。

手术技巧

1. 如果使用骨折手术台，则仅股骨近端前外侧（从腹股沟至大腿中部）需要进行无菌处理。用无菌单轻轻遮盖。
2. 如果使用平坦的手术台，则应对整个下肢进行处理，无须遮盖，以便拍摄蛙侧片。
3. 在大腿前上方放置 1 根导针。拍正位片时使用图像增强器定位导针，使其垂直穿过骨骺，对准骨骺中心。用皮肤标记笔标记导针位置。
4. 在大腿外侧表面放置 1 根导针。同样，使用图像增强器定位导针，使其垂直穿过骨骺，对准侧位片中的骨骺中心。用皮肤标记笔标记导针位置。
5. 在这两条标记线的交点大致标识导针进针点（图 56.3）。
6. 在这两条轨线的交点处切开 1~2 cm 长的切口。另一种方法是经皮置入一根导针，将导针插入适当位置后，可绕导针切开一切口，以便钻孔和置入螺钉。
7. 切开一切口后，用止血钳将软组织分离至股骨近端前外侧。
8. 术中透视在正位和侧位确定进针点和导针位置（图 56.3）。
9. 在透视引导下，将导针钻入骨骺线位置。再次检查导针在正侧位上的位置。
10. 在导针到达适当位置并确认后，将其钻入不超过软骨下骨 5 mm 处。
11. 用测深器测定所需螺钉的长度。

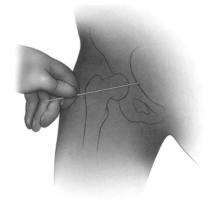

a

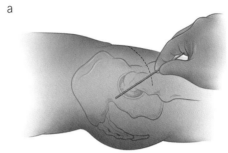

b

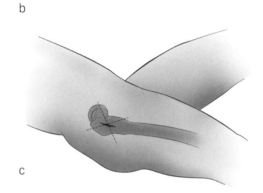

c

图 56.3　a. 利用正位图像，导针垂直于骨骺通过股骨头的中心。b. 沿导针在皮肤上划线。利用侧位图像，导针垂直于骨骺通过股骨头的中心。c. 再一次沿导针在皮肤上划线。这两条线的交点是导针的入针点

12. 用空心钻仅钻透外侧皮质。在导针上方拧入 1 根全螺纹空心螺钉，然后取出导针（图 56.4）。
13. 让髋关节在正位和侧位透视下完成一个圆弧的旋转（内旋和外旋），确植入物不侵入关节间隙。
14. 按手术医师偏好关闭伤口。

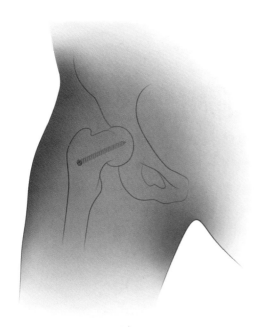

图 56.4 螺丝钉安装
1 枚直径 7.3 mm 的空心螺钉，部分螺纹的螺丝钉与骨折线垂直打入，在骨骺中间，螺丝钉头端距软骨面下 5 mm

延伸阅读

1. Carney BT, Birnbaum P, Minter C. Slip progression after in situ single screw fixation for stable slipped capital femoral epiphysis. J Pediatr Orthop 2003;23(5):584–589

2. Dragoni M, Heiner AD, Costa S, Gabrielli A, Weinstein SL. Biomechanical study of 16-mm threaded, 32-mm threaded, and fully threaded SCFE screw fixation. J Pediatr Orthop 2012;32(1):70–74

3. Kocher MS, Bishop JA, Hresko MT, Millis MB, Kim YJ, Kasser JR. Prophylactic pinning of the contralateral hip after unilateral slipped capital femoral epiphysis. J Bone Joint Surg Am 2004;86-A(12):2658–2665

4. Larson AN, Sierra RJ, Yu EM, Trousdale RT, Stans AA. Outcomes of slipped capital femoral epiphysis treated with in situ pinning. J Pediatr Orthop 2012;32(2):125–130

5. Loder RT, Richards BS, Shapiro PS, Reznick LR, Aronson DD. Acute slipped capital femoral epiphysis: the importance of physeal stability. J Bone Joint Surg Am 1993;75(8):1134–1140

6. Nisar A, Salama A, Freeman JV, Davies AG. Avascular necrosis in acute and acute-on-chronic slipped capital femoral epiphysis. J Pediatr Orthop B 2007;16(6):393–398

7. Popejoy D, Emara K, Birch J. Prediction of contralateral slipped capital femoral epiphysis using the modified Oxford bone age score. J Pediatr Orthop 2012;32(3):290–294

8. Gordon JE, Luhmann SJ, Dobbs MB, Keeler KA, Clohisy JC. A treatment algorithm for stable slipped capital femoral epiphysis deformity. J Pediatr Orthop 2013;33(Suppl 1):S103–S111

9. Ward WT, Stefko J, Wood KB, Stanitski CL. Fixation with a single screw for slipped capital femoral epiphysis. J Bone Joint Surg Am 1992;74(6):799–809

10. Ziebarth K, Domayer S, Slongo T, Kim YJ, Ganz R. Clinical stability of slipped capital femoral epiphysis does not correlate with intraoperative stability. Clin Orthop Relat Res 2012;470(8):2274–2279

57

畸形足的治疗：后内侧和后外侧松解

著者：Vineeta T. Swaroop

摘 要

　　先天性畸形足大多可通过 Ponseti 石膏矫正等非手术方法进行有效治疗。对于行 Ponseti 石膏矫正失败的患者，可考虑使用后内侧和后外侧松解术进行手术治疗。本章对后内侧和后外侧松解术的适应证、禁忌证和术前准备进行了综述，对手术方法和术后护理进行了详细描述，并提出了有益的宝贵建议。

　　关键词：马蹄内翻足；畸形足；后跟中外侧松解术

适应证

1. 畸形足对 Ponseti 石膏矫正无效。
2. 强直的畸形足。
3. 非特发性，僵硬畸形足。
4. 晚期表现或老年复发的畸形足。

禁忌证

　　患者大于 6 岁，通常需要配合骨骼矫形才能矫正畸形。

术前准备

1. 在出生后 6~8 周内，应首先采用 Ponseti 石膏矫正治疗先天性畸形足。首先矫正弓形足，其次是内收和内翻畸形，然后是马蹄内翻畸形。
2. 即便石膏矫正失败，也可在石膏重建前拉伸软组织。
3. X 线片：通过负重正位片（AP）、极度背屈侧位片来评估正侧位片上跟距角及正位片上距骨第一跖骨角。
4. 理想的手术年龄是 6~12 月龄，尽早手术可更好地重塑软骨，同时避免 6 月龄以下存在的较高麻醉风险、静脉通路困难和技术性难题。
5. 手术切口选择：采用 Cincinnati 环形切口或采用 Carroll 内侧弧形切口和后外侧弧形切口。通过这两种切口都可以从内、外、后三面进入足部。本文描述的是 Cincinnati 切口。
6. 手术目标是获得无痛并能够穿鞋和行走的跖行足。

特殊器械、体位和麻醉

1. 全麻辅以尾侧硬膜外麻醉可减少术后麻醉需求，缩短住院时间。
2. 俯卧位于手术床尾端，便于术中透视。
3. 大腿根部上止血带。
4. 放大镜。
5. 血管环。
6. 克氏针。
7. C 臂机透视。

建议和要点

1. 用血管环内侧分离和保护神经血管束和腓肠神经。
2. 单点入路：病理结构以一致的顺序松解，仅处理非手术治疗无效的畸形。

3. 如果神经血管束难以辨认，可将止血带松开。

4. 为了避免愈合问题，长腿夹板夹住马蹄足位置，然后重塑2周。

陷阱和误区

1. 仔细分离避免损伤神经血管束和腓肠神经。

2. 避免在距骨周围过分剥离以免引起距骨坏死。

3. 避免松解距骨骨间韧带从而避免跟骨向外侧移位。

4. 避免在行踝关节囊切开时损伤胫骨远端骨骺。

5. 避免过分矫正畸形导致足跟外翻。

6. 避免在足跖面做皮肤切口。

术后护理

1. 将足部放置到一个良好衬垫的长腿后方夹板固定，以便伤口在前2周愈合。

2. 2周时，在麻醉下，将脚放在正确位置，转换为长腿石膏。

3. 术后6周拔除克氏针。

4. 术后1年穿戴使用足踝矫正法矫正的支具。

手术技术

1. 从第一跖骨基部向内侧切开，横切至腓骨基底部，并按需要向外侧延伸至足部前外侧。切口距足跟皱褶近端0.5 cm处（**图57.1**）。

2. 用血管环小心剥离和保护外侧腓肠神经和后内侧神经血管束。

3. 用锐性剥离法剥离跟腱并行"Z"形延长术。

4. 提拉腓骨肌腱鞘并向前牵拉。

5. 在内踝近端对胫后肌腱行"Z"形延长术，松解趾屈肌腱和外展蹈短肌腱。

6. 切开跟腓韧带、下胫腓前韧带和下胫腓后韧带，仅保留三角韧带深层的完整性。

7. 以跟腓韧带为标志，确定距下关节外侧缘（**图57.2a**），对距下关节囊行环形切开。

8. 从外踝到内踝行胫距关节囊切开（**图57.2b**），并对距舟关节囊行环形（上、下、内侧、外侧）松解。

9. 确保距下关节囊完整切除（**图57.2c**），必要时还要行跟骰关节囊切除。

10. 以三角韧带深层为铰链，向内侧旋转距骨，使距舟关节复位。可向旋转不良的距骨后外侧临时置入1根克氏针，起到操纵杆的作用，便于复位。

11. 通过距舟关节置入1根顺行光滑的克氏针，以维持复位。克氏针对准虎口从脚背上穿出。从跟骨到距骨（足底到脚背）置入第2根光滑的克氏针，不穿入踝关节（**图57.3**）。

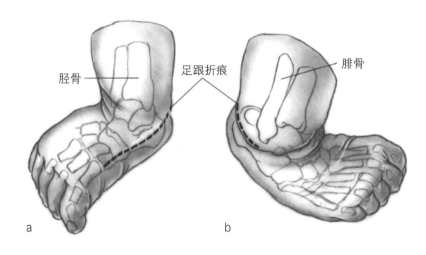

胫骨   足跟折痕   腓骨

a   b

图57.1 a. 皮肤切口—内侧观。切口从第一跖骨基底起沿足内背侧皮肤止于跟骨皮肤皱褶近端0.5 cm。b. 皮肤切口—外侧观。从腓骨头起沿足外侧皮肤止于跟骨皮肤皱褶近端0.5 cm

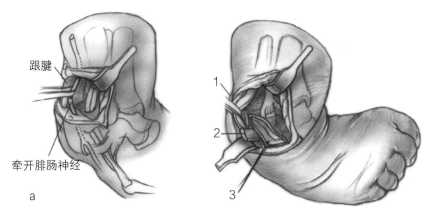

图 57.2 a.外侧松解。（1）分离腓骨长短肌腱鞘并向前牵引。（2）贴近腓骨切断跟腓韧带。（3）暴露外侧距下关节。切开关节囊直至跟骰关节。b.后侧松解。沿距下关节切口做踝关节后侧关节囊的切开松解。c.距舟和距下关节囊切开术，确认并从上下内外各方面切开距舟关节。完全切开距下关节

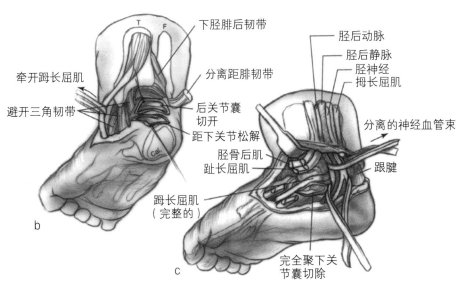

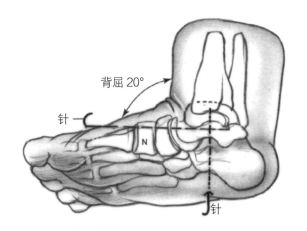

图 57.3 克氏针固定
1根克氏针从距骨的后外侧角穿入通过距舟关节。从第一趾蹼背侧穿出。第2根克氏针从跟骨穿向距骨（从距侧向背侧）而不穿过踝关节

12. 如有需要，通过另一个切口行足底松解术矫正弓形足未矫正部分。

13. 利用术中影像学检查确保距舟关节复位（侧位片最为有效）和克氏针正确置入且长度合适。

14. 松开止血带止血，可能需要使用引流。

15. 在足背屈 20° 位置将肌腱缝合到足部，确保腓骨肌腱在位且稳定。

16. 用不可吸收缝线间断缝合伤口。

延伸阅读

1. Crawford AH, Marxen JL, Osterfeld DL. The Cincinnati incision: a comprehensive approach for surgical procedures of the foot and ankle in childhood. J Bone Joint Surg Am 1982;64(9):1355–1358
2. Hsu LP, Dias LS, Swaroop VT. Long-term retrospective study of patients with idiopathic clubfoot treated with posterior medial-lateral release. J Bone Joint Surg Am 2013;95(5):e27
3. McKay DW. New concept of and approach to clubfoot treatment: section II—correction of the clubfoot. J Pediatr Orthop 1983;3(1):10–21
4. Mosca VS. The foot. In: Weinstein SL, Flynn JM, eds. Lovell and Winter's Pediatric Orthopaedics. 7th ed. Philadelphia, PA: Lippincott Williams & Wilkins;2014:1388–1525

58

肱骨髁上骨折：复位与固定

著者：Vineeta T. Swaroop

摘 要

肱骨髁上骨折在儿童患者中较为常见。大多数移位骨折需要手术复位和克氏针固定。本章对手术治疗的适应证进行了综述，还涉及小儿肱骨髁上骨折治疗的术前准备、手术方法、术后护理和技术要点。

关键词：小儿肘关节骨折；肱骨髁上骨折

适应证

1. 肱骨远端髁上骨折移位明显和成角畸形。
2. 移位很小或无移位的骨折伴内侧撞击（肘内翻风险）。
3. 移位很小或无移位的骨折伴内侧撞击，但是合并有其他损伤的（例如：神经血管损伤，骨筋膜室综合征，复合骨折或软组织缺损）。

禁忌证

出现上肢远端的缺血现象，开放探查表明如果复位不能恢复灌注。

术前准备

1. 体格检查内容包括：
  （1）皮肤完整性和瘀斑评测。
  （2）肌肉中骨折碎片的撞击皱褶征评估。
  （3）远端脉冲［触诊和（或）多普勒］和灌注分析。
  （4）远端神经功能评估。
  （5）评估是否有发生骨筋膜室综合征的证据。
2. 肘关节正侧位 X 线片；如有必要可行健侧肘关节 X 线检查。
3. 悬吊和固定患肢（避免肘关节过度屈曲）。
4. 对于肘前擦伤、过度肿胀、骨筋膜室压力高、皮肤皱缩或手部灌注不良，应紧急进行治疗。
5. 如计划进行非紧急治疗，密切观察，需反复检查远端肢体运动、感觉和血管状态。
6. 大多数骨折适于从外侧置入骨针，无须从内侧置入骨针。
7. 生物力学研究发现，一侧置入骨针的稳定性与交叉置入骨针相似。

特殊器械、体位和麻醉

1. C 臂透视机。
2. 电钻，克氏针。
3. 某些病例可能需要无菌多普勒超声探头。
4. 患者仰卧于手术台上，同侧肩置于手术桌边。使用固定带并考虑缠绕患者头部。
5. 患者的手臂置于 C 臂上，以 C 臂台面作为手术平台。肘关节正好位于 C 臂台面中心。
6. 对于不稳定骨折，可以在延展性臂板上伸展手臂进行手术。旋转透视机以获得正位和侧位片，避免旋转手臂时造成复位的丢失。
7. 术中最好采用全麻。麻醉师应了解术中牵引复位时可能对上肢施加一定的牵引力。

建议和要点

1. 术前仔细地评估神经血管功能最为重要。尤其要注意脉搏、毛细血管充盈情况和前侧骨间神经分支的功能。
2. 如果闭合复位后出现血管功能检查恶化，暂停复位与切开探查复位。
3. 如果需要在肘关节内侧钻入骨针，肘关节应一直处于伸直位以保护尺神经。如果肿胀掩盖了骨性标志，可以考虑做一皮肤切口并钝性分离直骨面。
4. 确保克氏针钻入骨折断端的距离要尽量长。

陷阱和误区

1. 骨折复位时避免损伤血管。
2. 在穿克氏针时避开尺神经。
3. 避免克氏针不穿过对侧皮质。
4. 避免克氏针交叉在骨折线上。外侧置入克氏针应穿过皮肤外侧，交叉克氏针应穿过骨折线的近端。

术后护理

1. 石膏或夹板固定肘关节于屈曲90°或稍小。
2. 术后12~48小时，患肢抬高，肘关节高于心脏，手高于肘关节。术后应频繁检查神经血管功能，要注意血管神经功能的变化和骨筋膜室综合征的发展。
3. 如果有尺神经症状，应将内侧针拔除并伸直肘关节。
4. 术后3~4周拔除克氏针。

手术技巧

1. 让患者处于适当体位。消毒腋窝到手指的皮肤，勿用上肢止血带。如需要切开复位，可使用无菌止血带。
2. 将受伤的手臂悬吊于倒置C臂上，另一种方法是放置于放射科臂板上。
3. 尝试复位前记录远端神经血管检查结果。

骨折复位

（1）第一步为将肘关节屈曲15°行纵向牵引，这样可以防止复位过程中骨折端切割血管神经，同时可以恢复肢体的长度（**图58.1a**）。
（2）如果骨折近端碎片已穿透肱肌（屈肌征），则使用milking操作将骨头从肌肉中分离出来。
（3）第二步是纠正内侧或外侧移位。
（4）第三步是在将骨折断端复位之前先纠正旋转移位。通常需要将远端骨折端外旋。
（5）最后，在尺骨鹰嘴上轻轻向前压，通过屈曲肘关节来纠正伸展（**图58.1b**）。
（6）确认AP（Baumann's角 > 10°）、斜位（内侧柱和外侧柱完好）和侧位（肱骨前线与小头相交）复位是否充分。

外侧克氏针

（1）肘关节过屈后，经皮将针（通常为0.062 mm克氏针）插入软骨，检查正位和侧位片以确定进针点是否满意。
（2）将克氏针从远端穿入外髁，克氏针向内侧近端斜行进针。
（3）目标是在骨折部位保持最大针距，以便与内侧和外侧柱接合。
（4）将克氏针穿过远端骨折块再通过骨折线，然后直达近端的对侧骨皮质（**图58.2**）。
（5）确保在近端和远端片段中都穿入足够的骨质。
（6）Gartland-Ⅱ型（后皮质完整呈角状）骨折用2根克氏针，Gartland-Ⅲ型（完全移位）骨折用3根克氏针。
（7）克氏针可以平行放置或发散放置。

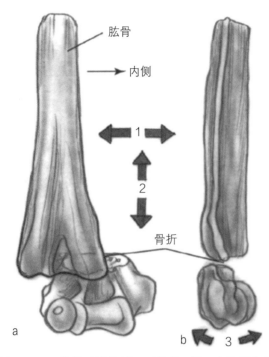

图 58.1　a. 肱骨远端骨折—正位像。第一步为纵向牵引为将远端骨块过牵。b. 肱骨远端骨折—侧位像。屈曲肘关节，向前轻轻按压尺骨鹰嘴，纠正伸展

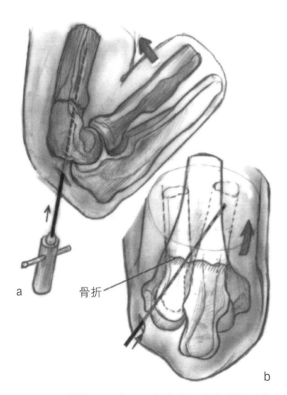

图 58.2　a. 外侧针的穿入—侧位像。患者肘部屈曲，将针抵在肱骨外侧髁的远端，向内向近端倾斜进针。b. 外侧针的穿入—正位像（肘部屈曲）。针穿过远端骨折块及骨线到近端骨的对侧皮质

内侧克氏针

（1）大部分骨折仅用外侧克氏针即可获得充分稳定。

（2）如果出现斜行骨折或内侧粉碎性骨折，可能需要使用内侧克氏针。

（3）首先放置外侧克氏针，在放置内侧克氏针前将肘关节伸展至 45° 以减少尺神经损伤的风险。

（4）触诊并保护尺神经。如果有严重的肿胀，在内侧髁远端做 1 个 4 mm 真皮切口直接分离到骨面。

（5）在蚊氏钳的两臂之间将克氏针插入骨面（图 58.3）。

（6）将克氏针穿过骨折部位至对侧皮质，确保克氏针不交叉于骨折部位水平。

4. 最后再一次检查复位、固定情况和血管功能。

5. 将克氏针尾端折弯，注意不要将克氏针抽出对侧皮质，贴近皮肤将克氏针尾剪断，并用无菌纱布包扎。

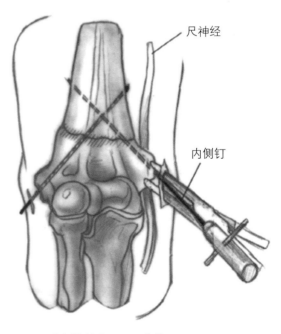

图 58.3　内侧针的穿入—正位像
如果需要使用内侧针，保持肘关节伸直位插入。在内侧髁的远端皮肤上做一小切口。用血管钳钝性分离至骨，针沿血管钳抵至远端骨面

6.肘关节屈曲不超过 90° 以石膏或夹板固定。

延伸阅读

1. Green NE. Fractures and dislocations about the elbow. In: Green NE, Swiontkowski MF, eds. Skeletal Trauma in Children. Vol. 3. 2nd ed. Philadelphia, PA: W.B. Saunders;1998:271–274

2. Skaggs DL, Frick S. Upper extremity fractures in children. In: Weinstein SL, Flynn JM, eds. Lovell and Winter's Pediatric Orthopaedics. 7th ed. Philadelphia, PA: Lippincott Williams & Wilkins;2014:1704–1719

59

髋关节穿刺术

著者：Benjamin J. Shore

摘 要

小儿髋关节穿刺术是治疗感染性和炎性髋关节炎、髋关节发育不良以及股骨髋臼撞击的一种常见诊断和治疗技术。刺入髋关节可采用多种手术入路：内侧（内收肌下）入路、前入路和外侧入路，采用术中动态透视辅助。髋关节穿刺是在全麻或局麻状态下通过腰穿针进行穿刺。注射无菌生理盐水或造影剂有助于确认是否刺入髋关节。髋关节穿刺应始终在无菌条件下进行，以免意外造成关节污染。刺入关节时应注意不要损伤股神经和血管。通过髋关节穿刺所得信息的解释应与包括白细胞计数、红细胞沉降率和 C 反应蛋白在内的实验室检查数值一致。髋关节抽吸穿刺术是一种安全有效的方法，可用于跛行、髋关节疼痛和感染性关节炎的诊断检查。

关键词：髋关节穿刺术；感染性髋关节炎；关节造影；髋关节发育不良

适应证

1. 评估感染、炎症或代谢性紊乱。
2. 在髋关节发育不良病例中评价股骨头骨骺的软骨形态学和复位情况。
3. 因为化脓性关节炎、关节积血或者炎症导致的大量渗出时减压治疗。
4. 向关节腔内注射治疗药物。

禁忌证

1. 穿刺范围内的软组织蜂窝织炎。
2. 穿刺范围内的肿瘤组织。
3. 难以控制的出血倾向。

术前准备

1. 获取骨盆正位和髋关节侧位片。
2. 如果怀疑有感染，开始使用抗生素前送血进行培养、全血细胞计数、鉴别、红细胞沉降率和 C 反应蛋白检查。
3. 如果怀疑有感染，可获取超声影像，诊断关节内是否有积液。
4. 取血浆进行细胞计数、革兰染色、培养（需氧菌、厌氧菌、耐酸细菌和真菌）、晶体分析和化学分析（葡萄糖和蛋白质）。

特殊器械、体位和麻醉

1. 监测下肌肉内或静脉内给药镇静或全麻。
2. 局部浸润麻醉用 1% 利多卡因皮下注射。但要注意的是利多卡因是抑菌剂，不能注射入关节腔。
3. 透视机或显示屏。
4. 无菌手术巾，消毒装置和无菌手套。
5. 18~20 号有管芯的腰穿针，避免折断或针腔阻塞。
6. 消毒生理盐水。
7. 2 个 10 mL 注射器。

8. 2 个静脉套管针。

9. 细胞计数和培养试管。

10. 泛影酸钠稀释以备作造影剂备用。

建议和要点

1. 利用空气代替造影剂来证实针尖在关节内，如果进入关节并注射了生理盐水，一旦拔出注射器，它会因为压力而渗出，关节外的造影剂会模糊影像。

2. 大部分的造影剂都是杀菌剂，如果在取样前注射入关节腔会降低样品培养的灵敏度。

3. 不能从抽出液体的外观来判断是否有感染。

4. 髋关节囊腔的范围一直延伸到远端的转子间线。

陷阱和误区

1. 避免注入股骨颈的血管。在术前用笔在皮肤上标记这些血管、神经、动脉、静脉在股三角内从外向内走行。

2. 避免注射到股骨头圆韧带或关节软骨。如果针戳到软骨上，经常会阻塞针。

3. 避免注入或损伤干骺端，尤其是采用前侧及外侧入路，进入关节时使用轻度的压力。

4. 避免在打入造影剂时损伤骨或软骨，这种情况可以在打入造影剂的同时用缓慢旋转和回退针头的方法来解决。

术后护理

1. 有的患者在术后 12 小时内会出现急性疼痛的无菌性渗出，一般没有必要再次抽吸，因为穿刺液内不会有机体组织。

2. 造影剂使用 15 分钟后可能会有轻微的过敏反应，像荨麻疹、瘙痒。

3. 关节造影片后的关节感染极为少见（比例为 1 ：25 000 ）。

手术技术

常用方法有三种：内侧（内收肌下）、前路和外侧。

1. 根据选用方法，按如下体位放置患者。

2. 以标准方式进行消毒和铺单。通过准备膝关节可处理髋关节。

3. 将一支注射器注满生理盐水，另一支注满造影剂，并贴上标签。

内收肌内侧入路

1. 髋关节最大限度外展外旋，髋关节屈曲 60°~90° （图 59.1）。

2. 透视下定位将针头沿长收肌后侧插入皮肤，向后倾斜 45°，向同侧腋窝方向穿刺。

3. 继续推进针头直抵股骨颈，如有突破感表示针头已进入关节腔。

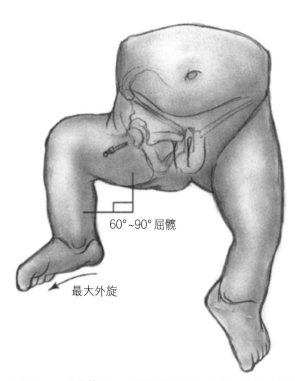

图 59.1 患者体位，患髋极度外展、外旋，髋关节屈曲 60°~90°

4. 确认针头位置，注射无菌盐水，寻找溢出液。

5. 透视或拍片确定针的位置，针应指向股骨颈的上部。

前侧入路

1. 髋关节中立位旋转和最大限度伸直。

2. 在股动脉搏动处外侧一到两指，腹股沟韧带中点下一横指穿刺，透视定位。

3. 针尾向内后倾斜 20° 推进，针尖的斜面冲着股骨颈以减少骨骺损伤（**图 59.2**）。

4. 突破感提示进入关节囊。

5. 用先前的方法确认针头位置，用盐水溢出液和透视。

外侧入路

这个入路是当针的全长都需要被看到时用的，但肥胖患者很少采用。

1. 髋关节中立位旋转。

2. 透视下在大粗隆尖近端穿刺。

3. 垂直外侧大腿推进，向内进入关节囊。突破感提示进入关节囊（**图 59.3**）。

4. 用先前的方法确认针头位置，用盐水溢出液和透视。

5. 透视下再次确定针的位置。

6. 注射 1~3 mL 无菌生理盐水。用很小的压力注射生理盐水，当注射器被拔出时，生理盐水应该很容易渗出。如果盐水很难推进，提示针头可能在关节软骨内。

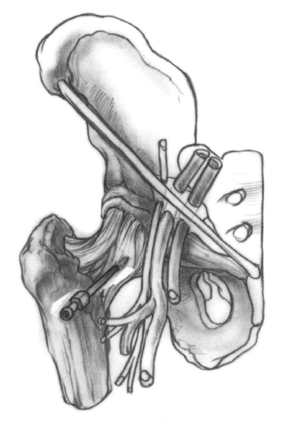

图 59.2 前侧入路
在股动脉搏动外侧一到两指，腹股沟韧带中点下一横指穿刺。针尾向内后倾斜 20° 推进。突破感提示入关节囊

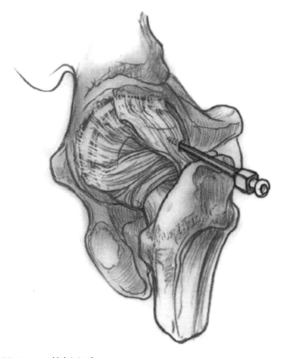

图 59.3 外侧入路
垂直外侧大腿进针，向内推进当进针至突破感时提示入关节囊

7. 如果盐水不渗出或盐水不能抽出，提示针头可能在关节外。

8. 确定针头在关节腔内后抽取关节液样品培养和分析。

9. 抽取关节液后，注射不透明的造影剂以显示关节面的结构和针在关节内。

10. 柔和加压获得止血效果。

11. 无菌敷料包扎。

延伸阅读

1. Aliabadi P, Baker ND, Jaramillo D. Hip arthrography, aspiration, block, and bursography. Radiol Clin North Am 1998;36(4):673–690

2. Blake MP, Halasz SJ. The effects of X-ray contrast media on bacterial growth. Australas Radiol 1995;39(1):10–13

3. Betz RR, Cooperman DR, Wopperer JM, et al. Late sequelae of septic arthritis of the hip in infancy and childhood. J Pediatr Orthop 1990;10(3):365–372

4. Freiberger RH.Introducing arthrography. In: Freiberger RH, Kaye JJ, eds.ArthrographyNorwalk, CT: AppletonCentury-Crofts;1979:1–3

5. Kasser JRBone and joint infections.In: Canale ST, Beatty SH, eds.Operative Pediatric Orthopaedics. 2nd ed. St. Louis, MO: Mosby-Year Book;1995:1128–1129/edb

6. Kilcoyne RF, Kaplan P. The lateral approach for hip arthrography. Skeletal Radiol 1992;21(4):239–240

7. Luhmann SJ, Jones A, Sc, hootman M, Gordon JE, Schoenecker PL, Luhmann JD. Differentiation between septic arthritis and transient synovitis of the hip in children with clinical prediction algorithms. J Bone Joint Surg Am 2004;86-A(5):956–962

8. Shore BJ, Kocher MS. Incision and drainage of the septic hip. In: Flatow E, Colvin AC, eds.Atlas of Essential Orthopaedic Procedures.Rosemount, IL: American Academy of Orthopaedic Surgeons;2013:653–656

9. Sponseller PD, Stevens HMHandbook of Pediatric Orthopedics.Boston, MA: Little, Brown;1997

10. Tachdjian MOPediatric Orthopedics.2nd ed. Philadelphia, PA: W.B. Saunders;1990

11. Towers JD. Radiographic evaluation of the hip. In: Callaghan JJ, Rosenberg AG, Rubash HE, eds. The Adult Hip.Philadelphia, PA: Lippincott-Raven; 1998:338–372

60

股骨和胫骨牵引针的放置

著者：Bradley R. Merk，Patricia M. Rose

摘 要

这是骨科创伤固定中放置股骨和胫骨牵引针的简明指南。本章涉及适应证、禁忌证和逐步手术方法。它还提供了插入牵引针时的体位、仪器和有用建议。

关键词：股骨牵引针；骨折（髋臼、股骨、骨盆骨折）；克氏针；斯氏针；胫骨牵引针

适应证

1. 同侧骨盆，髋臼或股骨干骨折的临时性或最终治疗。
2. 肢体延长重建手术术前软组织松解。
3. 在股骨或髋臼创伤的手术治疗后作为骨折复位的辅助措施。

禁忌证

1. 没有足够的软组织覆盖。
2. 急性局部感染。
3. 明显的局部伤口污染。
4. 膝关节多处韧带损伤或胫骨骨折（避免胫骨牵引）。

术前准备

1. 如有必要，按 ATLS 方案固定患者。
2. 术前正侧位 X 线片，以确定骨折位置和分型。
3. 进行术前神经血管和软组织检查并记录结果。

特殊器械、体位和麻醉

1. 一个小手术托盘，无菌巾，手术刀，全螺纹或中心螺纹的斯氏针，电钻，断线钳，牵引弓，牵引秤砣。
2. 透视能帮助确定冠状面膝关节轴线和避免小儿骨骺损伤。
3. 患者取仰卧位。
4. 膝关节下垫枕，方便针顺利通过肢体并防止对侧肢体的干扰。
5. 操作通常在局麻下进行。麻醉药（利多卡因 1%）要注射到皮下和骨膜下，肢体的内外侧都要注射。

建议和要点

1. 注意不要过度牵引导致损伤，术前要全面地评估骨骼肌系统。
2. 如果骨折情况允许，在胫骨牵引针放置前检查膝关节的韧带情况。
3. 针穿入时必须在肢体各个平面上与肢体的长轴垂直，这是相当重要的一点。尤其是在需要长时间牵引来维持力线时。
4. 在老年骨质疏松患者，穿针的位置应靠近骨干以增加稳定性。
5. 如果股骨上已经计划安装髓内钉，穿针的位置应在股骨前侧以方便髓内钉通过或用胫骨牵引。
6. 斯氏针的螺纹端要用断线钳剪断并用胶布包

绕以避免刺伤对侧肢体和护理人员。

陷阱和误区

1. 避免针孔处皮肤紧张，必要时可适当做个小切口。
2. 减少软组织和（或）神经血管结构的损伤，尽量钝性分离至骨膜。
3. 标记膝关节轴线，避免在任何平面上针的倾斜。
4. 在儿童避免骨骺损伤。
5. 避免牵引针进入关节，这可能导致长期引流和增加脓毒性关节炎的风险。
6. 避免损伤内收肌管股浅动脉。从内侧到外侧插入股骨牵引针。
7. 避免损伤腓总神经。从外侧到内侧插入胫骨牵引针。

术后护理

1. 用凡士林纱布包住针脚部位，然后用棉包扎以保护皮肤，包括牵引弓的放置，以避免压迫性坏死。
2. 根据损伤的不同情况将下肢摆放不同体位。
3. 术后拍片检查针的位置和骨折的复位情况。
4. 记录术后的神经血管状况。

手术技术

股骨牵引针

1. 患者仰卧在急诊室平车或手术台上。
2. 膝关节下垫枕，膝关节屈曲的角度与治疗预期的角度相关。
3. 考虑用便携式透视机帮助在大腿下端标记平行膝关节的一条线，这个可以帮助确定针方向和降低骨骺损伤的风险。
4. 肢体范围消毒，铺巾。
5. 在大腿下端内外侧做皮下和骨膜下组织浸润麻醉（图 60.1，60.2）。
6. 在股骨内收肌结节髌骨上极一至两横指的位置垂直切开皮肤（图 60.3）。
7. 用止血钳在切口内钝性分离至内侧股骨皮质。
8. 用较粗的斯氏针［在成人 0.48 cm（3/16 英寸）或在少年 0.24 cm（3/32 英寸）］，安装在 Jacob 卡头上，用手摇钻沿上述软组织间隙打入斯氏针（图 60.4）。
9. 当斯氏针穿透对侧皮质时摸到针头处，用尖刀在皮肤上垂直切开，将针头摇出。
10. 凡士林纱布覆盖针孔，再环形覆盖无菌纱布及绷带（图 60.5）。
11. 用克氏针剪剪断针尾并予以胶带保护。
12. 安装牵引弓。

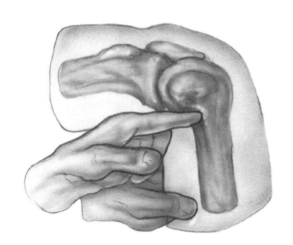

图 60.1 触摸进针点
在股骨远端内侧内收肌结节水平确定进针点

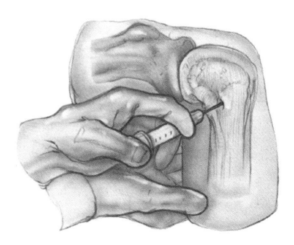

图 60.2 局部麻醉
在股骨内收肌结节水平浸润麻醉

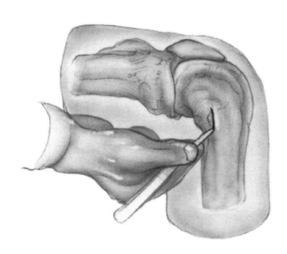

图 60.3　垂直切开皮肤
在股骨内收肌结节髌骨上极一至两横指的位置垂直切开皮肤

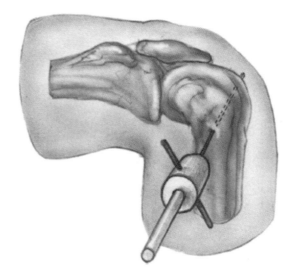

图 60.4　打入牵引针
用手摇钻打入 1 根带螺纹的斯氏针

13. 按照骨折复位要求摆放下肢位置。

胫骨牵引针

1. 患者仰卧在急诊室平车或手术台上。

2. 膝关节下垫枕，膝关节屈曲的角度与治疗预期的角度相关。

3. 考虑用便携式透视机在小腿上帮助标记平行膝关节的一条线，这个可以帮助确定针方向和降低骨骺损伤。

4. 肢体范围消毒，铺巾。

5. 在小腿上端内外侧皮下和骨膜下组织进行局部浸润麻醉。

6. 在胫骨结节水平，腓骨头前缘水平 1~2 cm 处垂直切开皮肤（**图 60.6**）。

7. 用止血钳在切口内钝性分离至胫骨外侧皮质。

8. 用较粗的斯氏针［在成人 0.48 cm（3/16 英寸）或在少年 0.24 cm（3/32 英寸）］，安装在 Jacob 卡头上，用手摇钻沿上述软组织间隙打入斯氏针（**图 60.7**）。

9. 当斯氏针穿透对侧皮质时摸到针头处，用尖刀在皮肤上垂直切开，将针头摇出（**图 60.8**）。

10. 凡士林纱布覆盖针孔，再环行覆盖无菌纱布及绷带（**图 60.9**）。

11. 用克氏针剪剪断针尾并予以胶带保护。

12. 安装牵引弓。

13. 按照骨折复位要求摆放下肢位置。

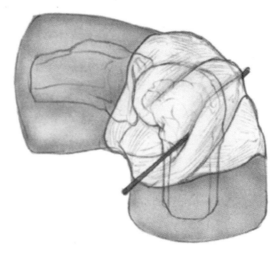

图 60.5　包扎伤口
凡士林纱布覆盖针，再环行覆盖纱布及绷带

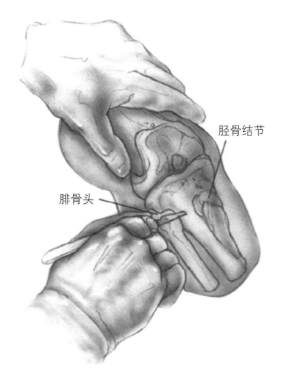

图 60.6 垂直切开皮肤

在胫骨结节水平，腓骨头前缘前 1~2 cm 处垂直开皮肤

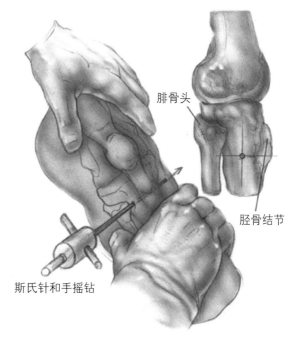

图 60.7 打入牵引针

用手摇钻打入 1 根带螺纹的斯氏针。注意牵引针的位置

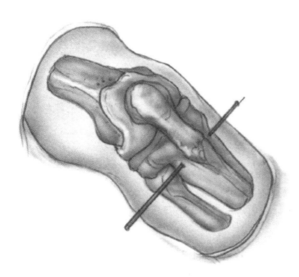

图 60.8 打入牵引针后

注意牵引针的位置

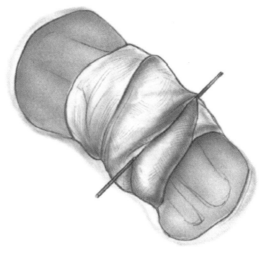

图 60.9 包扎伤口

用凡士林纱布覆盖针孔，再环行覆盖纱布及绷带